眼科ケア
The Japanese Journal of Ophthalmic Caring
2024年 秋季増刊

全ての眼科スタッフに捧げる

# 眼科の 検査機器・手術器具 パーフェクトブック

小さな器具から大きな機器まで

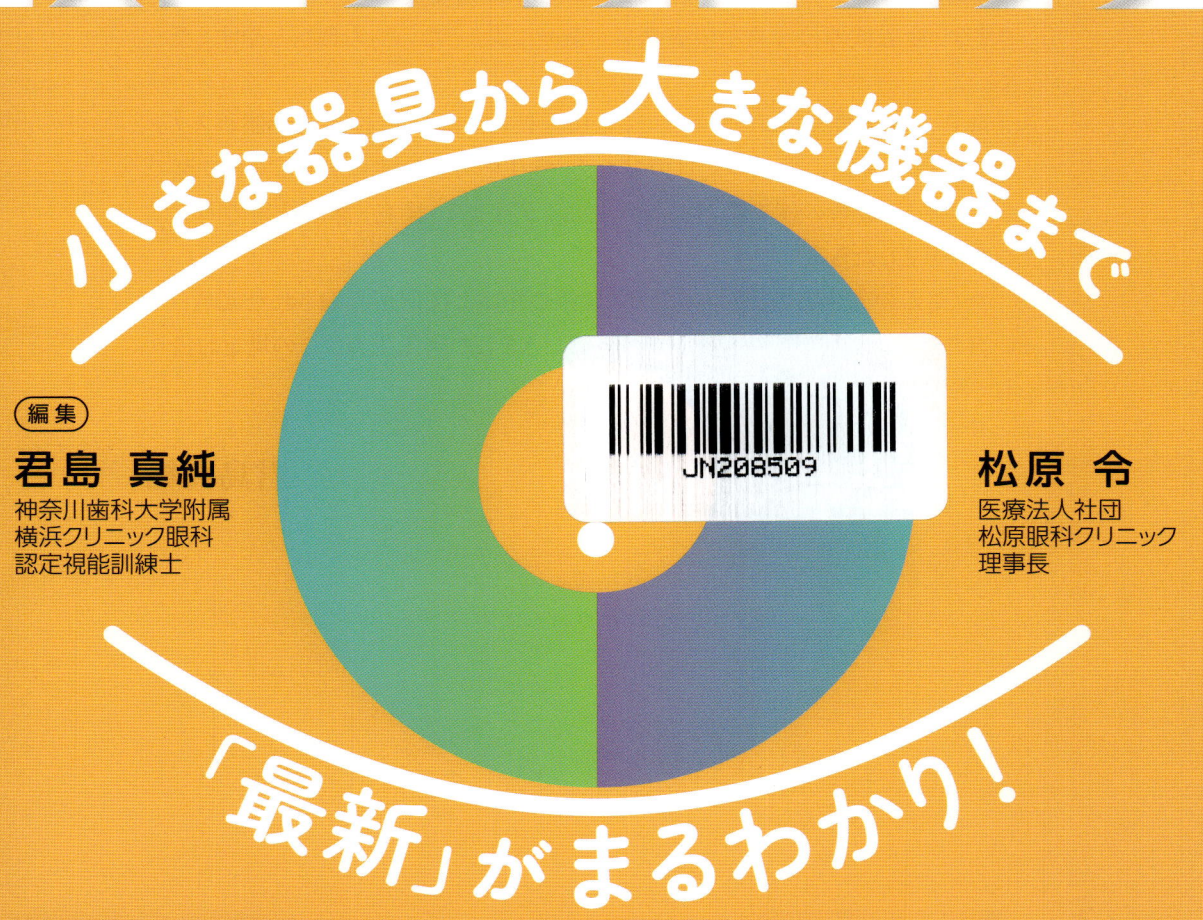

「最新」がまるわかり！

編集

**君島 真純**
神奈川歯科大学附属
横浜クリニック眼科
認定視能訓練士

**松原 令**
医療法人社団
松原眼科クリニック
理事長

JN208509

MC メディカ出版

# は じめに

　本書は、視能訓練士の注目を集めている検査機器について、第一線で活躍する著名な先生方が、その専門知識と経験を惜しみなく書き下ろした待望の一冊です。

　近年、人工知能の活用や画像解析技術の発展により、視機能検査は飛躍的な進歩を遂げ、より客観的で精度の高い診断が可能となっています。従来の検査機器も検査時間が短縮され、患者さんへの負担軽減などが実現し、より質の高い検査が可能になりつつあります。

　本書では、屈折検査、前眼部検査、視野検査、眼底検査、眼球運動検査など、幅広い検査機器について、豊富な経験を持つ先生方が、それぞれの専門分野についてわかりやすく解説してくださり、現場で役立つテクニックや注意点なども満載です。最新の機器だけでなく、長年臨床の現場で活躍してきた機器も取り上げ、特徴や機能を比較検討することで、最適な検査方法を選ぶことができます。検査機器は写真や検査結果を載せてあり、たいへん理解しやすくなっています。

　最新の検査機器について学びたい、検査技術の向上を目指したい眼科スタッフの皆様の研鑽に役立つだけではなく、学生の方々の学習書としても最適です。本書で、最新の検査機器に関する知識が深まり、検査・診断技術の向上につながりましたら幸いです。

　たくさんの先生方のご尽力により、最新の知識と技術が凝縮された素晴らしい書籍が完成いたしました。ご執筆いただきました諸先生方にこの場をお借りして深く感謝申し上げます。

**君島真純**

医療技術が日々進化する中で、眼科の分野も例外ではなく、最新の器械や技術が次々と導入されています。しかし、技術、器械の進化に伴い、それを活用する私たち医療従事者の役割も、ますます重要になっています。この本を手に取った皆さんは、まさに眼科医療最前線で活躍するスタッフとして、患者さんと接していると思います。眼科における機器や器具は、単に手術や治療をするための道具ではなく、患者さんの視力と生活の質を守るための重要なパートナーともいえます。

皆さんが医療現場で働く際、目の前にいる患者さん一人ひとりのためにどのような声掛け、アプローチが最善なのか、またどんな検査が優先的に必要かを常に考えることが求められます。最初は戸惑うかもしれませんが、どの機器がどのような場面で使用されるかを詳しく知ることが、不安を解消する最初の一歩です。また、検査器械は精密で、手術器具は非常に繊細です。常に精密な操作が求められることが多く、ほんのわずかな違いでも結果に大きな影響を与える可能性があります。

若い世代の皆さんに伝えたいのは、最新の知識を習得することの重要性です。医学は絶えず進歩しており、今知っていることが数年後には標準ではなくなっているかもしれません。だからこそ、常に学び続ける姿勢を持ち、現場での経験を通じて成長し続けることが不可欠です。この本は、そんな皆さんの学びをサポートするために企画されました。眼科の基本から最新技術まで、幅広い知識を身につけることで、皆さんの自信とスキルが向上し、患者さんへの最善のケアが提供できるはずです。

最後に、医療の現場は一人ではなくチームで成り立っています。皆さんが現場で活躍する際には、仲間との協力とコミュニケーションが不可欠です。互いに支え合い、学び合うことが求められます。そのことが、患者さんにとって安心感につながり、皆さん自身にとっては医療関係者や患者さんからの信頼という大きな価値を生むことでしょう。

これからの皆さんの活躍を期待し、この本がその助けとなることを心から願っています。

**松原 令**

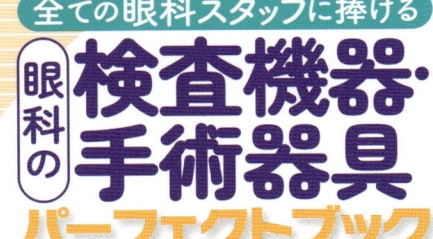

全ての眼科スタッフに捧げる

眼科の**検査機器・手術器具パーフェクトブック**

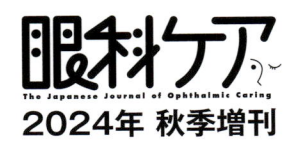

**2024年 秋季増刊**

# **C**ontents

検査編

処置・手術編

## 処 置 ・ 手 術 編

### 1章 眼科の手術に使用する基本器具

### 2章 外来処置

### 3章 術前麻酔に使用する器具

### 4章 手術用顕微鏡

### 5章 白内障手術

イラスト／ホンマヨウヘイ 中村恵子 松田容子　表紙・本文デザイン／松橋洋子

# 執 筆者一覧

## 編 集

**きみじま・ますみ**
**君 島 真 純**　神奈川歯科大学附属横浜クリニック眼科認定視能訓練士

**まつばら・さとし**
**松 原 　 令**　医療法人社団松原眼科クリニック理事長


## 執 筆 者 （50音順）

**いしたに・せりか**
**石 谷 せりか**　木村眼科内科病院視能訓練士　**検査編：11章3**

**いそべ・だいすけ**
**礒 部 大 輔**　大野眼科医院視能訓練士　**検査編：2章3**

**いちべ・よしあき**
**市 邉 義 章**　神奈川歯科大学附属横浜クリニック眼科診療科教授　**検査編：6章1**

**いとう・ともこ**
**伊 藤 智 子**　むらき眼科視能訓練士　**検査編：10章1〜3**

**うい・まきこ**
**宇 井 牧 子**　CS眼科クリニック院長　**処置・手術編：1章1〜11**

**うい・りひと**
**宇 井 理 人**　北里大学北里研究所病院眼科医長　**処置・手術編：1章1〜11**

**おりかさ・さとみ**
**折 笠 智 美**　横浜労災病院眼科視能訓練士　**検査編：1章1〜4、5章5〜6**

**かとう・くみこ**
**加 藤 久美子**　三重大学大学院医学系研究科臨床医学系講座眼科学講師　**検査編：8章1〜2**

**かなもり・あきやす**
**金 森 章 泰**　かなもり眼科クリニック理事長／神戸大学眼科非常勤講師　**処置・手術編：6章1〜2、5〜7**

**かまた・やすあき**
**鎌 田 泰 彰**　国際医療福祉大学保健医療学部視機能療法学科講師　**検査編：6章8〜9**

**かわむら・まみ**
**河 村 真 美**　目黒まぶたのクリニック院長　**処置・手術編：8章1〜3**

**かわもりた・たくし**
**川守田 拓志**　北里大学医療衛生学部視覚機能療法学専攻准教授／視能訓練士　**検査編：4章4、11章7**

**ごとう・かつとし**
**後 藤 克 聡**　川崎医科大学附属病院眼科視能訓練士　**検査編：11章4**

**ごとう・ゆういちろう**
**五 島 雄一郎**　川西市立総合医療センター眼科部長　**処置・手術編：4章1〜3**

**ささき・かける**
**佐々木 翔**　帝京大学医療技術学部視能矯正学科講師／視能訓練士　**検査編：9章1〜4**

**しのはら・ゆうき**
**篠 原 祐 樹**　医療法人明星会鹿児島園田眼科・形成外科視能訓練士　**検査編：5章1〜3**

**しみず・えいすけ**
**清 水 映 輔**　OUI Inc.／慶應義塾大学医学部眼科学教室特任講師／横浜けいあい眼科和田町院　**検査編：4章6-1**

**しみず・ひでゆき**
**清 水 英 幸**　東海国立大学機構名古屋大学医学部附属病院眼科病院助教　**処置・手術編：12章1〜2**

しもやま・つよし
**下山　剛**　　下山眼科院長　　**処置・手術編：7章1〜6**

たかはし・かずま
**高橋一真**　　かなもり眼科クリニック視能訓練士　　**処置・手術編：6章3〜4**

たかはし・しんや
**高橋慎也**　　小沢眼科内科病院視能訓練士　　**検査編：4章5**

つつい・けんた
**筒井健太**　　医療法人樹尚会佐藤眼科　統括マネージャー／視能訓練士　　**検査編：7章1〜2**

とくい・しゅんすけ
**得居俊介**　　群馬大学医学部眼科学教室助教　　**検査編：6章6**

とざわ・たつや
**登澤達也**　　眼科杉田病院検査室リーダー／視能訓練士　　**検査編：11章1〜2**

なかの・かな
**中野花菜**　　社会医療法人宏潤会大同病院眼科　　**処置・手術編：2章1〜5、3章1**

にしむら・ひろき
**西村裕樹**　　横浜けいあい眼科和田町院／OUI Inc.／慶應義塾大学医学部眼科学教室　　**検査編：4章6-2**

のがみ・つよし
**野上豪志**　　愛知淑徳大学健康医療科学部　医療貢献学科視覚科学専攻講師／視能訓練士　　**検査編：4章1〜3**

のもと・ひろき
**野本裕貴**　　近畿大学医学部眼科学教室准教授　　**検査編：5章4**

はやかわ・まさあき
**早川公章**　　はやかわ眼科院長　　**処置・手術編：5章1〜3**

はらぐち・しょうた
**原口翔太**　　東北文化学園大学医療福祉学部リハビリテーション学科　視覚機能学専攻助教　　**検査編：2章1〜2**

ひがき・まさひこ
**檜垣正彦**　　ひがき眼科クリニック院長　　**検査編：3章1〜3**

ふじと・けんじ
**冨士登謙司**　　くまもと森都総合病院眼科視能訓練士　　**検査編：9章5〜10**

ほりえ・こういちろう
**堀江宏一郎**　　九州大学病院眼科視能訓練士　　**検査編：6章7**

まつもと・れい
**松本　玲**　　医療法人社団医新会レイクリニック院長　　**処置・手術編：10章1〜2、11章3**

みやざき・ちか
**宮崎千歌**　　兵庫県立尼崎総合医療センター眼科部長　　**処置・手術編：9章1〜2**

むくの・ひろかず
**椋野洋和**　　新長田眼科病院院長　　**処置・手術編：11章1〜2**

むらき・さなえ
**村木早苗**　　むらき眼科院長　　**検査編：10章1〜3**

やまぐち・じゅん
**山口　純**　　北里大学病院眼科視能訓練士　　**検査編：6章3〜5**

やまぐち・まさひろ
**山口昌大**　　順天堂大学医学部眼科学講座准教授　　**検査編：6章2**

やまでら・かつひで
**山寺克英**　　みやた眼科主任／視能訓練士　　**検査編：11章5〜6**

# 検査編

# 1 字づまり視力表

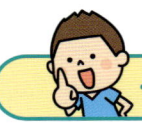 一言で表すと…眼科で一般的な視力を調べる器具

## 検査機器と各部位の紹介

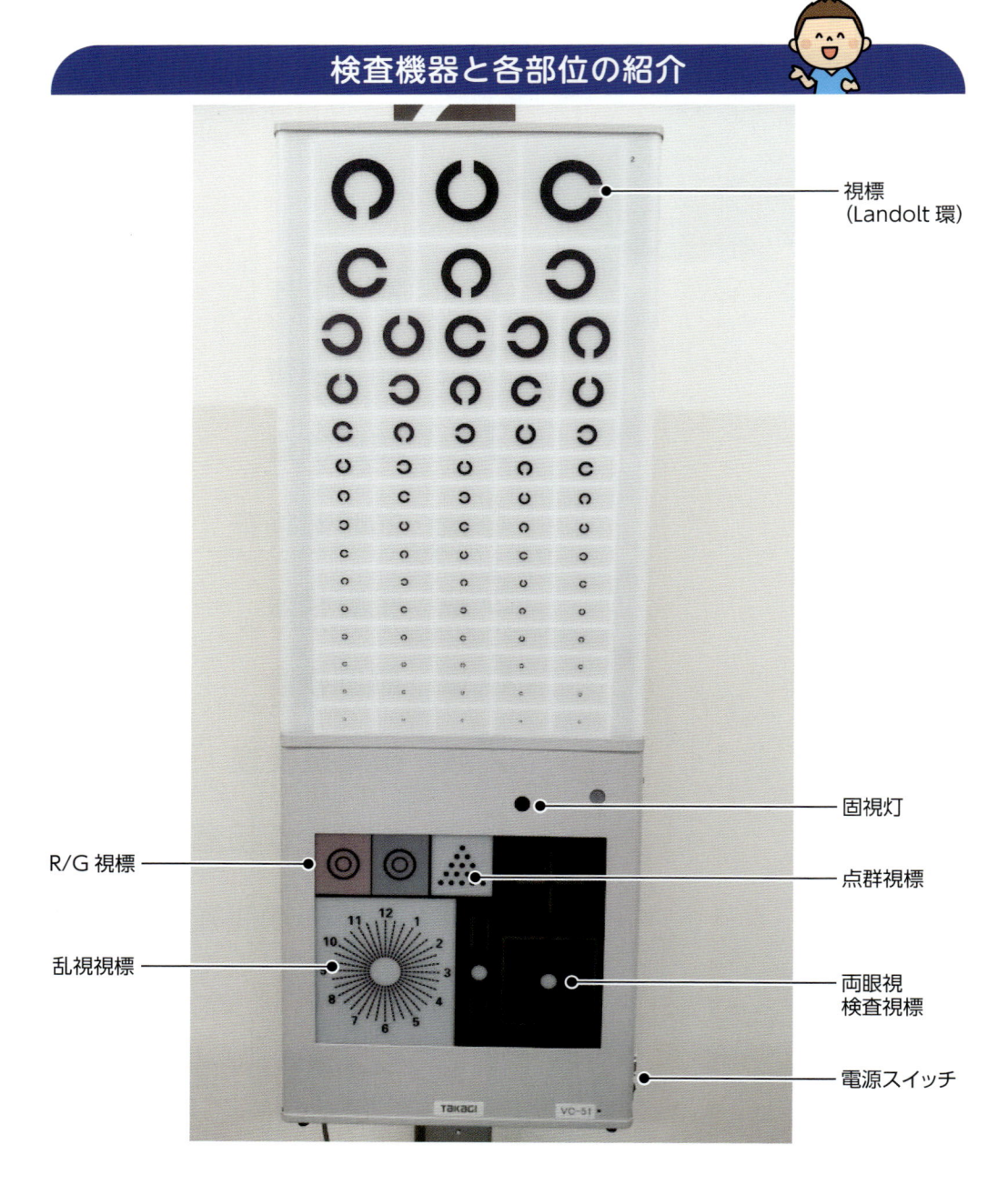

視標
（Landolt 環）

固視灯

R/G 視標

点群視標

乱視視標

両眼視
検査視標

電源スイッチ

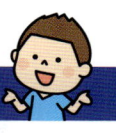

## 使用目的

　字づまり視力表は、視標が多数配列で構成されています。眼科における最も一般的な視力検査法です。2点または2線を識別する最小分離閾を閾値とし、検査視標をLandolt環といいます。Landolt環の1カ所に切れ目があり、切れ目の幅を視角といいます。（小数）視力は、切れ目を見分けられた最も小さい視標の最小視角の逆数で表します。通常は、調節が介入しにくい遠見5mで検査を行います。すべての検査視標が常時表示されている従来型以外にも、視標表示の仕方が変えられ、字ひとつ視力や絵視標での検査も可能な液晶型があります。

## 使用手順

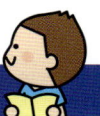

**手順 ①** 機器の電源を入れて、コントローラーを設置します（**図1**）。

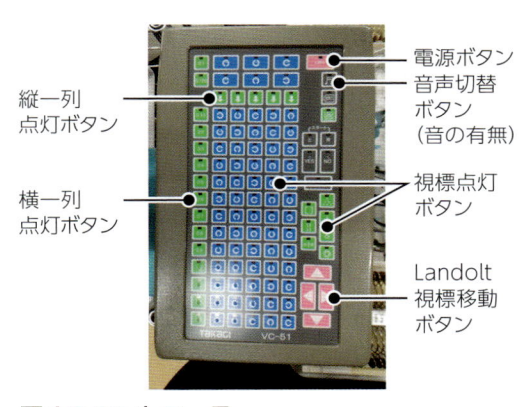

縦一列
点灯ボタン

横一列
点灯ボタン

電源ボタン

音声切替
ボタン
（音の有無）

視標点灯
ボタン

Landolt
視標移動
ボタン

**図1 ● コントローラー**

**手順 ②** 検眼枠、遮閉板、検眼レンズ、クロスシリンダーを準備します（**図2**）。

**手順 ③** 視力表と検査室の明るさを調整します。

**手順 ④** 検査方法を説明します。

**手順 ⑤** コントローラーのボタンを押して、視標を点灯させます。

**手順 ⑥** 正答したら、小さい視標に変えます。

**手順 ⑦** レンズを当てて見え方を比較する時は、視認できる最も小さい視標を点灯させます。

**手順 ⑧** 乱視の確認には乱視視標や点群視標、過矯正の確認には赤緑視標を点灯させます。

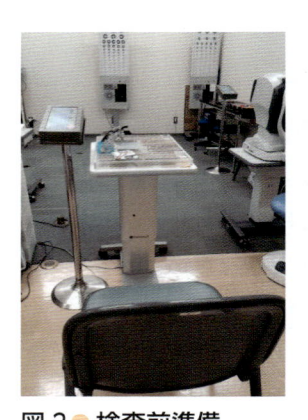

**図 2 ● 検査前準備**

本体と患者さんの間に、視線を遮るものを置かないようにします。

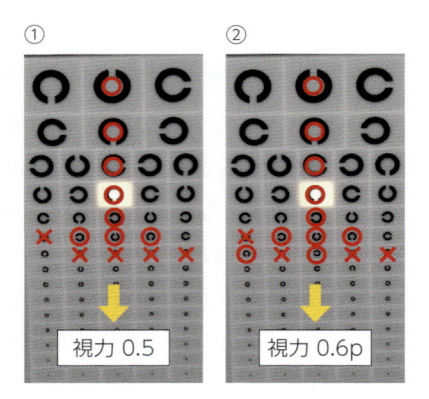

① ②

視力 0.5 　　　視力 0.6p

**図 3 ● 検査例**

視力 0.1 から検査を開始した場合
○ 正答、× 誤答または無回答を表す。

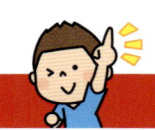

## ❗ 扱う際のポイント・注意点 ❗

　視標を選択する際は、上下左右の切れ目の方向をバランスよく点灯させ、同じ方向が続かないようにします。半数以上正答できた最も小さい視標の視角を視力値とし、Landolt 環のみの標準視力表では 3/5 **（図 3- ①）**、文字を含む准標準視力表では 4/5 とします。一つ正答が少なかった場合は、視力値に p（パーシャル）を付けます **（図 3- ②）**。視力表の最も小さい視標が見えないときや、視野障害などの影響により視標を探しにくい場合は、字ひとつ視力表に変えます。

　視標がはっきり見えないと答えなくなったり、このぐらい見えていればよいだろうという考えで一定のところから視標をしっかり見なくなってしまったりする患者さんがいます。視力検査は、かろうじて切れ目がわかるような場合であっても答えるべき検査です。はっきり見えなくても答えてほしいこと、どこまで見えるかを調べていることを患者さんに伝えます。

● 引用・参考文献

1）岡真由美．"遠見視力検査（logMAR を含む）"．眼科検査ガイド．第 3 版．根木昭監．東京，文光堂，2022，6-11.

（折笠智美）

# 2 字ひとつ視力表

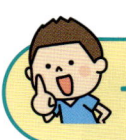

一言で表すと… **低視力の人や視標が探しにくい人、小児の視力を調べる器具**

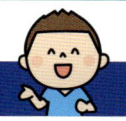

## 検査器具と各部位の紹介

Landolt 環単一視標（はんだや）
（計 19 枚　視力 0.05〜2.0）

例　タイプ A（赤字　対数視力）
　　タイプ B（赤字　LogMAR 視力）

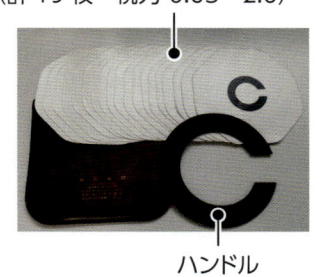

ハンドル

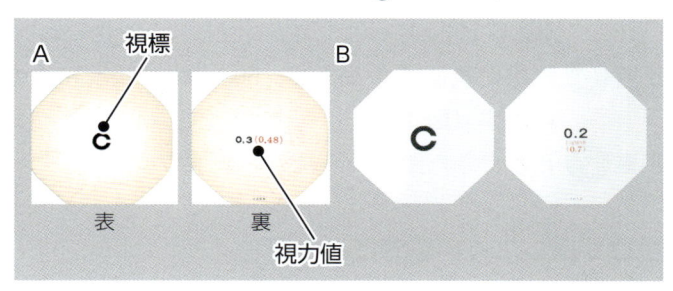

A 視標
C
表

0.3〔0.48〕
裏
視力値

B
C

0.2
〔0.7〕

## 使用目的

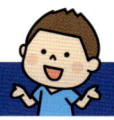

　字ひとつ視力表は、低視力の患者さんや字づまり視力表で視標を探しにくい患者さん、小児に対して行われる Landolt 環単一視標を用いた視力検査法です。小児では複数の中から一つを見分けることが難しい「読み分け困難」があるため、9 歳ぐらいまで字ひとつ視力表が用いられます。

　従来からあるのは、カード型の字ひとつ視力検査表です。現在は、液晶型の視力検査表の中に字ひとつ検査表が内蔵されているものもあります。

## 使用手順

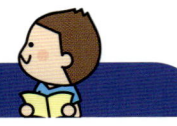

### 共通

**手順①** 検査室の明るさを調整します。

**手順②** カードの順番が揃っているかを確認します。

**手順③** 検眼枠、遮閉板、検眼レンズを準備します。

**手順④** 検査のやり方を説明します。

### 低視力の患者さんの場合

**手順⑤** 字づまり視標のところに0.1視標を呈示します**（図1-①）**。

**手順⑥** 視標が視認できるまで、50cmずつ眼前に近づけます**（図1-②）**。

**手順⑦** 正答できた距離から視力値を求めます。

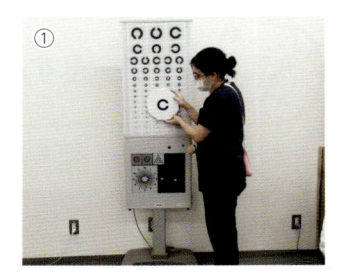

### 視標が探しにくい患者さんの場合

**手順⑤** 0.1視標を患者さんの正面に呈示します**（図1-①）**。

**手順⑥** 視標を動かして見えやすい位置を確認します**（図1-③）**。

**手順⑦** 視標が視認できたら、小さい視標に変えます。

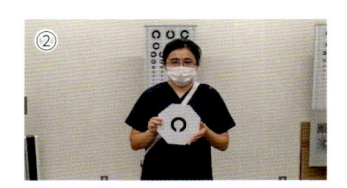

### 小児の場合

**手順⑤** 答え方を決めます（口頭、指さし、ハンドル、**図2**）。

**手順⑥** 検査の距離を決めます（5m or 2.5m or 1m）。

**手順⑦** 視標が視認できたら、小さい視標に変えます**（図1-④）**。

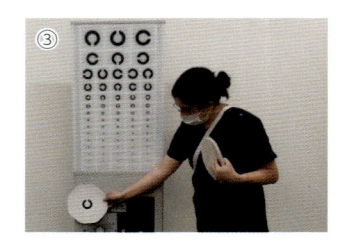

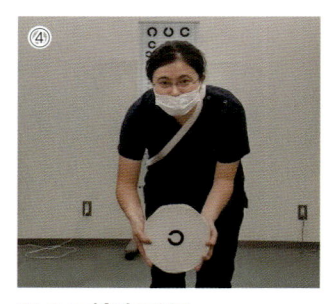

**図1● 検査風景**

①指さし    ②ハンドル    ③視標カード

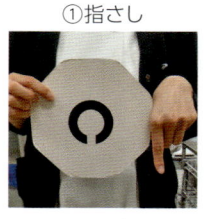 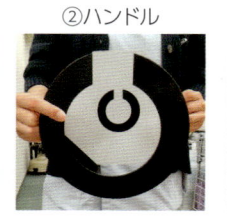 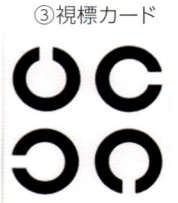

**図2● 応答の仕方**

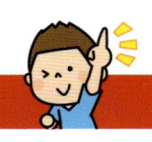

## ⚠ 扱う際のポイント・注意点 ⚠

　字ひとつ視力表では、上下左右の切れ目4方向のうち4分の3正答できる最も小さい視標の視角を視力値とします。視標を呈示するときは、切れ目の方向がわからないようカードを回転させ、予測できないようにします。

　低視力者の場合、遠方から近方に視標を呈示するのではなく、近方の視標の切れ目の方向がわかるところから徐々に距離を離して、わからなくなるところを確認してもよいです。

　視標が探しにくく、患者さんが顔を動かして見やすい位置から対応していたのであれば、検査結果のところにその旨を記載し、次回の検査がスムーズに行えるようにします。

　小児の場合、着席時は大人より目線が低くなります。患児の目の高さに合わせて視標を呈示できるよう、検者が姿勢を低くしたり、いすに座ったりして、視標の高さを維持するようにします**（図1-④）**。また、切れ目の方向を答えられるか否か、検査を開始する前に確認します**（図2）**。口頭で回答できた場合でも、左右の方向が逆になってしまうこともあるため、指さしでも切れ目の方向を教えてほしいことを患児に伝えます。また、Landolt環の形をしたハンドルを使用すると、運転している感覚でハンドルを回して同じ形を作るので、患児に楽しんでもらいながら検査を進められます。また、視標の位置が離れるとそれだけ集中力が必要になるため、患児の応答や集中力に合わせて、検査距離を決めます。視力値は、カード裏に記載している視力値×検査距離（m）／5mになります。検査距離が5mなら、視力値は裏に書いてある数字のままでよいです。なお、字ひとつ視力表が内蔵されている液晶型の場合は、字づまり視力表と同じ検査距離で行います。

　視標が小さくなると、小児では集中力が途切れてきて、飽きてしまうことがあります。いかに集中して検査に取り組めるか、患児の様子をよく観察することが重要です。患児を励ましたり、ほめたりしながら視標を呈示します。患児が飽きてしまう場合は、無理に検査を続けずに休憩を入れたり、ほかの検査に変えたりして気分転換をし、再度検査を試してみます。

### ● 引用・参考文献

1）岡真由美．"遠見視力検査（logMARを含む）"．眼科検査ガイド．第3版．根木昭監．東京，文光堂，2022，6-11．
2）保沢こずえ．"小児の視力検査・行動観察による視力検査"．前掲書1），14-19．
3）南雲幹．"視力検査・自覚的屈折検査（小児）"．視能訓練士スキルアップ－これぞ座右の書－．大鹿哲郎監．東京，文光堂，2022，22-24，（新篇眼科プラクティス，6）．

（折笠智美）

# 3

# 絵視標

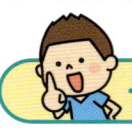

**一言で表すと…絵の判別から視力が調べられる器具**

## 検査機器・器具と各部位の紹介

検査視標
（計20枚　視力0.05〜2.0）

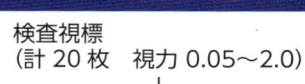

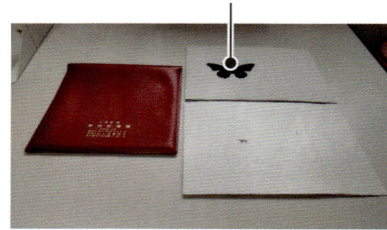

視標

表　　　　　裏

視力値

0.8

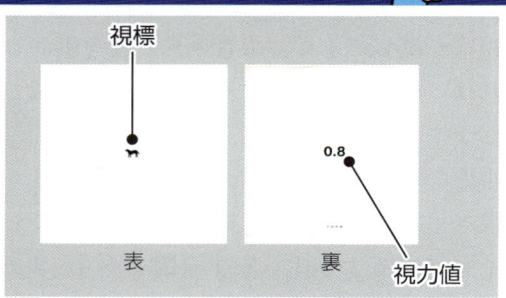

①本体　　　②リモコン

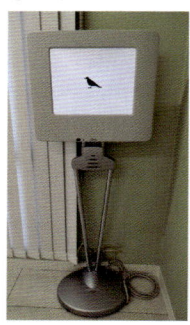

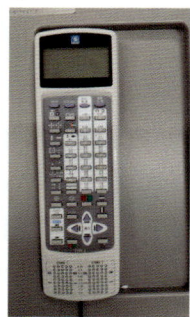

③視標カード

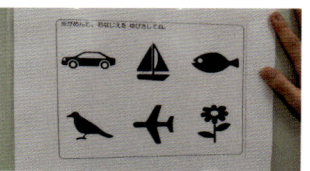

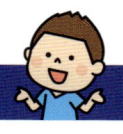

液晶型視力検査表（SC1600 Pola、ニデック）

## 使用目的

　絵視標は、物体の認識による最小可読閾を閾値とします。Landolt環を用いた視力検査が難しい場合、絵視標による視力検査を試してみます。小児では、視力の発達状況や弱視の早期発見のため、理解力に合わせた視力検査を選択し、適切に検査を行わなければなりません。従来からあるカード型の絵視標では、使用されるキャラクターは4種類で、大きさを変えたキャラクターがカードに1枚ずつ描かれている計20枚のものと、カードの裏表に視標がある計26枚のコンプリート版があります。近年販売されている液晶型視力検査表では、内蔵されている絵視標のキャラクターは6種類で、すべてのキャラクターから視標の大きさを選択できます**（図）**。

## 使用手順

手順 ① 検査室の明るさを調整します。

手順 ② 絵視標のカードの順番を確認します

手順 ③ 検眼枠、遮閉板、検眼レンズを準備します。

手順 ④ 検査のやり方を説明します。

手順 ⑤ 答え方を決めます（口頭または、指標カードを用いた指さし、**図**）。

手順 ⑥ 検査距離を決めます（5m、2.5m、1m）。

手順 ⑦ 検査を始めます。

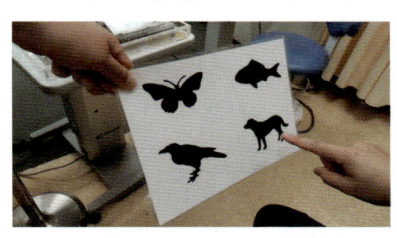

図● 視標カードを使用した場合

## ⚠ 扱う際のポイント・注意点 ⚠

　患児がキャラクターの名称をはっきり答えられなくても、ワンワン（犬）やスイスイ（魚）と表現できれば、キャラクターの区別がつけられるため、検査の受け答えに問題はありません。患児本人が恥ずかしがって答えない場合は、そばにいる父母にキャラクターが何かを伝えてもらい、父母から答えてもらうやり方でもよいです。また、キャラクターを印刷した視標カードを使い、視標と同じキャラクターを指さしして答える方法 **（図）** でもよく、2歳ぐらいの患児でも反応がはっきり出れば検査が可能なことがあります。

　どの距離で検査を行うかは、患児の応答や集中力を見て決めていきます。一般的に、5mでの検査が難しければ、半分の距離の2.5m、さらに難しければ1mの距離で検査を行います。

● 引用・参考文献

1）保沢こずえ．"小児の視力検査・行動観察による視力検査"．眼科検査ガイド．第3版．根木昭監．東京，文光堂，2022，14-19．
2）南雲幹．"視力検査・自覚的屈折検査（小児）"．視能訓練士スキルアップーこれぞ座右の書ー．大鹿哲郎監．東京，文光堂，2022，21-22，（新篇眼科プラクティス，6）．

（折笠智美）

# 4

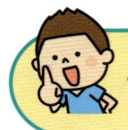

## 森実式ドットカード
（もりざねしき）

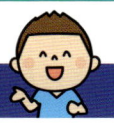

一言で表すと… 動物の目の位置により視力を調べられるカード

## 器具と各部位の紹介

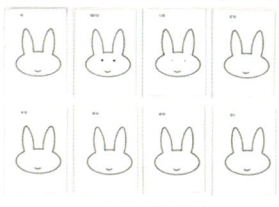

a ウサギ視標

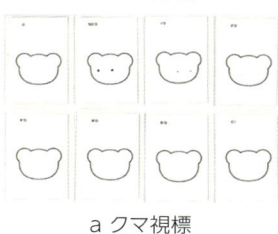

a クマ視標

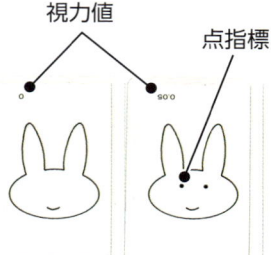

視力値　点指標

目のないカード
（ブランクカード）　検査視標

## 使用目的

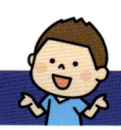

　Landolt環や絵視標での視力検査が難しい場合、動物の顔を認識し目の位置の回答ができれば、森実式ドットカードを用いて近見視力を見ることができます。動物の2つの目を視標とし、点を視認できるかの最小視認閾を閾値とします。一般的に、2歳以上の小児の患者さんで検査が可能になることが多いです。

## 使用手順

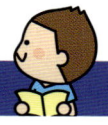

手順①　検査室の明るさを調整します。
手順②　カードの順番を確認します。
手順③　検眼枠、遮閉板、検眼レンズを準備します。
手順④　検査のやり方を説明します。

**手順⑤** 動物に目があるかないかを聞きます**（図）**。

方法① 目の位置を指さしします。

方法② 目がないブランクカードと一緒に出して、指さしします。

① Pointing 法

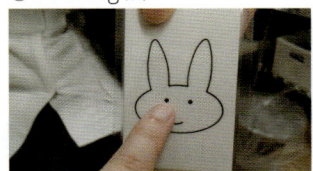

② 2 枚呈示の仕方

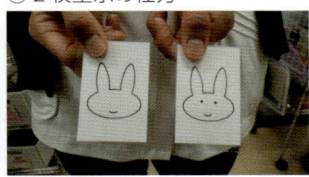

③選択法

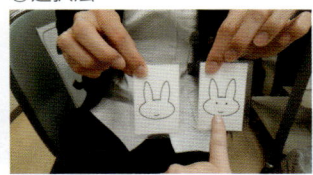

**図● 絵視標の 2 つの方法**

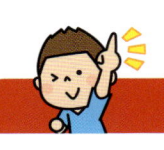

## ！ 扱う際のポイント・注意点 ！

　森実式ドットカードは、うさぎとくまの2種類がありますが、いずれも検査を行う前に、眼だけでなく耳や口を利用して、顔のパーツを理解できているかを確認します。応答の方法は2種類あります。方法①は Pointing 法で、目の位置を認識し、目の位置を2つとも指さしすることができたら、小さい視標に変えています**（図-①）**。方法②は選択法で、ブランクカードも同時に見せて**（図-②）**、目のある方のカードや、目のない方のカードをその都度選ばせます**（図-③）**。

　カードの左上方には視力値が書かれています。その数字を隠さないまま検査をしてしまうと、応答のヒントになってしまいます。検査中は、カードの左上方を指で隠して視力値が見えないようにします。カードの呈示位置は、見やすく、指さしがしやすいように、患児の顔よりやや下方にします。標準の検査距離は30㎝ですが、半分の距離で行った場合は視力値を2分の1換算して求めます。

● 引用・参考文献
1）南雲幹．"視力検査・自覚的屈折検査（小児）"．視能訓練士スキルアップ−これぞ座右の書−．大鹿哲郎 監．東京，文光堂，2022，20-21，（新篇眼科プラクティス，6）．

（折笠智美）

# 1 オートレフラクトメータ

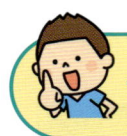 一言で表すと… 屈折異常の有無や程度を数値化できる機器

## 検査機器と各部位の紹介

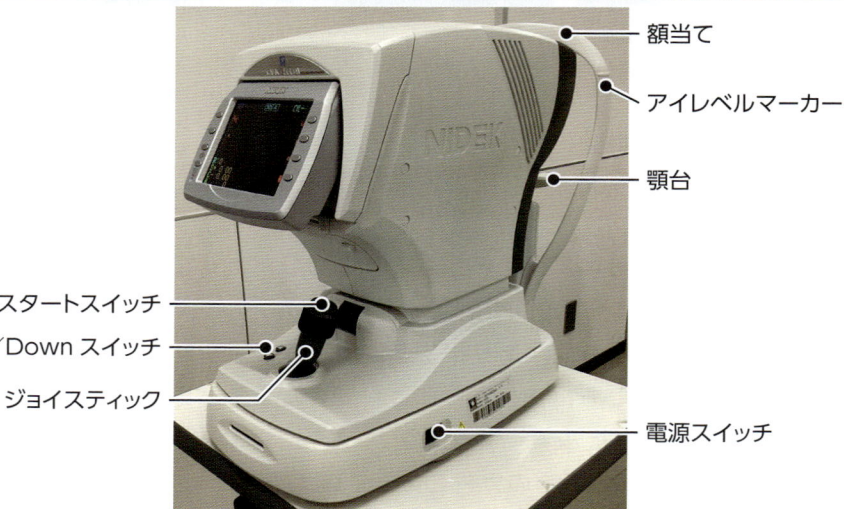

- 額当て
- アイレベルマーカー
- 顎台
- スタートスイッチ
- 顎台 Up／Down スイッチ
- ジョイスティック
- 電源スイッチ

オートレフケラトメータ ARK-530A（ニデック）

## 検査結果例

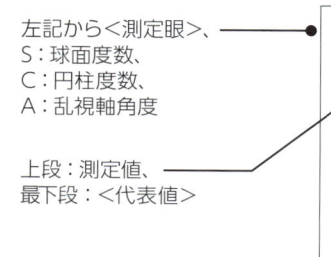

左記から＜測定眼＞、
S：球面度数、
C：円柱度数、
A：乱視軸角度

上段：測定値、
最下段：＜代表値＞

```
〈R〉    S        C      A
       +2.00  − 2.75   2  9
       +2.00  − 2.75   1  9
       +2.00  − 2.75   1  9
      〈+2.00  − 2.75   1〉

〈L〉    S        C      A
       +3.25  − 3.25   3  9
       +3.25  − 3.25   3  9
       +3.25  − 3.25   3  9
      〈+3.25  − 3.25   3〉
```

信頼係数
（5〜9、E の 6 段階）

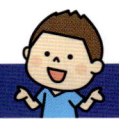

## 使用目的

　オートレフラクトメータ（以下、オートレフ）は、屈折度数（球面・円柱・乱視軸角度）の測定が可能です。測定は、屈折異常の有無や程度を把握することを目的に行われ、屈折異常の評価が必要なすべての患者さんが対象になります。手術前後や調節麻痺薬点眼後の精密屈折検査などにも使用します。測定結果は、視力検査や眼鏡処方、コンタクトレンズ処方の際の参考値になります。機器は、据え置き型と手持ち型があり、患者さんの状態に合わせて選択します。

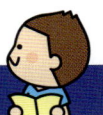

## 使用手順

手順 **1** 電源を入れ、光学台のキャスターがロックされているかを確認します。

手順 **2** 測定モードを設定し、ジョイスティックを操作して機器を検者側へ引き、最初の測定眼の方に寄せます。

手順 **3** 患者さんを呼び込み、患者さんの身長に合わせていすの高さを調整してから座ってもらいます。

手順 **4** 機器の顎台や額当てなどの接触面をアルコールなどで消毒します。

手順 **5** 検査の説明をします。

手順 **6** 患者さんの「目尻から顎までの長さ」と「いすに座った際の姿勢」を参考に顎台と光学台の高さを調整し、患者さんに顎を顎台の中央奥まで乗せ、額を額当て中央にしっかり付けるように伝えます。

手順 **7** 顎と額の位置が正しいか、顔が傾いていないか、光学台の高さが患者さんに合っているか、アイレベルマーカーと目尻の高さが合っているかを確認します。

手順 **8** まばたきを適度に入れながら機器内部の気球を「ぼんやり」見るように患者さんに伝えます。

手順 **9** ジョイスティックを左右上下に動かし、瞳孔中心に照準マークを動かします。

手順 **10** ジョイスティックを前後に動かし、マイヤーリングのピントを合わせます。

手順 **11** まばたきを促してから、まばたきを我慢するように伝え、マイヤーリングが安定したところでスタートスイッチを押します（オート測定では、マイヤーリングにピントが合ったタイミングで測定が始まります）。

検査編

**2**章

屈折検査

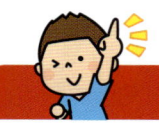

## ❗ 扱う際のポイント・注意点 ❗

　検者は、患者さんの状態と測定画面が確認できる位置に立ち、患者さんの安全を確保しながら測定します。オートレフは、機器内部をのぞき込むことによる器械近視などの調節の介入[2,3]があるため、S（球面度数）の値がマイナス寄りに出やすい可能性があります。測定中は調節の介入を最小限に抑えるために、機器内部の気球を「ぼんやり」見ることを患者さんに必ず伝えます。また、測定中は調節による縮瞳が起こっていないかを確認します。S・C（円柱度数）・A（乱視軸度数）の値に測定誤差が生じる原因には、「顎や額の位置や顔の傾き」「顎が顎台から離れている」「額が額当てから離れている」「機器内部の見る位置がずれている」「照準マークがずれている」「マイヤーリングのピント合わせが不足している」「眼瞼やまつ毛でマイヤーリングが欠けている」「涙液の影響でマイヤーリングが滲んでいる」があります[2,3]。測定中も上記に対応できるように、「患者さんへの声掛け」「ジョイスティックの操作」「眼瞼挙上」が正確に行えるようにしましょう。

### ● 引用・参考文献

1）ニデック. オートレフケラトメータ ARK-530A 取扱説明書.
2）川守田拓志ほか. “オートレフラクト（ケラト）メータ”. 眼科検査ガイド. 第3版. 根木昭監. 東京, 文光堂, 2022, 52-56.
3）川守田拓志. “オートレフラクトメータ”. 光学・眼鏡. 公益社団法人日本視能訓練士協会監. 東京, 医学書院, 2018, 115-120,（視能学エキスパート）.

（原口翔太）

# 2 フォトスクリーナー(SVS)

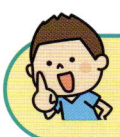

一言で表すと…持ち運びが容易な弱視のスクリーニング機器

## 検査機器と各部位の紹介

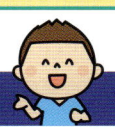

液晶ディスプレイ画面

電源ボタン

スポット™ ビジョンスクリーナー(ウェルチ・アレン・ジャパン)

## 検査結果例

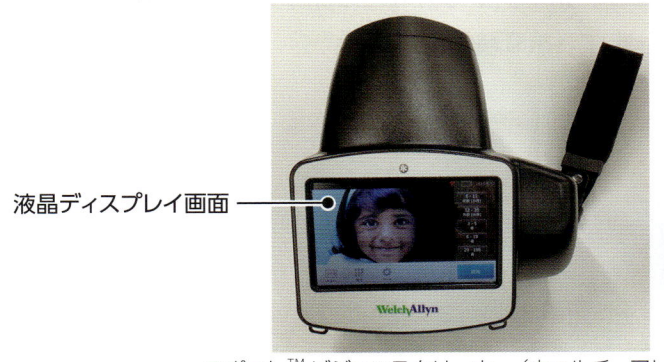

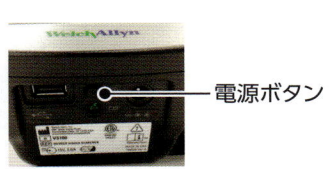

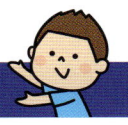

視力スクリーニングは、眼科医や検眼医による精密な視力検査の代わりにはなりません。

眼の精密検査が推奨されます

スクリーニング概要

基本データ

測定時の患者さんの顔写真

測定データ画面(左右上段から、①瞳孔径、②垂直眼位、③水平眼位、④等価球面度数、⑤屈折度数(左側から球面度数、円柱度数、乱視軸角度)、⑥瞳孔間距離

疾患の可能性

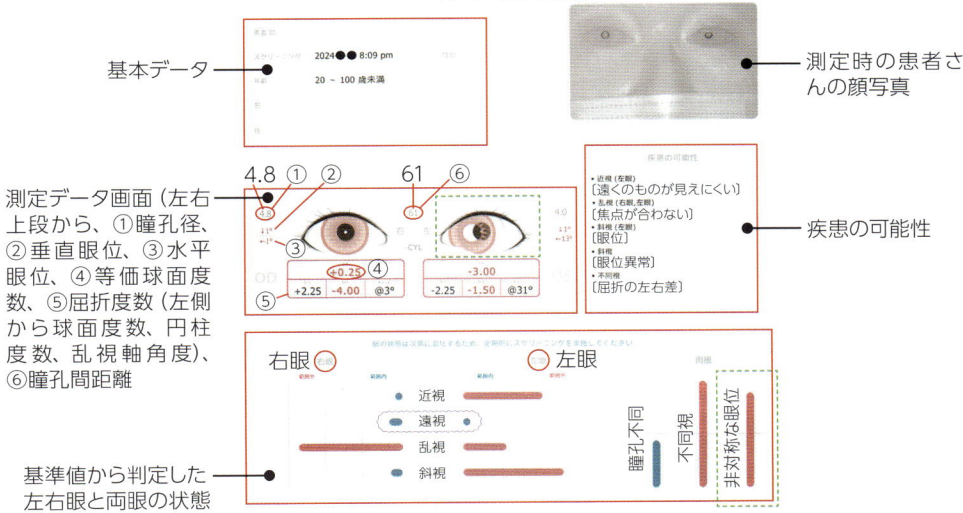

基準値から判定した左右眼と両眼の状態

スポット™ビジョンスクリーナー（Spot™ Vision Screener；SVS、ウェルチ・アレン・ジャパン）は、弱視リスクファクター（amblyopia risk factors；ARK）を検出するプログラムが搭載されたスクリーニング機器です[1]。屈折度数のほか、眼位、瞳孔径、瞳孔間距離の測定が可能です。ARK検出は、米国小児眼科斜視学会（American Association for Pediatric Ophthalmology and Strabismus；AAPOS）の定めた基準値を基に構成されています[2]**（表）**。結果は、正常基準値内であれば黒字で表記されますが、基準値から外れると赤字になり、「眼の精密検査が推奨されます」と表示されます**（検査結果例）**。

### 表 ● AAPOS が定めている基準値

| 年齢（歳） | 不同視（D） | 乱視（D） | 近視（D） | 遠視（D） |
|---|---|---|---|---|
| 0.5〜1 | 1.50 | 2.25 | 2.00 | 3.50 |
| 1〜3 | 1.00 | 2.00 | 2.00 | 3.00 |
| 3〜6 | 1.00 | 1.75 | 1.25 | 2.50 |
| 6〜20 | 1.00 | 1.50 | 1.00 | 2.50 |
| 20〜100 | 1.00 | 1.50 | 0.75 | 1.50 |

＊近視と遠視は等価球面度数の値を使用している。

## 使用手順

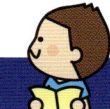

**手順 1** 電源を入れます。

**手順 2** 患者さんを呼び込み、いすに座ってもらい検査の説明をします。

**手順 3** 室内を半暗室または暗室に設定します。

**手順 4** 患者さんの年齢に合わせてディスプレイ画面からモードを選択して「開始」を押します。

**手順 5** 患者さんから1m離れた位置に立ち、患者さんの顔の正面に機器を構え、ディスプレイ画面の中央に両眼が来るようにします。

**手順 6** 光の点滅を見るように伝え、機器の表示に従いながら患者さんとの距離を調整します。

**手順 7** ディスプレイ画面が灰色になり、測定中であることを示すスクリーニングホイールが表示されたら機器を動かさないように保持します。

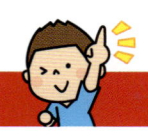

## ⚠ 扱う際のポイント・注意点 ⚠

　機器の傾きや患者さんの顔の傾きにより、乱視が変動する可能性があります[3]。検者は、機器が傾かないように検者の身体に近づけて保持し、検査中は患者さんの顔の傾きを注意深く観察します。また、患者さんの瞳孔に前髪がかからないように気をつけます。SVS は、患者さんの瞳孔径が 20 歳未満のモードで 4mm 以上、20 歳以上のモードで 3mm 以上[4]なければ測定が困難になるため、半暗室での測定が望ましいです。屈折度数は、室内照明の照度の変化により変動する可能性があり、照度が低いほど再現性が高くなります[5]。異常判定が出た場合は、機器の傾きと患者さんの顔の傾きを確認しながら再測定して再現性を見ます。眼位のずれが検出された場合は屈折値が正確でない可能性があるため**（検査結果例の緑色破線部分）**、片眼モードに切り替えて測定しない目を隠しながら片眼ずつ検査をします**（図）**。また、遠視と近視の異常判定は、球面度数ではなく、等価球面度数で評価をしているため、遠視が過小評価される恐れがあることにも注意が必要です[6]**（検査結果例と図の紫色波線部分）**。

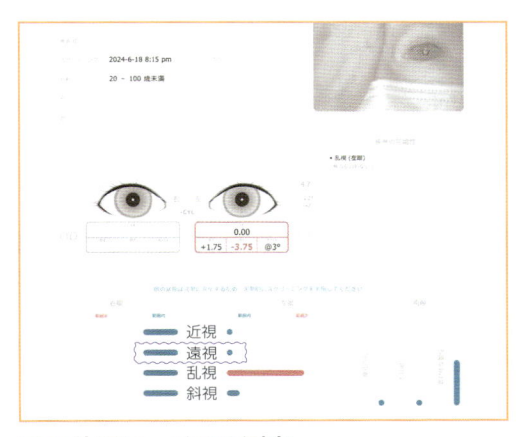

**図● 片眼モードでの測定**

●引用・参考文献
1) 佐藤司ほか. 機器・薬剤紹介　Spot™ Vision Screener. 眼科. 61（2）, 2019, 171-178.
2) Mae Millicent W. et al. The effectiveness of the Spot Vision Screener in detecting amblyopia risk factors. J AAPOS. 18（6）, 2014, 539-542.
3) 林思音ほか. 小児屈折スクリーニングにおける Spot Vision Screener の有用性. 眼科臨床紀要. 10（5）, 2017, 399-404.
4) ウェルチ・アレン・ジャパン. スポットビジョンスクリーナーモデル VS100 取扱説明書.
5) 黒澤供美ほか. 健常成人を対象としたスポット™ビジョンスクリーナの再現性の検討. 日本視能訓練士協会誌. 50, 2021, 39-46.
6) 輪島良太郎. 乳幼児健診とスポットビジョンスクリーナー. 臨床眼科. 77（12）, 2023, 1398-1404.

（原口翔太）

# 3 レチノスコープ

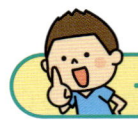

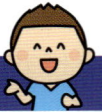

一言で表すと…「アナログ」な他覚的屈折検査の器具

## 検査機器と各部位の紹介

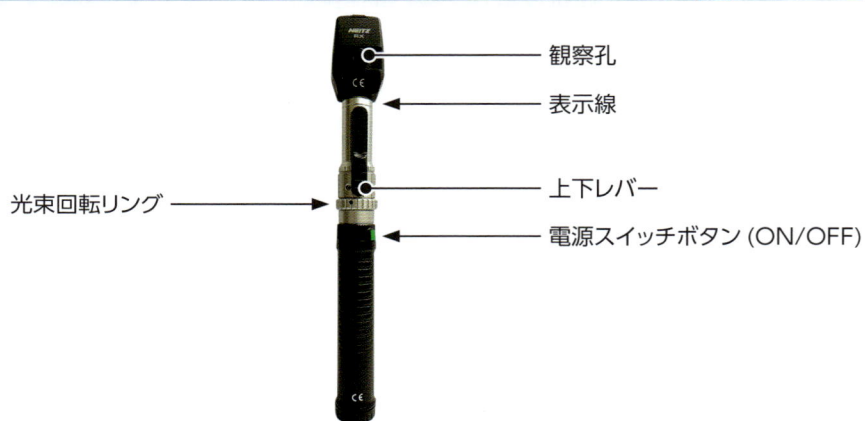

- 観察孔
- 表示線
- 上下レバー
- 光束回転リング
- 電源スイッチボタン (ON/OFF)

ストリークレチノスコープ RX-3A（ナイツ）

## 検査結果例

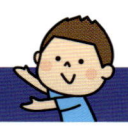

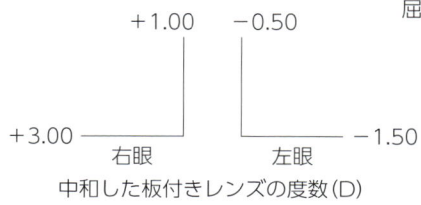

```
        +1.00      −0.50
+3.00 ─────┘   └───── −1.50
       右眼      左眼
  中和した板付きレンズの度数(D)

        ⇓

        −1.00      −2.50
+1.00 ─────┘   └───── −3.50
       右眼      左眼
       屈折度(D)
```

屈折度＝中和した板付きレンズの度数(D)－1/ 検査距離(m)

右眼の水平方向：＋3.00 (D)－1/0.5 (m)＝＋1.00 (D)
右眼の垂直方向：＋1.00 (D)－1/0.5 (m)＝－1.00 (D)

左眼の水平方向：－1.50 (D)－1/0.5 (m)＝－3.50 (D)
左眼の垂直方向：－0.50 (D)－1/0.5 (m)＝－2.50 (D)

（検査距離 50cm で行った場合）

屈折度(D)

| |
|---|
| 右眼：＋1.00 (D) ⊃ C－2.00 (D) Ax180° |
| 左眼：－2.50 (D) ⊃ C－1.00 (D) Ax90° |

各主経線で中和する板付きレンズの度数（D）から屈折度を求めます。検査距離50cmで行った場合には、中和した板付きレンズの度数（D）から2.00（D）近視寄りの度数が各主経線での屈折度となり、その差が乱視の度数となります。

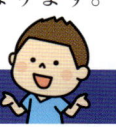

## 使用目的

レチノスコープを用いて検影法による他覚的屈折検査が行えます。両眼開放し、遠方固視で行うため調節の介入を受けにくく、器具が携帯可能で検査の場所や体位を選ばず、徹照法（Red reflex法）で中間透光体や網膜の疾患のスクリーニング検査にも用いることができるため、とくに乳幼児の検査に有用[1,2]です。また、眼鏡装用上から検査が行えます（オーバースキアスコピー）。

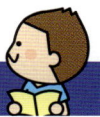

## 使用手順

**手順①** 電源を入れ、上下レバーを一番下にスライドさせ開散光にし、光束回転リングを操作し光束を縦にします。

**手順②** 半暗室または暗室で、患者さんに両眼開放した状態で遠方を固視してもらいます。

**手順③** 検者は検査距離50cm、視線を妨げない位置でレチノスコープから視軸にできるだけ近い方向から光を患者さんの瞳孔に投影します。右眼の検査は検者も右眼で、左眼の検査は検者も左眼で行います。

**手順④** 水平方向に投射光をゆっくり左右に振り（スキャニング）、反射光と影の動く方向・明るさ・スピードを観察します。反射光と影の動く方向が斜めのときは、光束回転リングを操作し、その方向に合わせてスキャニングします。屈折度ごとの反射光と影の動き[3]は**図1**に示します。

**手順⑤** 光束回転リングを操作し、光束を横（直交するように）に回転させます。垂直方向に投射光をゆっくり上下にスキャニングし、反射光と影の動く方向・明るさ・スピードを観察します。

**手順⑥** 板付きレンズ（**図2**）を用いて、反射光と影の動きが同行の場合は＋レンズを、逆行の場合は－レンズを当てていき、水平方向と垂直方向で中和する度数を求めます。

**手順⑦** 中和した板付きレンズの度数から屈折度を求めます。

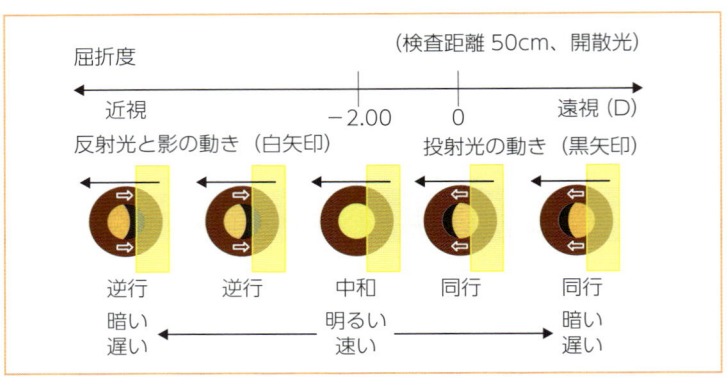

**図1●屈折度ごとの反射光と影の動き**

−2.00Dの近視の場合は、遠点の位置50cmとレチノスコープの位置50cmが一致し「中和」がみられる。中和はレチノスコープの光を動かしても反射光と影の動きが起こらず、瞳孔全体が点滅する。−2.00Dより弱い近視、正視、遠視の場合は「同行」がみられ、−2.00Dより強い近視の場合は「逆行」がみられる。同行はレチノスコープの光を動かす方向と同じ方向に反射光と影が動き、逆行はレチノスコープの光を動かす方向と逆方向に反射光と影が動く。中和に近いほど反射光は明るく、動くスピードが速くなる。反射光が暗く、動くスピードがゆっくりのときは大きな屈折異常が疑われる。

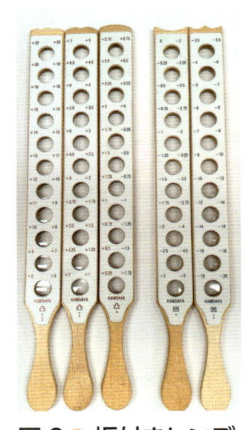

**図2●板付きレンズ**

畑氏スキヤスコープ（はんだや）

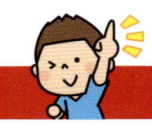

# ❗ 扱う際のポイント・注意点 ❗

検査距離50cmを正確に保つことが重要になります。10cm近づくと0.50Dの誤差が生まれてしまいます。正しい検査距離の感覚がつかめるまでは、レチノスコープにひもなどを付けて検査毎に確認する[4]と精度が上がります（**図3**）。また、自覚検査が難しい乳幼児に対する、光を当てて眼底からの左右差がなく明るい反射があるか、大きな屈折異常がないかの確認はスクリーニング検査として大切です。ぜひ、レチノスコープを手に取り活用しましょう。

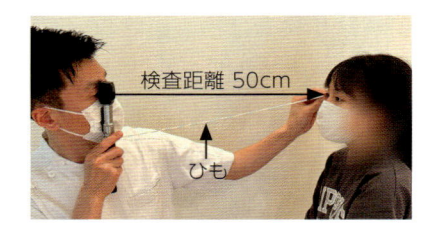

**図3●検査距離の確認方法**

正しい検査距離の感覚がつかめるまでは、レチノスコープにひもを付けて、検査毎に確認する。

● **引用・参考文献**

1) 日本眼科医会. 3歳児健診における視覚検査マニュアル〜屈折検査の導入に向けて〜. 日本の眼科. 92（7）, 2021, 24.
2) 礒部大輔ほか. 小児集団健診で弱視の見逃しを防ぐ検影法での簡易スクリーニング判定法. 視覚の科学. 39（3）, 2018, 50-55.
3) 根岸貴志. スキアスコープによる屈折検査の実際（レンズを使わない方法）. 眼科グラフィック. 2（5）, 2013, 481-483.
4) 宇田川さち子ほか. スキアスコープによる屈折検査の実際（レンズを使う方法）. 前掲書3）, 484-487.

（礒部大輔）

# 1 ノンコンタクトトノメータ

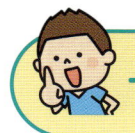

一言で表すと… **患者さんの角膜中心部に空気を噴射して眼圧を測定する機器**

## 検査機器と各部位の紹介

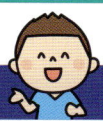

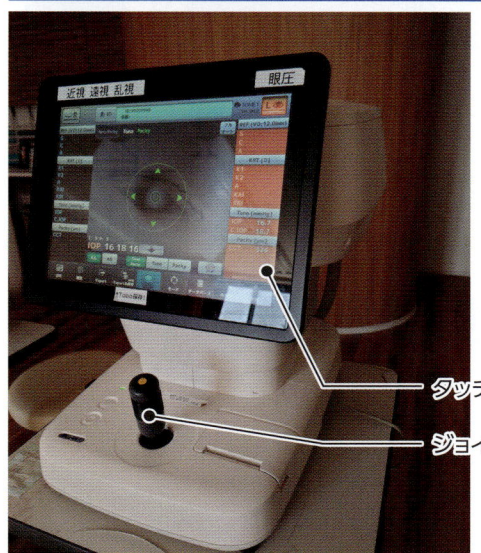

マルチファンクションレフラクトメーター
MR-6000（トーメーコーポレーション）

タッチパネル
ジョイスティック

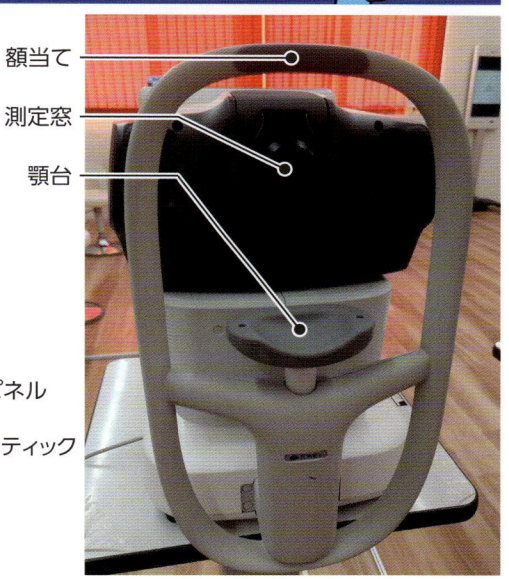

額当て
測定窓
顎台

同 被検者側

## 測定方法と検査結果例

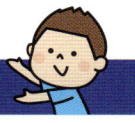

①実際の測定画面

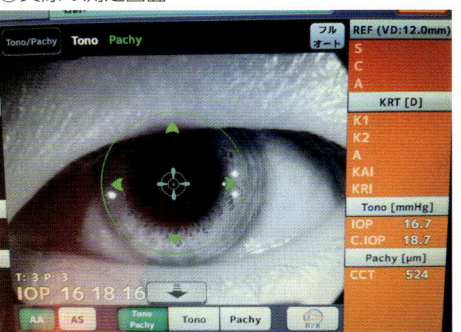

角膜中心を目標にアライメントを合わせる

②検査結果例

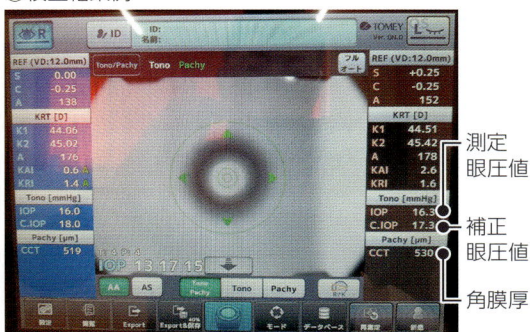

測定眼圧値
補正眼圧値
角膜厚

③角膜が厚い場合、測定眼圧値は高めに計測される。

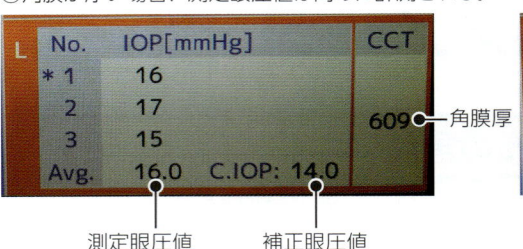

| L | No. | IOP[mmHg] | | CCT |
|---|---|---|---|---|
| | *1 | 16 | | |
| | 2 | 17 | | 609 |—角膜厚
| | 3 | 15 | | |
| | Avg. | 16.0 | C.IOP: 14.0 | |

　　　　　測定眼圧値　　　　補正眼圧値

④角膜が薄い場合、測定眼圧値は低めに計測される。

| L | No. | IOP[mmHg] | | CCT |
|---|---|---|---|---|
| | *1 | 11 | | |
| | 2 | 11 | | 443 |
| | 3 | 12 | | |
| | Avg. | 11.3 | C.IOP: 16.3 | |

## 使用目的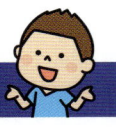

　　測定値の正確性、再現性ではゴールドマン圧平眼圧計に劣りますが、多くの患者さんが受診する実際の外来診療では簡便に短時間で測定できるノンコンタクトメータ（以下、ノンコン）は最も利用されている眼圧測定法となっています。初心者でも比較的短期間でマスターできるのも利点です[1]。

## 使用手順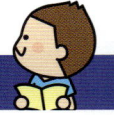

**手順 1** 検査をする前に患者さんに検査の目的、注意点を説明しましょう。特に初診の患者さんにはよりていねいに説明する必要があります。コンタクトレンズ装用の有無を聞きます。装用していると正確な測定ができません。

**手順 2** 額当て、顎台の部分は事前に消毒します。患者さんにいすに座ってもらい、光学台と顎台の高さを合わせます。患者さんの顎を顎台に乗せてもらい、顎と額が正しい位置にあるか確認してください。患者さんの目の位置がアイレベルマークにあるか確認しましょう。

**手順 3** 患者さんにまばたきの後、測定窓を見てもらい、検者はジョイスティックを用いて角膜中心を目標にしてアライメントを合わせます（**測定方法と検査結果例①**）。通常は自動的に測定が始まり、測定結果が画面に表示されます。MR-6000 の場合は角膜厚の測定の後、眼圧が測定されます（**測定方法と検査結果例②**）。その場合、角膜厚を考慮した補正眼圧値も結果として表示されます（**測定方法と検査結果例③④**）。

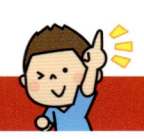

## ⚠ 扱う際のポイント・注意点 ⚠

　噴射される空気が睫毛に当たってしまうと正確な測定ができません。必要に応じて上眼瞼を優しく挙上させましょう。

　測定眼を変える場合は機器を患者さんの目に近づけすぎて角膜に接触させないように注意しましょう。

　測定結果にばらつきが大きく出る場合は、複数回検査しましょう。それでもばらつきが出る場合はゴールドマン圧平眼圧計や手持型眼圧計などの測定方法も検討します。高眼圧や極端な低眼圧の場合もほかの測定法を検討します[2]。

## よくあるトラブルと対処法

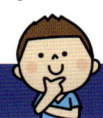

　検査前の説明が十分でない場合、目に空気が噴射されるときに患者さんがびっくりしてしまうことがあります。特に子供さんの場合は恐怖心を与えないように事前にリラックスしてもらえるよう努めましょう。

　目に力が入ってしまう人がいますが、測定値が高めに出る場合があるため、患者さんにリラックスしてもらうか、手持眼圧計やゴールドマン圧平眼圧計の使用を検討しましょう。

　車いすを利用していたり、身体に麻痺のある患者さんなどでは顎台に顎を乗せることが困難な場合があります。ほかの測定法を検討しましょう[2]。

● 引用・参考文献
1) 日本緑内障学会緑内障診療ガイドライン改訂委員会. 緑内障診療ガイドライン（第5版）. 日本眼科学会雑誌. 126（2）, 2022, 85-177.
2) 白神尊弘. 眼圧検査. 眼科ケア. 26（6）, 2024, 23-33.

（檜垣正彦）

# 2 ゴールドマン圧平眼圧計

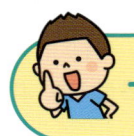

一言で表すと… **診察室で医師が行う検査のうち、正確性では最も信頼性の高い検査機器[1]**

## 検査機器と各部位の紹介

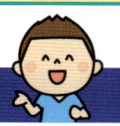

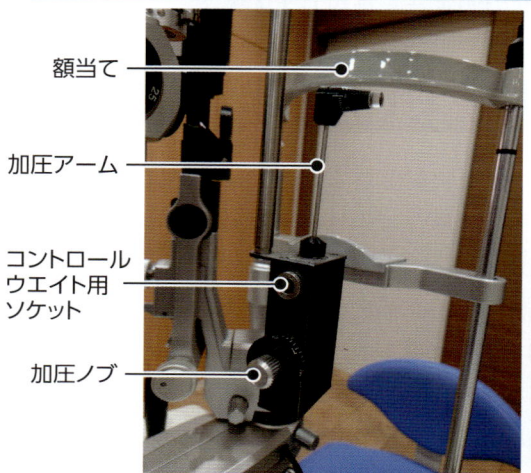

額当て
加圧アーム
コントロールウエイト用ソケット
加圧ノブ

アプラネーショントノメーター　AT-1（タカギセイコー）

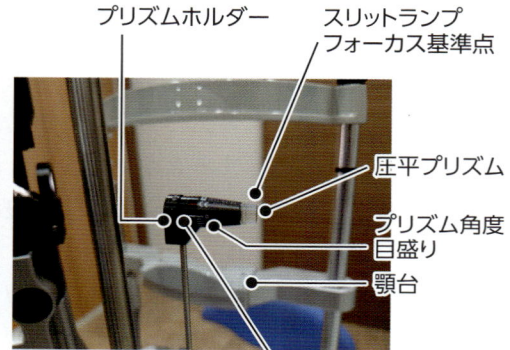

プリズムホルダー
スリットランプフォーカス基準点
圧平プリズム
プリズム角度目盛り
顎台
水平ライン

## 使用目的

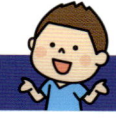

　アプラネーショントノメータに備わっている直径3.06mmの圧平プリズムを患者さんの角膜に押し当て圧平させ、眼球の内圧を測定します。

　主な使用目的としては高眼圧、緑内障、ぶどう膜炎、副腎皮質ステロイド内服中の患者さんの眼圧測定、眼圧値の経過観察のために使用します。特に、重症の患者さんや高リスクの患者さんに対しては、ゴールドマン圧平眼圧計の使用は必須となります[1]。

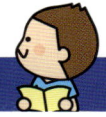

## 使用手順

**手順 1** 検査をする前に患者さんに検査をする目的、検査方法を説明しましょう。額当て、顎台を消毒します。患者さんの目に点眼麻酔、フルオレセインの染色を行います。患者さんにスリットランプの前のいすに座ってもらい、顎台に顎を乗せ前方を注視してもらいます（**図1**）。

**手順 2** まばたきをしてもらった後、検者が圧平プリズムを角膜に近づけて接触させます。

**手順 3** 加圧ノブを回転させて加圧し、2つの半円の内側線が揃った位置で加圧を止めます。その時の加圧ノブの値が測定結果となります（**図2**）。

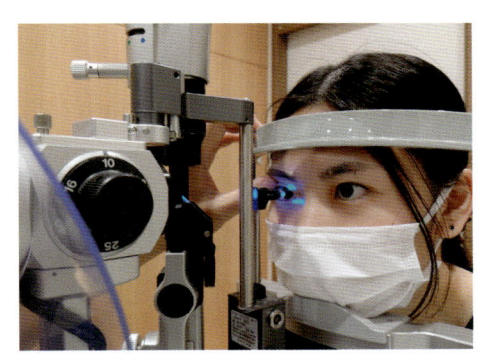

**図1 ● 測定方法**
圧平プリズムを角膜に接触させて眼圧値を測定する。

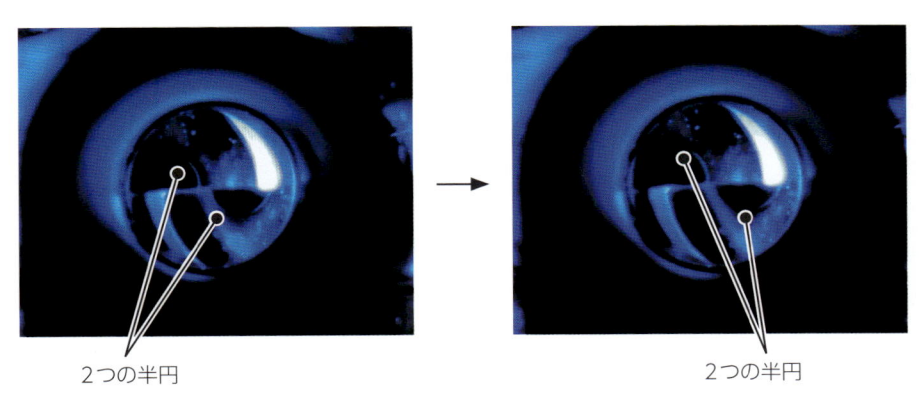

2つの半円　　　　　　　　　　　　　　　　　　2つの半円

**図2 ● 測定方法**
加圧ノブを回転させて2つの半円の内側線を合わせる。その時の加圧ノブのダイアル値が測定値となる。

検査編

3章

眼圧検査

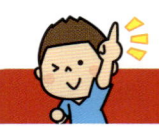

## ！ 扱う際のポイント・注意点 ！

　ほかの測定法と同様に、患者さんの顎と額の位置が正しい位置なのかを確認して測定することが大切です。なるべく患者さんにリラックスしてもらい、圧平プリズムの先端を角膜中心に接触させましょう。中心からずれてしまうと正確な測定値が得られません[2]。

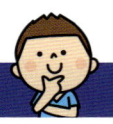

## よくあるトラブルと対処法

　どうしても目に力が入ったり、閉瞼したりしてしまう患者さんがいます。リラックスしてもらうため、検査前に点眼麻酔をしているので痛みがないこと、安全な検査であることを十分に説明しておきましょう。

● 引用・参考文献
1) 日本緑内障学会緑内障診療ガイドライン改訂委員会. 緑内障診療ガイドライン（第5版）. 日本眼科学会雑誌. 126（2）, 2022, 85-177.
2) 白神尊弘. 眼圧検査. 眼科ケア. 26（6）, 2024, 23-33.

（檜垣正彦）

# 3 手持型眼圧計（アイケア）

一言で表すと…　**点眼麻酔なしに使用できるコンパクトな手持型の反跳式眼圧計**

## 検査機器と各部位の紹介

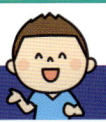

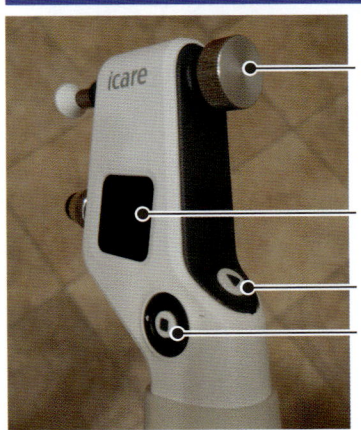

- 額当て調節ダイヤル
- ディスプレイ
- 測定ボタン
- セレクトボタン

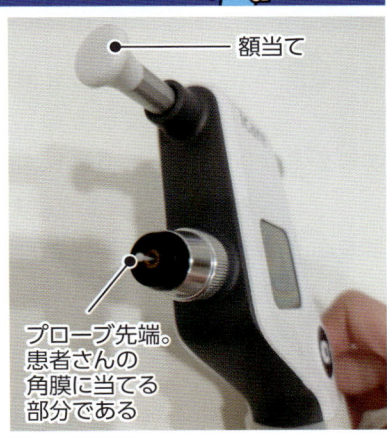

- 額当て
- プローブ先端。患者さんの角膜に当てる部分である

手持型眼圧計 アイケア IC100（アイケアフィンランド）

## 測定方法と検査結果例

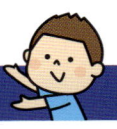

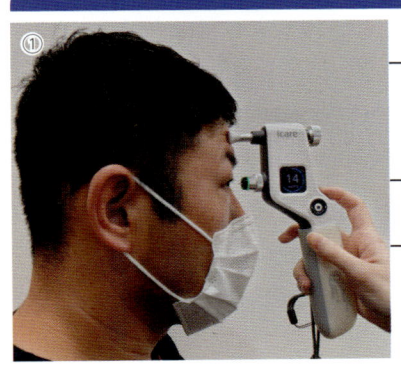
①

- 額当てを使用してアイケアを固定させる
- 測定結果
- プローブ先端を角膜中心部に接触させる

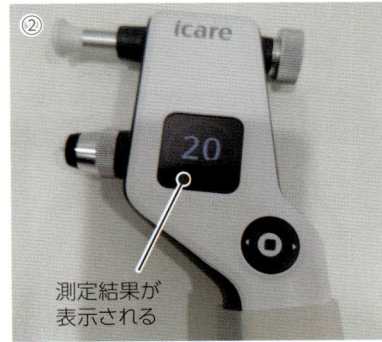
②

- 測定結果が表示される

## 使用目的

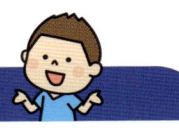

直径1.7mmのプローブ先端を一瞬角膜に当て、その跳ね返りの速度により眼圧

を測定します。プローブはディスポーザブルなので衛生的で、点眼麻酔は不要です。ゴールドマン圧平眼圧計の測定値とよく相関し、緑内障やぶどう膜炎などの疾患の経過観察や、ノンコンタクトトノメータ（以下、ノンコン）で異常値が出た場合などは併用するとよいでしょう[1]。

　車いすを利用している人や身体に麻痺のある人はいすに座って顎台に顎を乗せることが困難ですが、手持型のこの機器を使えば簡単に検査が可能です。またノンコンを怖がる小児にも有用です。

## 使用手順

**手順1** あらかじめ額当てを消毒し、プローブを機器に装填します。患者さんにはリラックスして前方を見てもらいます。

**手順2** アイケアを垂直に保ちプローブ先端を角膜中心部に近づけ角膜との距離を4〜8mmになるようにします（**測定方法と検査結果例①**）。

**手順3** 測定ボタンを押すと自動的に測定が始まり短時間で6回測定し、その平均の測定結果がディスプレイに表示されます（**測定方法と検査結果例②**）。

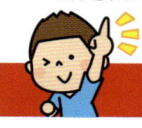

## ⚠ 扱う際のポイント・注意点 ⚠

　目がキョロキョロしてしまう患者さんでは、角膜中心から外れた位置で測定してしまうことがあり、測定値が上昇してしまう場合があります。

　ストレッチャーに寝ていて仰臥位（仰向け）しかできない患者さんには使用することができません。仰臥位の患者さんでも測定できる機種もあります[1]。

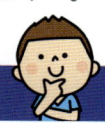

## よくあるトラブルと対処法

　姿勢を真っすぐに保てない人がいます。その場合は患者さんの上体を支えながら測定しましょう。また、まばたきが多い、眼瞼下垂、上眼瞼の睫毛が下方に伸びている場合はプローブを角膜に接触させることが困難です。眼球を圧迫しないように指で上眼瞼を挙上させながら測定しましょう[2]。

● 引用・参考文献
1) 日本緑内障学会緑内障診療ガイドライン改訂委員会. 緑内障診療ガイドライン（第5版）. 日本眼科学会雑誌. 126 (2), 2022, 85-177.
2) 白神尊弘. 眼圧検査. 眼科ケア. 26 (6), 2024, 23-33.

（檜垣正彦）

# 1 スペキュラマイクロスコープ

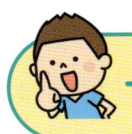

一言で表すと…**角膜の透明性維持に重要な角膜内皮細胞を評価する機器**

## 検査機器と各部位の紹介

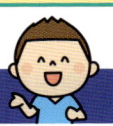

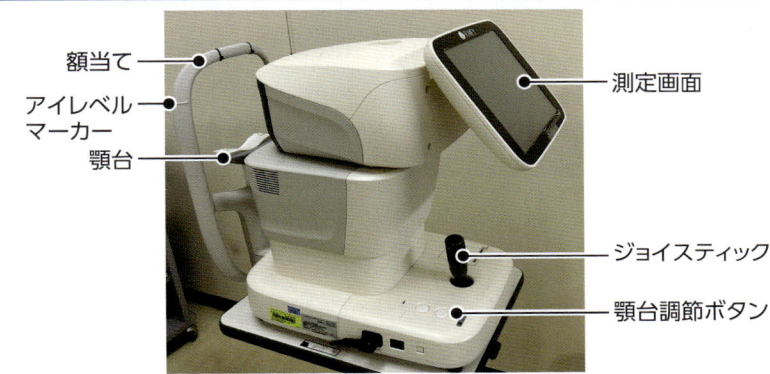

額当て
アイレベルマーカー
顎台
測定画面
ジョイスティック
顎台調節ボタン

スペキュラーマイクロスコープ EM-4000（トーメーコーポレーション）

## 検査結果例

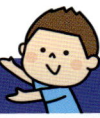

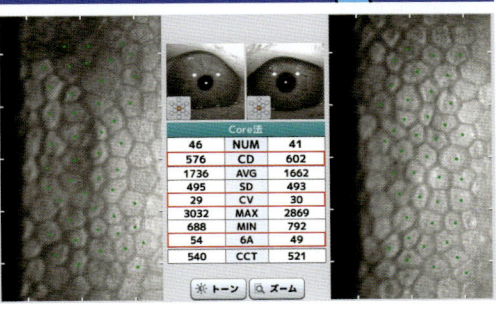

| 自動解析 | | |
|---|---|---|
| 312 | NUM | 319 |
| 3111 | CD | 3209 |
| 321 | AVG | 312 |
| 106 | SD | 95 |
| 33 | CV | 30 |
| 607 | MAX | 609 |
| 98 | MIN | 86 |
| 56 | 6A | 58 |
| 494 | CCT | 479 |

| Core法 | | |
|---|---|---|
| 46 | NUM | 41 |
| 576 | CD | 602 |
| 1736 | AVG | 1662 |
| 495 | SD | 493 |
| 29 | CV | 30 |
| 3032 | MAX | 2869 |
| 688 | MIN | 792 |
| 54 | 6A | 49 |
| 540 | CCT | 521 |

自動解析結果画面

角膜内皮細胞減少症例

　スペキュラマイクロスコープの解析結果で特に重要とされる項目は、角膜内皮細胞密度、変動係数、六角形細胞出現率の３つです[1,2]。

### 角膜内皮細胞密度（cell density；CD）

　1mm$^2$あたりの内皮細胞数を表しています。正常値は日本角膜学会の角膜内皮障害

の重症度分類[3] によると 2,000cell/mm$^2$ 以上とされています。異常値は 2,000cell/mm$^2$ 以下とされ、500cell/mm$^2$ 以下になると内皮細胞の機能が著しく低下し、角膜の透明性を維持できなくなってしまいます。

### 変動係数（coefficient of variation；CV）

　細胞の大きさのばらつきを表しています。正常値は 20〜40 歳で 0.20〜0.25（20〜25％）、60 歳以上で 0.25〜0.30（25〜30％）、異常値は 0.35（35％）以上とされています。

### 六角形細胞出現率（6 apex；6A）

　解析された細胞のうち、細胞形状が六角形であるものの割合を表しています。正常値は若年者で 65〜70％、高齢者で 60〜70％、異常値は 50％以下とされています。

## 使用目的

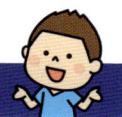

　スペキュラマイクロスコープは、角膜のいちばん内側にある角膜内皮細胞の密度や形態異常の割合を評価する検査です。角膜内皮細胞はポンプ機能（水分を角膜に吸い上げる）とバリア機能（余分な水分が角膜に進入しないようにする）を持ち、角膜内の水分量を一定に保つことで角膜の透明性を維持する働きがあります。主な検査対象として角膜内皮ジストロフィなどの角膜内皮疾患やぶどう膜炎、眼外傷の患者さん、長期コンタクトレンズ（contact lens；CL）装用者、白内障手術や硝子体手術、緑内障手術、角膜移植などの内眼手術前後などが挙げられます。

## 使用手順

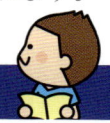

　スペキュラマイクロスコープには接触式と非接触式がありますが、本稿では現在主流の非接触式のスペキュラマイクロスコープの使用手順について示します。

手順❶ 患者さんの ID と氏名、性別、生年月日などを機器に入力しておきます。

手順❷ 患者さんの顎を顎台に乗せ、額を額当てに接触させます。このとき、患者さんの目の高さがアイレベルマーカーの高さに来るよう調節します。

手順❸ 患者さんに機器内の固視灯を見てもらいます。

手順❹ ジョイスティックを操作して被検眼の角膜中心がモニターの中心になる位置にヘッド部を移動させると、自動的にアライメントおよび角膜内皮撮影が行われます（手動でも可能です）。

手順❺ 角膜内皮撮影では、連続撮影により多数枚の内皮画像を取得し、その中で良

好と思われる画像を最大16枚ソフトウェアが自動選別し、データが内部メモリーに一時保存されます。

**手順 6** 撮影された内皮画像から1枚を選択し解析ボタンを押します。角膜内皮細胞の密度（CD）や形状（CVや6A）などが自動計算され、モニターに表示されます。

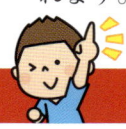

## ❗ 扱う際のポイント・注意点 ❗

　測定時に角膜反射が正円でない場合、涙液不足により角膜表面が乾燥している可能性が考えられるため、測定直前には瞬目を促してください。瞬目で改善しない場合は人工涙液の点眼後に撮影してみましょう。

　CLを装用している場合、撮影された画像が不鮮明となり解析結果に影響することがあります。可能な限りCLは外した状態で測定するようにしましょう。

## よくあるトラブルと対処法

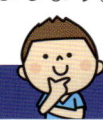

・基本的には自動解析が主流ですが、算出された検査結果は必ず確認するようにしましょう。特に撮影画像が不鮮明な場合は、複数の細胞が一つとしてカウントされてしまったり、細胞の輪郭線がずれていたりするなど、誤った解析結果が得られることがあります。解析結果に明らかな疑問を感じた場合は、マニュアル解析方法のセンター法（Core法）を用いましょう**（図1）**。センター法は各細胞の中心に検者がプロットを打ち、細胞中心点からの輪郭線を抽出することで解析を行う方法です。プロットは初めに選択した細胞から円を描くように周辺の細胞を選

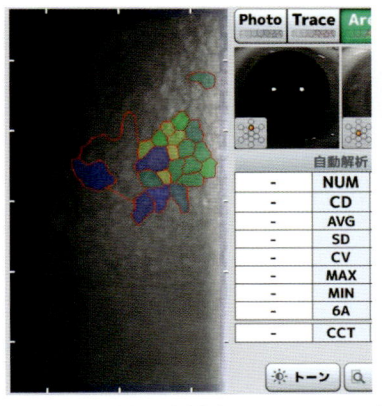
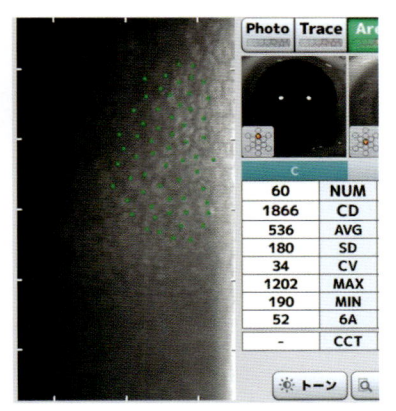

**図1**● 自動解析（左）とマニュアル解析（右）で解析結果が異なる症例

択していき中抜けのないように注意します。

・眼振や固視不良、瞬目の多い症例では自動測定が難しく、鮮明な画像を取得することが困難となる場合があります。その際はマニュアルモードを用いて、検者のタイミングで測定を行うことで対処します。

・角膜の中央部に混濁や浮腫、円錐角膜などの角膜形状異常がある場合は正面視での測定が困難なことがあります。その場合はマニュアルモードを用いるか、機器内の固視灯の位置を変更することで患者さんの視線をずらし、周辺部の角膜内皮細胞を測定可能か確認しましょう。特に円錐角膜症例では突出部位が中心から中心やや下方の場合が多いため、角膜上方を狙って撮影することで検査がスムーズにいくことが多いです。

● 引用・参考文献

1) 羽藤 晋. "スペキュラーマイクロスコピー". 眼科検査ガイド. 第3版. 飯田知弘ほか編. 東京, 文光堂, 2022, 370-373.
2) 島崎 潤. "角膜内皮検査". 視能検査学. 和田直子ほか編. 東京, 医学書院, 2018, 223-225, (視能学エキスパート).
3) 木下茂ほか. 角膜内皮障害の重症度分類. 日本眼科学会雑誌. 91, 2014, 81-83.

（野上豪志）

# 2 角膜形状解析装置

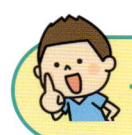

一言で表すと…　角膜の前後面と厚みを含めた形状を詳細に調べる機器

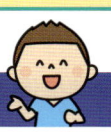

## 検査機器と各部位の紹介

測定画面

ジョイスティック

顎台調節ボタン

前眼部形状解析装置 TMS-5（トーメーコーポレーション）

## 検査結果例

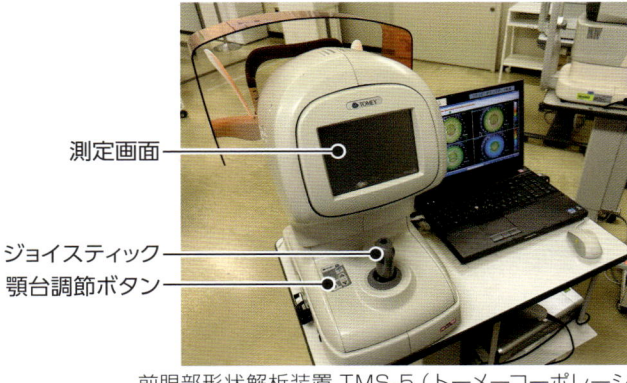

① 正常角膜（直乱視）症例

② 不正乱視（円錐角膜）症例

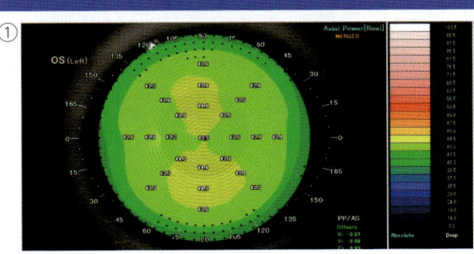

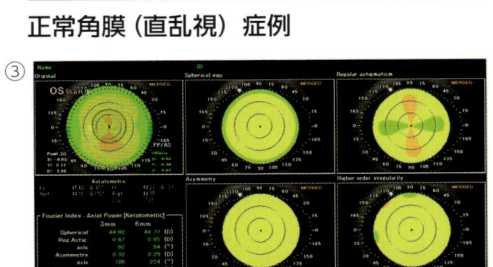

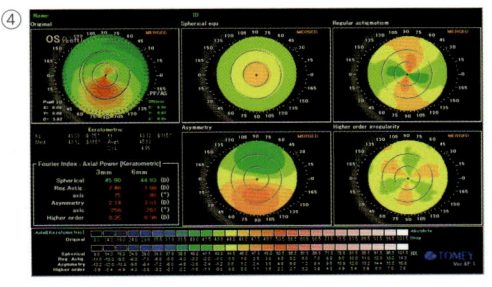

フーリエ解析結果画面（③正常角膜［直乱視］症例、④円錐角膜症例）

角膜トポグラフィにはさまざまなマップとスケールが存在しますが、基本はAxial map の Absolute scale で評価します。同じ角膜であってもマップの種類やスケールが異なればカラーマップの様相は大きく異なります。

　正常角膜（**検査結果例①**）の条件は Axial map の Absolute scale で、①同心円（乱視がない）もしくは対称性のよい（正乱視）蝶ネクタイパターンを示す、②全体のカラーバリエーションが3〜5色程度（角膜中央部は3色以内）で表示される、③周辺部ほど扁平（フラット）であり、局所的な急峻化や扁平化がないことです。

　**検査結果例②**は円錐角膜症例のカラーマップです。暖色で示された部分は角膜曲率半径が急峻（すなわち屈折力が強い）であることを示しています。さらに上下の屈折力分布の対称性が悪く不正乱視が強いことが分かります。

　角膜トポグラフィにおけるフーリエ解析では、角膜屈折力を成分ごとに抽出し、球面成分（0次成分）、非対称性成分（1次成分）、正乱視成分（2次成分）、不正乱視成分（3次成分以上）の定量が可能です。このうち眼鏡や眼内レンズで矯正可能な成分は球面成分と正乱視成分です。**検査結果例③**の正常角膜（直乱視）症例と比較して**検査結果例④**の円錐角膜症例では非対称性成分（1次成分）、不正乱視成分（3次成分以上）が異常値を示していることがわかります。

## 使用目的

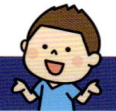

　角膜形状解析（角膜トポグラフィ）では角膜の曲率半径や角膜屈折力といった角膜形状の詳細を定量的に評価します。特に角膜形状異常を伴う角膜疾患の評価において有用となる検査です。また、白内障手術で用いられる眼内レンズ（intraocular lens；IOL）の度数計算を行う際の角膜前後面の情報を含めた角膜全乱視の評価やLASIK などの角膜屈折矯正手術の適応検査に用いられます[1]。

　角膜トポグラフィの測定原理はプラチド式、シャインプルーク式、光干渉式の3種類に大別されます[2]。

　プラチド式は角膜に同心円状のプラチドリングを投影することで得られたマイヤーリングから角膜前面の曲率半径を算出し、角膜の屈折力を算出しています。この原理で測定できるのは角膜前面のみですが、微細な角膜前面形状解析が可能な点がメリットです。デメリットとしては、角膜不正乱視やドライアイなどの症例では測定値がばらつきやすい点が挙げられます。

　シャインプルーク式は、スリット光を回転照射させることで得られた前眼部断面画像から角膜前後面の角膜形状を測定します。本原理は涙液の影響を受けにくく、角膜表面に不正がある症例でも測定が可能です。一方でスリット光を用いるため、

角膜混濁のある症例では角膜後面の信頼性が低下する場合があります。

　光干渉式は測定に組織深達度の高い長波長の近赤外光を用いています。光干渉の原理を用いて組織の位置情報を取得し、前眼部の断層像を鮮明に描写することが可能です。角膜混濁症例や円錐角膜などの強度角膜形状異常を伴う疾患においても信頼性の高い測定が可能です。角膜前後面だけでなく、角膜から水晶体後面までの解析が可能です。涙液の影響を受けにくい点も本原理の利点といえます。

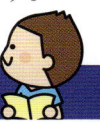

## 使用手順

　本稿ではプラチド式とシャインプルーク式を兼ね備えた前眼部形状解析装置 TMS-5 の使用手順について述べます。

**手順①** 患者さんの ID と氏名、性別、生年月日などを機器に入力しておきます。

**手順②** ジョイスティックを検者側に引いておきましょう。

**手順③** 患者さんの顎を顎台に乗せ、額を額当てに接触させます。この時、患者さんの目の高さがアイレベルマーカーの高さに来るよう調節します。

**手順④** 患者さんに機器内の固視灯を見てもらいます。

**手順⑤** プラチド式の原理を用いたリングトポモードを選択します。ジョイスティックを操作しながらアライメントを行い対象眼のマイヤー像を測定します。

**手順⑥** シャインプルーク式を用いたスリットスキャンモードを選択し同様にアライメントを行い、シャインプルーク画像を撮影します。リングトポモードとスリットスキャンモードはいずれも対象眼に照準を合わせると自動測定されます。対象眼の状態により自動測定されない場合はマニュアルモードにて測定を行ってください。

**手順⑦** リングトポモードの画像はマイヤー像のゆがみ、睫毛の影響などを考慮して最良の画像を選択します。スリットスキャンモードの画像も開瞼や睫毛の影響がないか確認してください。

## ⚠ 扱う際のポイント・注意点 ⚠

　検査中の固視ずれはそのまま検査結果に直結します。測定中は機器内の固視灯を注視するように患者さんに伝えましょう。疾患などにより固視灯が見えない場合は声掛けにより患者さんの視線を誘導しましょう。

　コンタクトレンズ（contact lens；CL）装用者の角膜形状は CL 装用中止直後では痕（corneal warpage）が残存しています。そのため、正確な角膜形状を測定す

るために、CL 装用中止期間を設ける必要があります。筆者らの調査では、ソフト CL 装用による corneal warpage が消失するまでの期間に個人差はあるものの、装用歴 10 年以内で最低 3 時間以上、装用歴 11 年以上で最低 10 日間以上を要する結果となりました。

　角膜形状解析検査の実施当日に接触系の検査（超音波 A モードや網膜電図〔ERG〕など）を行う場合は角膜形状への影響を考慮し、角膜形状解析検査を先に実施しましょう。

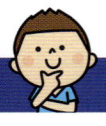

## よくあるトラブルと対処法

・角膜形状解析検査では広範囲の角膜形状を測定するため、患者さんには目を大きく開けるよう指示します。自力での開瞼では眼瞼や睫毛が測定範囲に写り込んでしまう場合は検者の指で開瞼します。この際、眼球を圧迫すると、角膜形状が変化し検査結果に影響（角膜乱視の変化）するため、眼球に圧迫が加わらないよう注意しながら眼瞼挙上をしましょう。また、検者 1 名で開瞼困難な場合は、2 名の検者で検査を行う（1 名は測定、もう 1 名は開瞼）と測定精度が向上します。
・角膜形状解析検査では患者さんの涙液の状態が検査結果に影響するため、測定直前に瞬目を促しましょう。瞬目のみでは涙液層が不安定な場合は、人工涙液を使用して検査を行いましょう。

### ● 引用・参考文献
1) 前田直之. "前眼部画像解析". 視能訓練士スキルアップーこれこそ座右の書ー. 大鹿哲郎. 東京, 文光堂, 2022, 112-115,（新篇 眼科プラクティス 6）.
2) 渡辺真矢ほか "角膜形状解析". 視能検査学. 和田直子ほか編. 東京, 医学書院, 2018, 88-93, 視能学エキスパート）.

（野上豪志）

# 3 前眼部 OCT

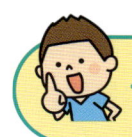

一言で表すと…**角膜前面から水晶体後面までの鮮明な画像を取得する機器**

## 検査機器と各部位の紹介

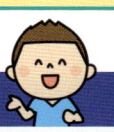

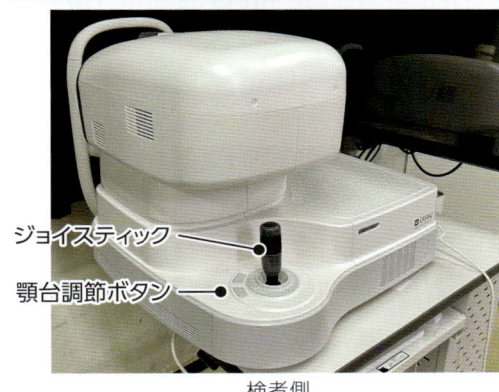

ジョイスティック
顎台調節ボタン

検者側

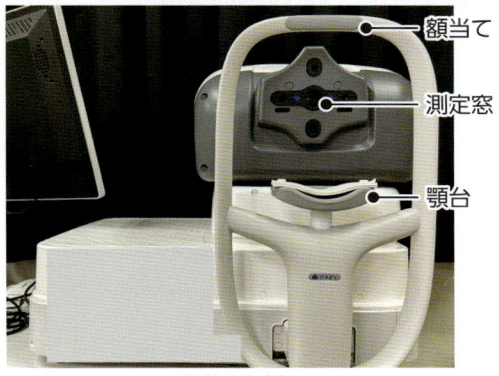

額当て
測定窓
顎台

患者さん側

前眼部 OCT CASIA2（トーメーコーポレーション）

## 検査結果例

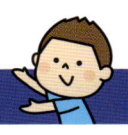

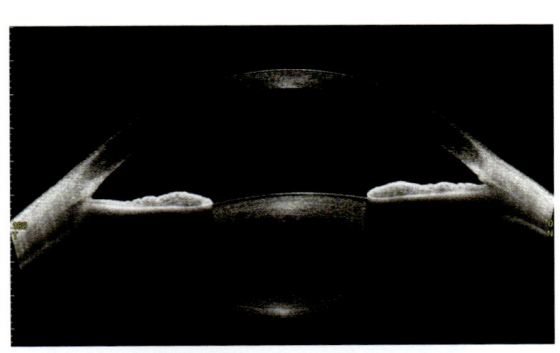

取得された前眼部断層写真の解析結果画面

　角膜や隅角、水晶体後面といった前眼部の明瞭な断層像が取得されていることがわかります。代表的なパラメータとして、CCT（中心角膜厚）やACD（前房深度）、LT（水晶体厚）、ATA（隅角間距離）、ACW（強膜岬間距離）、AOD（隅角開大度）などがあります。

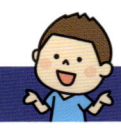

## 使用目的

　前眼部光干渉断層計（optical coherence tomography；OCT、以下、前眼部OCT）では光干渉の原理を用いて角膜前面から水晶体後面までの明瞭な断層像を取得することで前眼部の詳細な形態評価が可能です[1, 2]。ただし超音波を原理とするUBM（ultrasound biomicroscope）と異なり、前眼部OCTでは光の通らない虹彩より後方の断層像は描写されません。

　前眼部OCT CASIA2（トーメーコーポレーション）では、主に角膜形状解析、隅角や水晶体の形態評価が可能です。角膜形状解析の詳細については他項**（角膜形状解析装置→ p43〜46）**を参照してください。

①白内障手術前　②白内障手術後

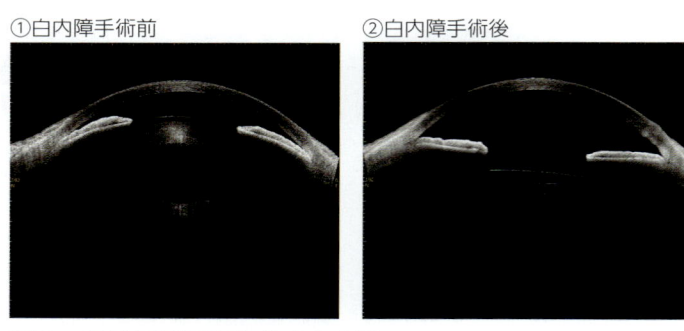

**図1 ● 急性原発閉塞隅角症の症例**

　**図1**は、急性原発閉塞隅角症の症例です。急性原発閉塞隅角症では相対的瞳孔ブロックのために眼圧が上昇してしまいます。『緑内障診療ガイドライン第5版[3]』によれば、水晶体摘出術（白内障手術）が治療の第1選択の一つとなっています。術後に瞳孔ブロックが解除され、隅角が開大していることがわかります。

　**図2**は後房型有水晶体眼内レンズであるICL（implantable collamer lens）挿入眼の断層像です。水晶体前面からICL後面までの距離（vault）は、前眼部OCTで計測可能であり、適正値は$500 \pm 250\,\mu\mathrm{m}$とされています[4]。CASIA2では術前の前眼部形状からICL手術後のvaultを予測するカリキュレータが搭載されています。

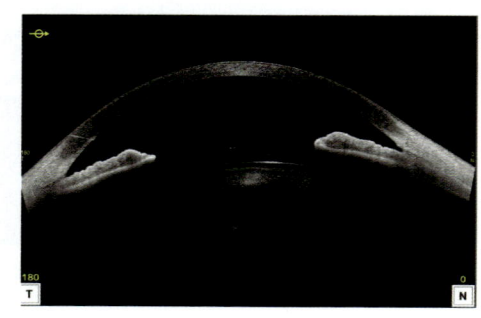

**図2 ● ICL挿入眼**

## 使用手順

本稿では前眼部 OCT CASIA2 の使用手順について述べます。

**手順①** 患者さんの ID と氏名、性別、生年月日などを機器に入力しておきます。

**手順②** 医師からのオーダーをもとに検査プロトコルを選択します。

**手順③** 患者さんの顎を顎台に乗せ、額を額当てに接触させます。このとき、患者さんの目の高さがアイレベルマーカーの高さに来るよう調節します。

**手順④** 患者さんに機器内の固視灯を見てもらいます。

**手順⑤** 前眼部正面画像と OCT 画像を確認しながらジョイスティックを操作し、測定位置へアライメントし、キャプチャボタンを押して撮影します。

**手順⑥** 測定された画像を確認し、データの保存や必要に応じて再測定を行います。

## ⚠ 扱う際のポイント・注意点 ⚠

検査中の固視ずれはそのまま検査結果に直結してしまいます。測定中は機器内の固視灯を注視するように患者さんに伝えましょう。疾患などにより固視灯が見えない場合は、声掛けにより患者さんの視線を誘導しましょう。

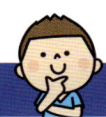

## よくあるトラブルと対処法

・前眼部 OCT では広範囲の角膜形状および隅角を含めた前眼部を測定するため、患者さんには目を大きく開けるよう指示します。自力での開瞼では眼瞼や睫毛が測定範囲に写り込んでしまう場合は、検者の指で開瞼します。**図3**のように開瞼が不十分な場合は、特に垂直方向の隅角の詳細が把握できなくなってしまいます。開瞼しても一度の測定で 360°の隅角を測定できない場合は、上方と下方に分けて測定することで対処しましょう。

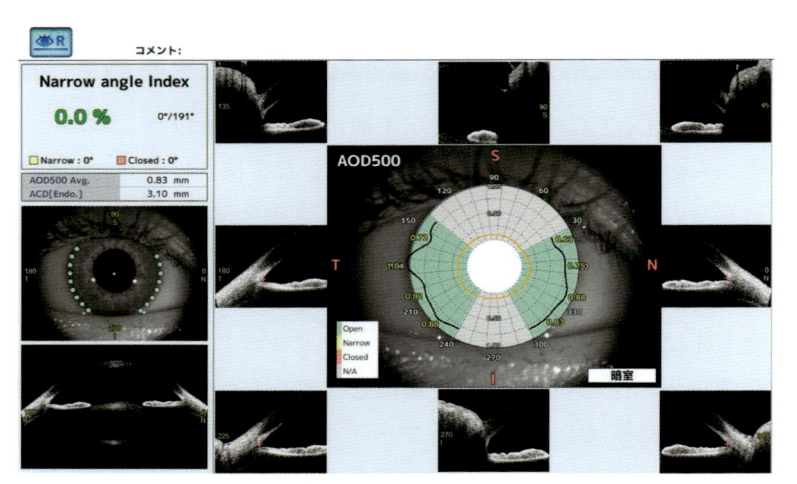

**図 3 ● 360°隅角解析において開瞼が不十分な状態**

・基本的には自動解析が主流ですが、角膜や隅角、水晶体、眼内レンズ（intraocular lends：IOL）などに対するトレースが適切かどうかを必ず確認しましょう。トレースが不適切な場合は解析結果に大きな影響がありますので、その際はマニュアルでトレースを調整しましょう。

### ● 引用・参考文献

1) 巻田修一. "測定原理". 前眼部画像診断 AtoZ OCT・角膜形状・波面収差の読み方. 前田直之ほか編. 東京, メジカルビュー社, 2016, 12-19.
2) 渡辺真矢ほか. "角膜形状解析". 視能検査学. 和田直子ほか編. 東京, 医学書院, 2018, 88-93, （眼科学エキスパート）.
3) 日本緑内障学会緑内障診療ガイドライン改訂委員会. 緑内障診療ガイドライン（第5版）. 日本眼科学会雑誌. 126（2）, 2022, 85-177.
4) Niu, L. et al. Visual outcomes of visian ICL implantation for high myopia in patients with shallow anterior chamber depth. BMC Ophthalmology 19, 2019, 121.

（野上豪志）

# 4

# ウェーブフロントアナライザー（波面収差解析装置）

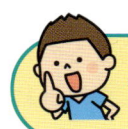

一言で表すと…**高次収差という眼球の詳細な光学性能と視覚の質を評価**

## 検査機器と各部位の紹介

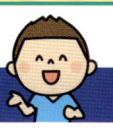

額当て

モニター

顎台

測定ボタン
ジョイスティック

顎台昇降ボタン

ウェーブフロントアナライザー（波面収差解析装置）KR-1W（トプコン）

## 検査結果例

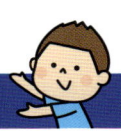

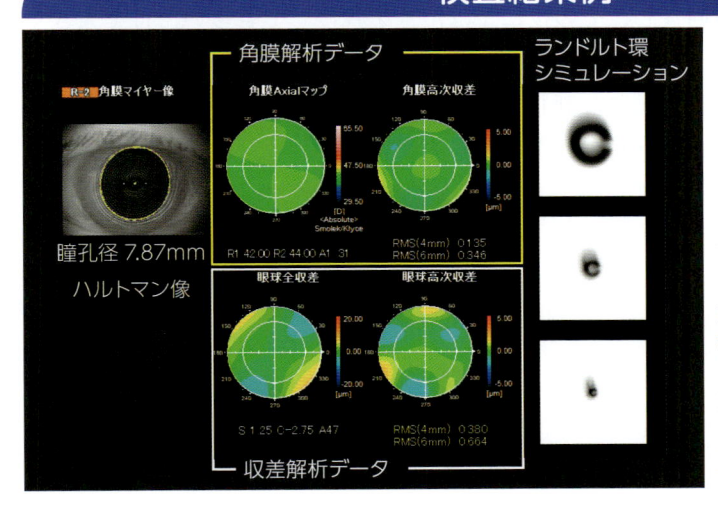

角膜解析データ
角膜マイヤー像
角膜Axialマップ　角膜高次収差
瞳孔径 7.87mm
ハルトマン像
眼球全収差　眼球高次収差
収差解析データ

ランドルト環シミュレーション

**角膜形状、収差測定解析結果（スクリーニングマルチマップ）例**

角膜および眼球全体の高次収差（特にコマ収差）が増加しており、ランドルト環のシミュレーションでも視覚の質が確認できる。

## 使用目的

　ウェーブフロントアナライザー（波面収差解析装置）は、眼球内を通過する光の波面を算出し、オートレフラクト・ケラトメータで計測する球面度数、円柱度数・軸（低次収差成分ともいわれます）、角膜曲率半径・屈折力、角膜乱視の評価だけでなく、高次収差という眼球のより詳細な光学性能を評価します。代表的なものには、球面収差やコマ収差、トレフォイル収差、そしてそれらすべてを含んだ解析結果である高次収差の総和があります。さらにゼルニケ多項式により、どの収差成分が変化しているか、より詳細に分析することができます。

　眼球全体の収差と角膜の収差を各々評価することが可能です。さらに画像シミュレーションを行うことで網膜に映る像の推定ができます。白内障や円錐角膜のような眼疾患の評価や、屈折矯正手術眼、眼内レンズ挿入眼などの視覚の質を評価します。視力がよいのに見えにくいといったときに有用です。

## 使用手順

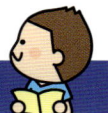

**手順 1** 測定機器、光学台のスイッチを入れます。

**手順 2** 患者さんを機器の前に誘導し、いすに座ってもらい、検査説明を行います。

**手順 3** アルコール綿で機器の消毒を行い、無理のない姿勢で顎台と額当てにしっかりと顔を乗せ、固定します。

**手順 4** リラックスして視標を固視してもらいます。

**手順 5** ジョイスティックで目の中心（アライメント）に機器の照準を合わせます。

**手順 6** 軽いまばたきを数回促し、その後にまばたきを我慢してもらい、目を大きく開けた状態で計測します。

**手順 7** 眼球収差、角膜形状の順に計測します。必要に応じて複数回計測します。

**手順 8** 左右眼を切り替えて、反対の目を計測します。

**手順 9** 顎台と額当てから顔を離します。

**手順 10** 結果を解析し、印刷します。

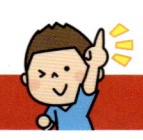

## ⚠ 扱う際のポイント・注意点 ⚠

　頭位や顔の固定、目を大きく開けること、固視標をしっかりと見ること、これらを怠ると大きな収差が発生したり、不正確な値になったりします。まばたきをしなければ涙液層が破綻し、コマ収差やトレフォイル収差などが大きくなります。

　検査の指示によりますが、散瞳薬を点眼し、瞳孔が散大した状態で計測することで、大きな瞳孔径下の評価が可能となります。計測の際は、患者さんの瞳孔径が収差計の解析する径よりも大きくなっている必要があります。

## よくあるトラブルと対処法

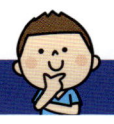

　いすに座る際や立ち上がる際、機器の一部をつかんだり、力をかけたりすると、患者さんの転倒や機器の転倒の原因になります。患者さんが座ったり、検査が終わって立ち上がったりするまで、患者さんの近くに立ち、しっかりと誘導することが大切です。

　ドライアイや角膜形状異常眼では涙液層の状態が悪くなりやすく、測定精度や再現性が低下します。多くの場合、収差が大きくなります。そのため、まばたきしてから計測までの時間を2〜3秒と短くしたり、人工涙液の点眼後に計測を行ったりします。その際は、計測時に点眼後である旨のメモを残しておくとよいでしょう。

　正確な計測ができていない場合に備えて、計測終了後に解析するのではなく、しっかり解析結果を確認した後に検査を終了させることが重要です。

（川守田拓志）

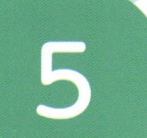

動画1〜4

# 5

# マルチファンクション・レフラクトメータ（MR-6000）

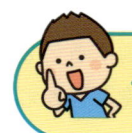
一言で表すと… 涙液層・角膜形状・屈折・眼圧が1台で！
検査の最前線、多機能オートレフ！

## 検査機器・器具と各部位の紹介

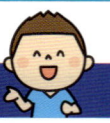

額当て
アイレベルマーカー
タッチパネル操作

ジョイスティック

顎台の上下調整ボタン

マルチファンクション・レフラクトメーター MR-6000（トーメーコーポレーション）

## 検査結果例

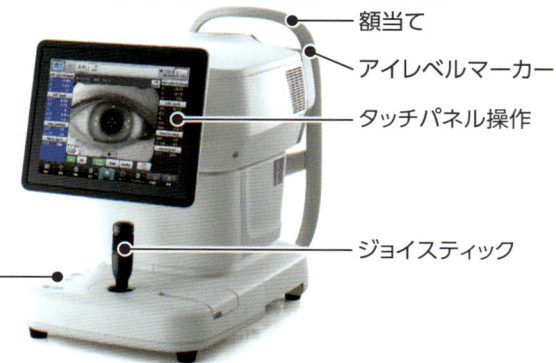

①正常な tear stability analysis system（TSAS）の ring breakup time（R-BUT）

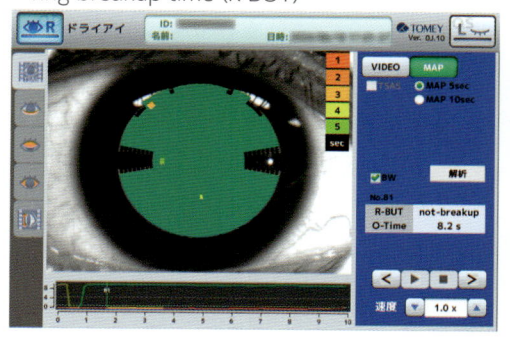

②ドライアイ疑い例

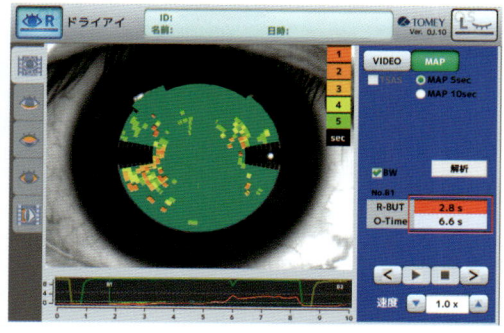

R-BUT が5秒以下であれば項目が赤色になる（赤色囲み部分）。

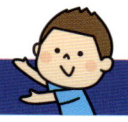

③マイボーム腺撮影の結果

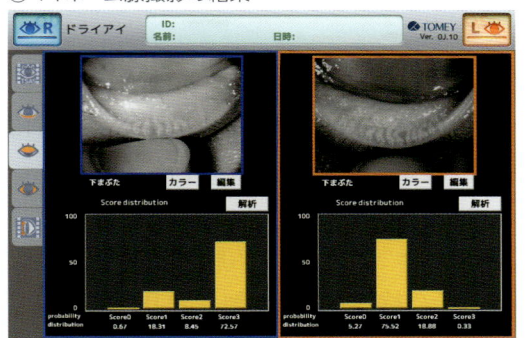

右眼は Score3、左眼は Score1 の可能
性が高いことが示されている。

## 検査機器の使用目的

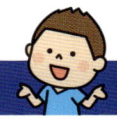

　本機器はオートレフケラトメータ（以下、レフケラ）、ノンコンタクトメータ（以下、ノンコン）、トポグラフィ、ドライアイ機能を持つマルチ機器です。患者さんが移動せずに一台の機器でこれらの検査を行うことができ、検査時間を短縮することが可能です。レフケラやノンコンの詳細についてはほかの章で解説されているため、本稿では省略しますが、本機器には特に優れた「クイックレフ」機能があるため紹介します。クイックレフは雲霧機能や予備測定を使用せずに、眼底から得られた画像の解析を行い、屈折異常を検出する機能です。この機能により、素早い測定が可能となり、固視が不安定な眼振の症例や小児に対して有効です（**動画 1**）。

　トポグラフィ機能はレフケラなどの測定後にモードを変えるだけで顔を乗せたまま簡単に測定することができます（**動画 2**）。

　ドライアイ機能には、TSAS（tear stability analysis system）、涙液メニスカス、マイボーム腺、充血度、まばたきの 5 つの評価機能があります。このうち 2 つの機能を紹介します。

### TSAS

　TSAS は、角膜トポグラフィで用いられている投影型マイヤーリングの涙液層の不均一により歪みや滲みが生じる特性を活かし、涙液層の乱れを経時的に捉え、安定性を評価する機能です。角膜上に 1.38〜8mm の範囲で 16 本のマイヤーリングを投影します。まばたき後に自己開瞼を促し、瞼裂幅が 8mm 以上になると自動で測定開始ポイントを決定し解析を行います。まばたきをできるだけ我慢してもらい、涙液層の乱れ方を経時的に測定し、乱れ方が閾値を超えると break point として決定します（**動画 3**）。正常であれば、測定中の涙液層は安定しているので ring breakup time（R-BUT）は not-breakup と表記されます（**検査結果例①**）。R-BUT が 5 秒以

下だと数値が赤色に反転し、「ドライアイ疑い」と教えてくれます（**検査結果例②**）。

### マイボーム腺撮影

　マイボーム腺から分泌される脂質は涙液層の最表面に分布し、水分蒸発抑制と涙液層の安定に寄与しています。マイボーム腺の開口部は上方に 30〜40 カ所、下方に 20〜30 カ所あります[1]。マイボーム腺の異常を観察する際には、開口部を観察するだけでなく、赤外光を用いて脂質成分であるマイバムの自発蛍光を観察することで、マイボーム腺の形態観察ができるようになりました[2]。マイボーム腺の形態観察には、通常は特殊な機器が必要ですが、本機器にはその機能が搭載されており、下眼瞼であれば、視能訓練士でも患者さんに無理なく測定することが可能です（**動画 4**）。

　**検査結果例③**はマイボーム腺の脱落が認められる症例です。目視でも右眼よりも左眼の方が脱落が少ないことがわかります。また、AI による自動判定もあり、補助として使用することができます。

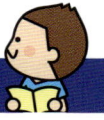

## 使用手順

**手順 ❶** 患者さんにいすに座ってもらい、機器と顎台を調整します。
**手順 ❷** レフケラとノンコン機能にて測定します。

　乱視が強い場合やケラト測定時にマイヤーリングの不正が認められる場合は、角膜形状解析を追加します。問診時にドライアイが疑われる場合は、ドライアイ機能である TSAS やマイボーム腺撮影を加えることで、診察室での補助になると考えられます。

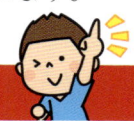

## ！ 扱う際のポイント・注意点 ！

　本機器は多機能であり、多岐にわたる症例に対応できます。一方で、多機能を使用することで一人の患者さんで機器を占有してしまい、外来の流れが止まることがあります。外来の流れを止めないようにするためには、レフケラ、ノンコン機能にて測定した後に一度視力検査を実施し、その後にほかの機能にて測定するなどの工夫が必要です。また、測定を一度に行い、後で解析をするなどの方法も考えられます。

● 引用・参考文献
1）天野史郎ほか. マイボーム腺機能不全診療ガイドライン. 日本眼科学会雑誌. 127（2）, 2023, 109-228.
2）有田玲子.【前眼部検査のコツ教えます。】マイボグラフィ. 臨床眼科. 75（2）, 2021, 190-196.

（高橋慎也）

# 6-1

# 細隙灯顕微鏡

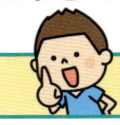

**一言で表すと…前眼部疾患の診断に重要な機器**

## 検査機器と各部位の紹介

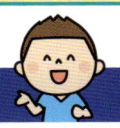

スリット長さ調整ノブ：スリットの長さ、スリット回転、色などをコントロールする

プリズムボックス：検者がここからのぞき観察する

変倍ノブ：倍率を変更する。特定の波長の光を通すためのフィルタが内蔵されている

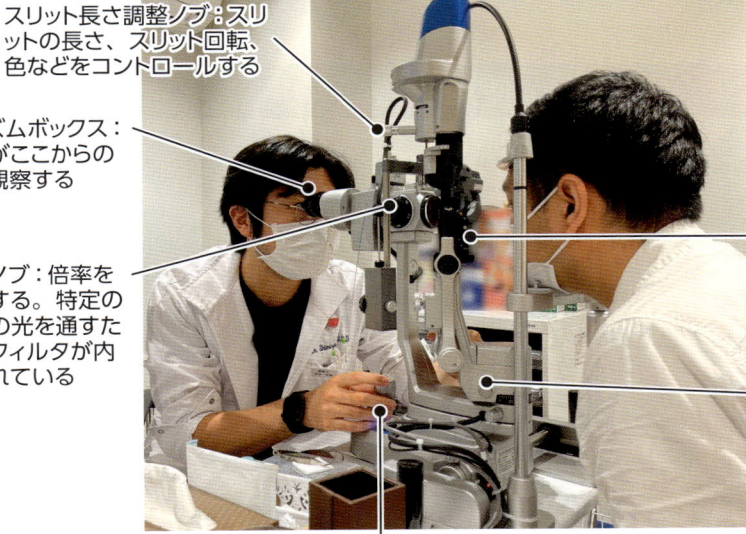

調光ノブ：LEDやハロゲンランプの明るさを調整する

スリット幅調整ノブ：細隙の幅や角度を調整し、観察対象に応じて光の形状を調節する

ジョイスティック：スリット光をコントロールする

## 検査結果例

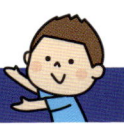

①感染性角膜炎症例

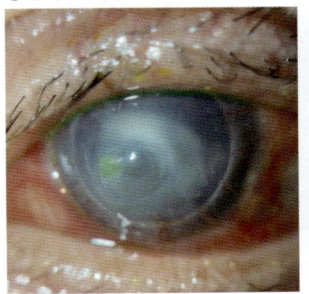

②フルオレセイン染色

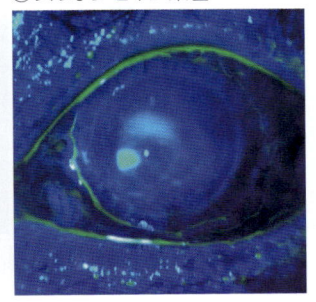

①は、角膜移植後の目において発症した感染性角膜炎の症例の前眼部画像である。移植された角膜グラフトに全周性の角膜混濁が認められ、結膜充血も認められる。②は、同症例に0.5%フルオレセインを点眼し、青色光で観察したものである。フルオレセイン染色により、角膜潰瘍が蛍光緑色に可視化されている。

検査編

4章

前眼部検査

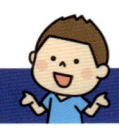

## 使用目的

　おもに目の前眼部の構造を詳細に観察するための機器です。眼瞼、角膜、前房、虹彩、水晶体、前部硝子体の観察が可能であり、細隙灯顕微鏡を使用することで、多くの眼疾患の診断が可能となります。また、眼外傷後の前房出血や角結膜異物の確認、全身疾患に起因する眼科疾患（例：ドライアイ・白内障など）を調べるためにも使用されます。眼科医にとっては、内科の医師が聴診器を使用するのと同じように、身近な診察ツールです。

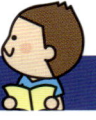

## 使用手順

**手順 ①** **準備**：患者さんに眼鏡やコンタクトレンズを外した上で、検査台に座ってもらいます。

**手順 ②** **アジャスト**：検者は患者さんの目の高さや、頭部の位置、頭の大きさ、姿勢などに合わせて、細隙灯顕微鏡の高さを調整します。

**手順 ③** **頭部の固定**：患者さんの顎を顎台に乗せ、額をストラップに押し当てて頭部を固定します。

**手順 ④** **照明と観察**：細隙灯の光を目に向け、顕微鏡を通して目の構造を観察します。この際、光の当て方や、強さ、角度などに応じて、さまざまな種類の診察が可能となります。必要に応じて、フルオレセイン染色を行います（**図 - ③**）。

**手順 ⑤** **散瞳検査**：点眼薬を使用して瞳孔を開き、水晶体の詳細な観察や、前置レンズを用いた眼底の観察も可能となります。

**手順 ⑥** **記録**：一部の細隙灯顕微鏡には、CCD カメラが外付けされているため、画像を記録し、診療補助や記録に用います。

①スリット光

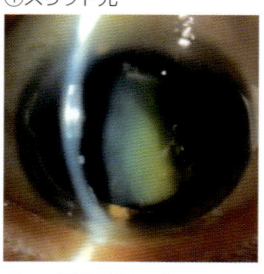

②拡散光

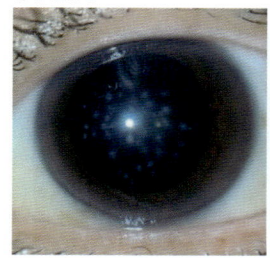

③フルオレセイン染色下

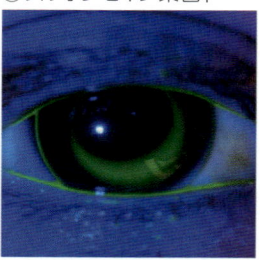

**図 ● 前眼部画像**

①は、スリット光での撮影。水晶体核が混濁しており、白内障の症例である。②は、拡散光で観察した症例。角膜に楕円形の混濁が散在しており、顆粒状角膜変性症の症例。③は、オルソケラトロジーのフィッティング。0.5%フルオレセインを点眼し、青色光で観察したものである。

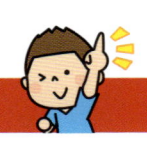

## ⚠ 扱う際のポイント・注意点 ⚠

**視度の調整**：プリズムボックスは視度の調整が必須です。

**照明の調整**：観察したい部位や所見に応じて、スリットの幅や角度を調整します。

**頭部の固定**：患者さんの頭部がしっかりと固定されていることと患者さんに正面を向かせることが重要です。

患者さんが触れる部位の器具は感染予防のため患者さんごとにアルコールなどで消毒を行います。特に、流行性角結膜炎などの接触感染の恐れがある感染症の場合、細隙灯顕微鏡を用いた診察で感染することがあります。

フルオレセインなどの染色液を使用する際は、患者さんにアレルギーがないかを確認します。

## よくあるトラブルと対処法

### 焦点が合わない・像が不鮮明

- 指などに照明を当て、細隙灯の位置を確認します。光源の明るさを適切に設定します。顕微鏡の焦点や光源の角度を再調整し、クリアな観察ができるようにします。
- 顕微鏡のレンズを清掃し、適切な焦点距離に調整します。また、スリットランプの位置を微調整します。

### 光源が点灯しない

- 電源コードの接続や電球の状態を確認します。LED照明でない場合、電球の交換が必須となる場合があります。

### 患者さんが目を開けていられない、閉瞼する

- 検者の指を用いて開瞼します。どうしても閉瞼してしまう症例に対しては、点眼麻酔を使用したのちに開瞼器を使用して強制的に開瞼します。

（清水映輔）

検査編

4章

前眼部検査

# 6-2

# Smart Eye Camera

一言で表すと… スマホで誰でもどこでも前眼部の
検査と遠隔診療が可能

## 検査機器と各部位の紹介

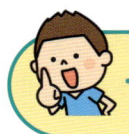

① レンズ

ベースメント

スリット
パーツ

ブルー
フィルター

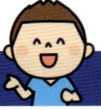

Smart Eye Camera (OUI Inc.)

　Smart Eye Camera（SEC）は、OUI Inc.（ウイインク）が開発したスマートフォンに3Dプリンタで作成したアタッチメントを取り付けるだけで既存の細隙灯顕微鏡と同等の診断が可能となる眼科の医療機器です[1~5]。SECは、スマートフォンの光源とカメラを利用して眼の前眼部の観察が可能です**（写真①）**。

　また、画像ファイリング機能が付いており、撮影した動画はクラウドにアップロードされ、PCやタブレットからも確認ができるため、遠隔診療が可能です**（写真②）**。

## 使用目的

　小児の前眼部検査やオルソケラトロジー、コンタクトレンズのフィッティング検査[6]**（図1）**、離島やへき地医療、在宅医療[7]**（図2）**、人間ドックや企業検診などで使用が可能です。

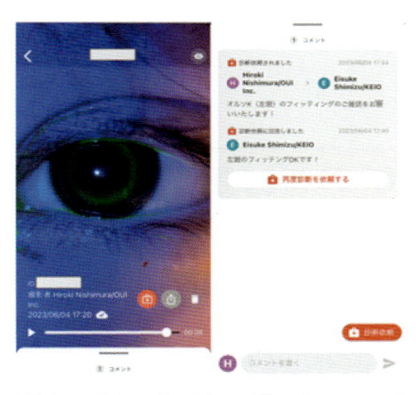

図1 ● オルソケラトロジーのフィッティング検査およびチェック

図2 ● 在宅医療現場での使用

## 使用手順

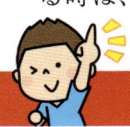

**手順 ①** 患者さんの目から 4cm 離したところから撮影をします（スリットはまぶたに接触しても問題ありません）。

**手順 ②** スリット光での撮影の場合、光が角膜の中央に当たるように撮影します。

**手順 ③** 左眼を診察する際は、左手で iPhone を下から持ち、右手を SEC に被せて、患者さんの顔を少し押さえるようにするときれいに撮れます（右眼を診察する時は、右手で iPhone を下から持ち、左手を被せる）。

## ⚠ 扱う際のポイント・注意点 ⚠

デバイスをなるべく患者さんの目に近づけることと、パーツのズレが生じていないか確認することが重要です。

### ● 引用・参考文献

1）Shimizu, E. et al. "Smart Eye Camera"：An innovative technique to evaluate tear film breakup time in the murine dry eye disease model. PLoS One. 14, 2019, e0215130.
2）Yazu, H. et al. Evaluation of Nuclear Cataract with Smartphone-Attachable Slit-Lamp Device. Diagnostics. 10, 2020, 576.
3）Shimizu, E. et al. Smart Eye Camera：A validation study for evaluating the tear film breakup time in dry eye disease patients. Transl Vis Sci Technol. 10, 2021, 28.
4）Yazu, H. et al. Clinical Observation of Allergic Conjunctival Diseases with Portable and Recordable Slit-Lamp Device. Diagnostics. 11, 2021, 535.
5）Shimizu, E. et al. A Study Validating the Estimation of Anterior Chamber Depth and Iridocorneal Angle with Portable and Non-Portable Slit-Lamp Microscopy. Sensors. 21, 2021, 1436.
6）西村裕樹ほか. スマートフォン細隙灯顕微鏡を用い，オルソケラトロジーのフィッテングに成功した一例. 日本コンタクトレンズ学会誌. 2024.
7）西村裕樹ほか. 往診にて交通外傷後の重症ドライアイに対して血清点眼の効果が認められた一例. 臨床眼科. 78（9），2024.

（西村裕樹）

# 1 ハンフリー視野計

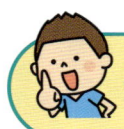

一言で表すと…**主に中心10〜30°の視野を静的に測定する機器**

## 検査機器と各部位の紹介

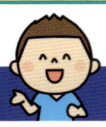

操作パネル

額当て
レンズホルダー
顎台

顎台調整ボタン
応答スイッチ

ハンフリーフィールドアナライザーHFA Ⅲ（カールツァイスメディテック）

## 検査結果例

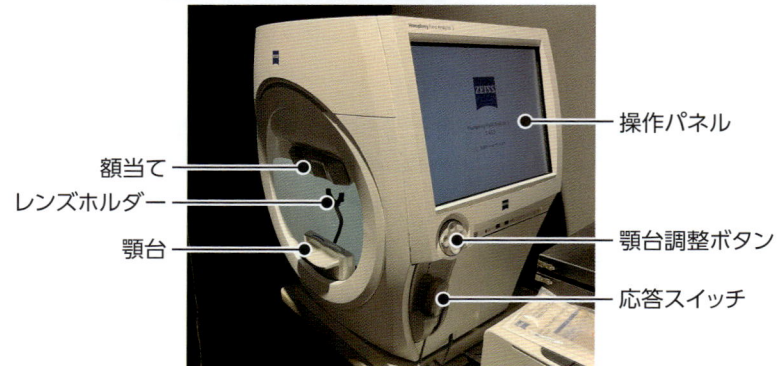

信頼値
④
グレースケールと実測値

②
トータル偏差

③

⑤
グローバルインデックス

パターン偏差

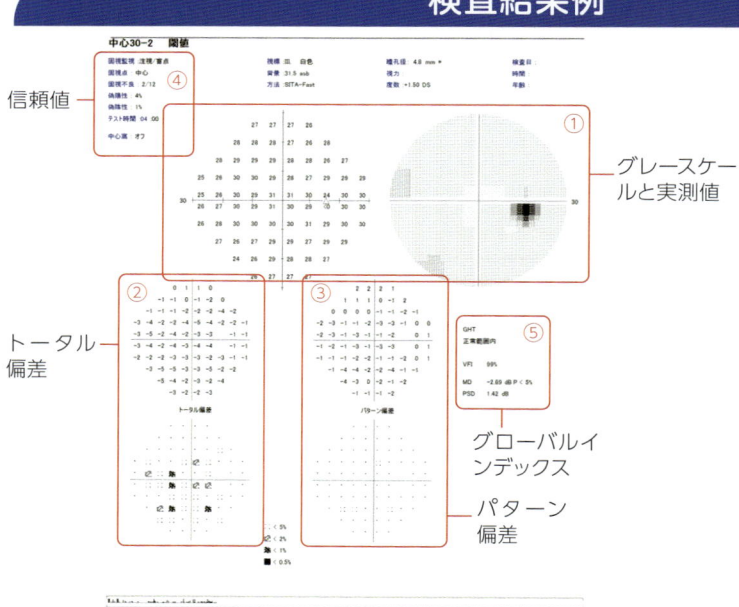

①グレースケールとは実測値をもとに5dBごとのグレートーンシンボルを表示したもので、視野の全体像を直観的に把握しやすく表示したものです。しかし予測値であるために実際の視野とは異なる場合があり、目安として捉える必要があります。

②実測閾値から年齢に応じて補正した正常値データを引いた値で、年齢別正常値と比べて感度が高いのか、低いのかを表しています。またその値が正常範囲内であるかを下部に確率プロットとして示しています。

③トータル偏差から白内障や縮瞳による感度低下や偽陽性反応による感度上昇などを取り除くために視野全体の感度の高さを補正することで、局所的な視野障害を明確に表示したものです。下部には正常範囲内であるかの確率プロットが表示されます。このパターン偏差はMD値が-20dBを下回ると表示されなくなっています。

④固視不良や偽陰性、偽陽性の割合が表示されています。それぞれ固視不良は20％未満、偽陰性は15％未満、偽陽性は33％未満で信頼値があると判断されます。

⑤MD値やPSD値など視野を評価するうえで重要な値が表示されています。MD値はトータル偏差の平均値を数値で表示したもので、感度がどのように変化してきているか経時変化を評価することに有用です。マイナス値ほど感度が悪いことを示し白内障手術後に改善することがあります。また、PSD値は年齢補正された正常値から視野全体の閾値のバラつきがどの程度あるかを数値で表示したもので、局所性の異常を敏感に検出しプラス値ほど局所的な視野異常が進行していることを示します。

その他にも緑内障性視野異常を判定するGHTやパターン偏差をもとに残存視野機能率を算出しているVFIなどが表示されています。

## 使用目的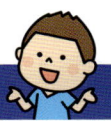

中心10〜30°内の視野の中で、決められた測定点に明るさの違う視標を呈示することで対応する箇所の網膜光感度を測定します。視野異常をひき起こす疾患の中でも特に緑内障の早期発見・診断・経過観察に用いられます。

また、両眼開放エスターマンテストと10-2プログラムを利用することで、身体障害者程度等級における視野等級判定に用いることが可能です。

## 使用手順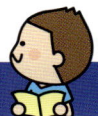

**手順 ①　測定プログラム・検査眼を選択し、患者情報を入力する**

トータル偏差など年齢補正を行う解析もあるため必ず生年月日を入力します。また、この時に年齢に応じて必要な近見加入をした矯正レンズを用意しレンズホルダーにセットします（**表**）。

**手順❷ 光学台・顎台の高さを調整し、「検査中は両眼を開けてもらうこと」「自然な瞬目をしてよいこと」などの必要な説明事項を伝える**

説明が終わったら検査しない方の目をアイパッチにて遮閉し、必要に応じて眼瞼挙上を行い検査開始の準備をします。

表 ● 年齢に応じた必要加入度数の目安

| 年齢 | 必要加入度数 |
|---|---|
| 40 歳代 | +1.00D |
| 50 歳代 | +2.00D |
| 60 歳代 | +3.00D |
| IOL 眼 | +3.00D |

**手順❸ 中心窩閾値とゲイズトラックを設定する**

正面下方の4つのオレンジ色の点の中心に光るいろいろな明るさの白い光が認識できるたびに応答スイッチを押してもらい中心窩閾値を測定します。その後、中心1点のオレンジの光をしばらく固視してもらい、ゲイズトラックを設定します。中心窩閾値測定は検査の練習にもなり、ゲイズトラックは検査の信頼係数にも繋がるため、この設定は重要です。

**手順❹ 検査開始**

「中心のオレンジの点を見ているときに、その周りでいろんな明るさの白色の光が見えます。見えるたびに応答ボタンを押してください」などの説明を行い、理解度や固視の状態、集中力などに注意しながら検査を進めます。

**手順❺ 検査終了**

結果をプリントアウトもしくは電子カルテなどに送ります。

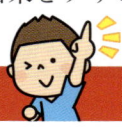

## ❗ 扱う際のポイント・注意点 ❗

測定時に「額が外れてしまっている」「まぶたが瞳孔にかかっている」「頂点間距離が離れている」などの検査条件が結果にアーチファクトとして影響を与えてしまいます。また、適切なレンズ選択がされていない場合も全体的な感度低下として結果に影響してしまうため注意が必要です。検査条件は問題ないにもかかわらず、毎回の結果に差が出るなどデータが不安定な場合は、ドライアイや流涙などが影響していることがあります。検査中は適度に瞬目を促すこともポイントです。

### ● 引用・参考文献

1) 高田園子. "静的視野検査". 理解を深めよう視野検査. 松本長太監. 第1版補訂版. 東京, 金原出版, 2009, 34-45.
2) 中野匡. "Humphrey視野計". 眼科検査ガイド. 第2版. 根本昭監. 東京, 文光堂, 2016, 255-256.
3) 松本長太. "視野の測定方法". 視野検査とその評価. 松本長太編. 東京, 中山書店, 2015, 32-45, (専門医のための眼科診療クオリファイ, 27).
4) 奥山幸子. "測定結果の信頼性／測定結果に影響を及ぼす諸因子". 前掲書3), 57-65.
5) 平澤一法ほか. "静的視野検査". 視能訓練士スキルアップ：これこそ座右の書. 大鹿哲郎監. 東京, 文光堂, 2022, 43-47, (新篇眼科プラクティス, 6).

（篠原祐樹）

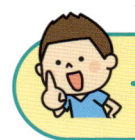

# 2 ゴールドマン視野計

一言で表すと… **明るさやサイズの違う光で動的に視野を測定する**

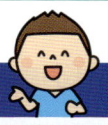

## 検査機器と各部位の紹介

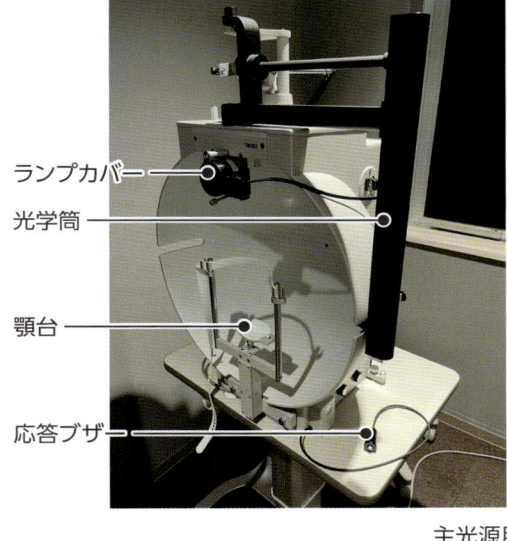
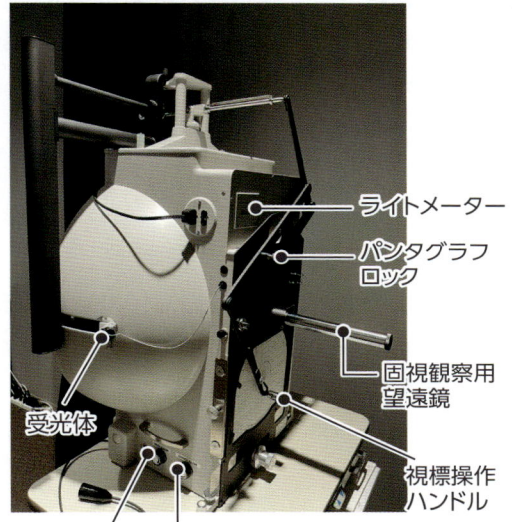

ランプカバー
光学筒
顎台
応答ブザー
ライトメーター
パンタグラフロック
固視観察用望遠鏡
視標操作ハンドル
受光体
主光源用スライダック　チャート照明用スライダック

プロジェクションペリメーター（タカギセイコー）

## 検査結果例

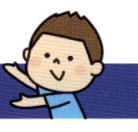

### 1　正常

　鼻側約 60°、耳側約 100°、上方約 60°、下方約 75° が一般的な片眼視野の正常値です。

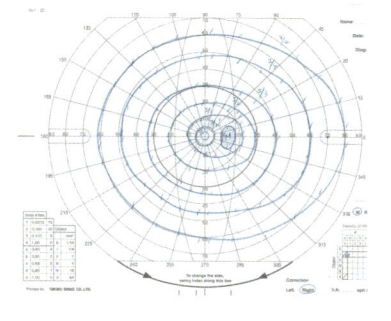

## 2　中心暗点

　主に視神経炎や黄斑変性症でみられる視野異常
です。

## 3　水平性の異常

　主に緑内障でみられる結果で、鼻側階段やブエ
ルム暗点など、水平経線を境界として上下で感度
の差がでてくる視野異常です。

## 4　垂直性の異常

　主に脳病変による視路障害で見られる半盲変化
で、垂直経線を境界として耳側と鼻側で感度に差
が出てくる視野異常です。

## 5　輪状暗点

　主に網膜色素変性症で見られる視野異常です。
輪状暗点は主に 30〜60° 付近で検出されます。

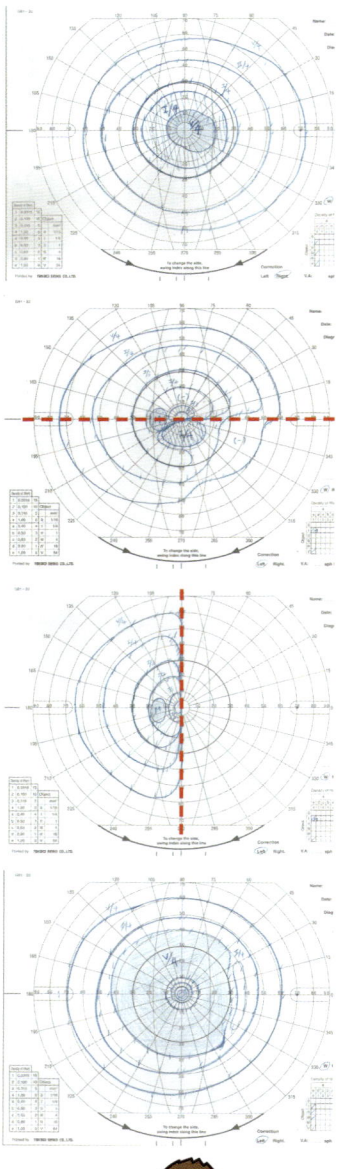

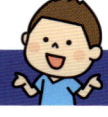

## 使用目的

　背景輝度を固定した状態でさまざまな輝度の視標を動かし等感度曲線（イソプタ
ー）を求める検査です。周辺部を含めた視野全体の評価ができるため、網膜色素変
性症などの網膜疾患、脳病変などの中枢性疾患、視神経疾患、また中期以降の緑内
障などに用いられます。また、ロービジョンケアにおける周辺残存視野の評価や小
児や心因性視覚障害に対する検査にも用いられます。

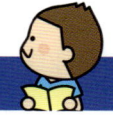

## 使用手順

### 手順1 機器の設定をする

　最大視標輝度を 1,000asb に背景輝度を 31.5asb に調整（キャリブレーション）し、水準器が水平に設置されているか確認します（検査毎ではなく、毎日検査が始まるまでに確認することで問題ありません）。

### 手順2 検査の説明をする

　「1 カ所を見ているときにどのくらい周りの光を感じられるかを検査します」などの声掛けで検査の目的を説明します。続けて「検査中は正面の黒い丸の中を見続け、周りから動いてくる光が視界に入ったらボタンを押してください」などの声掛けで検査の方法を説明します。検査への理解が得られるような声掛けやコミュニケーションがスムーズな検査に繋がります。

### 手順3 光学台・顎台の高さを調整し、片眼遮閉と眼瞼挙上を行う

　光学台は無理のない姿勢になるよう高さを調整し、「片眼遮閉をしても検査時は両眼を開けていてほしいこと」「瞬目は自然にして構わないこと」を説明します。検査眼のまぶたが瞳孔にかかっている場合や、瞳孔にかかりそうな場合も眼瞼挙上を行います。

### 手順4 測定開始

　一般的には V／4e → I／4e → I／3e → I／2e → I／1e の順で視標を出し、I／1e を出した後も認識できる最小感度までイソプターを測定します。このとき 30°以内の視野を測定する際には近見矯正レンズを使用して検査を行います。視標は患者さんの見えないところから中心に向かって求心性に動かし、周辺視野では 5°／秒の速さで、中心視野では 3°／秒の速さで測定します。このとき垂直・水平経線はそれぞれ経線を挟むように動かし、イソプター同士の幅が広くなる場合は中間イソプターを測定します。

　暗点が予測される場合は、予測箇所を囲むイソプターの視標で暗点の有無を確認（スポットチェック）し、暗点があるようであれば暗点の中心と思われる箇所から遠心性に視標を動かして暗点の広さを確認し、暗点内で最も感度の高い視標を呈示することで暗点の深さを調べます。

　マリオット盲点の測定では、I／4e と盲点を囲む最小のイソプターの視標で検出します。マリオット盲点のサイズには個人差があり、通常であればマリオット盲点の中心は耳側 15°、下方 3°の箇所に検出できます。

### 手順5 測定終了と結果を記載する

　測定していないところがないか確認をして検査を終了し、検査結果のイソプター

を線で結んでいき結果を完成させます。

　その際に固視の状態や眼瞼挙上の有無、使用レンズなどの情報も記載しておきます（**図**）。

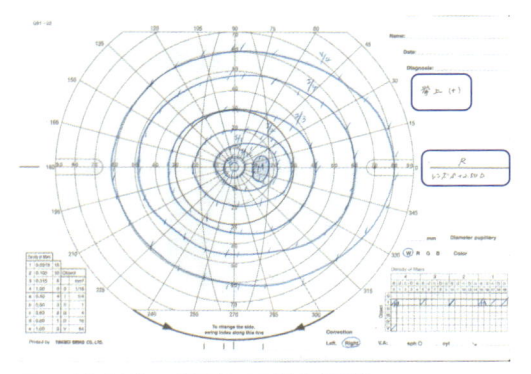

**図●検査時の必要な情報を記載（青色囲み部分）**

## ❗ 扱う際のポイント・注意点 ❗

　実際よりも視野を狭く測定しないよう視標は見えないところから出し、患者さんに視標位置を予測されないようランダムな方向から一定の速度で視標を動かします。

## よくあるトラブルと対処法

　疾患ごとの視野障害の形がわかっていることで先入観が強くなってしまうことや、患者さんの集中力低下などによる反応の曖昧さが出てくると、検者が無意識のうちに異常視野を作ってしまう場合があります。患者さんの反応を見て適切なコミュニケーションをとりながら検査を進めることが大切です。

● 引用・参考文献
1）石井裕子. “動的視野検査”. 理解を深めよう視野検査. 松本長太監. 第 1 版補訂版. 東京, 金原出版, 2009, 23-30.
2）鈴木弘子. “疾患別にみた Goldmann 視野計による検査の進め方”. 前掲書 1）, 82-122.
3）若松暁美. “Goldmann 視野計”. 眼科検査ガイド. 第 2 版. 根本昭監. 東京, 文光堂, 2016, 250-254.
4）橋本茂樹. “Goldmann 視野計”. 視野検査とその評価. 松本長太編, 東京, 中山書店, 2015, 20-24, （専門医のための眼科診療クオリファイ, 27）.
5）橋本茂樹. “CQ Goldmann 視野計の臨床における利点, 問題点について教えてください”. 前掲書 4）, 28-29.
6）奥山幸子. “視野障害のパターンと原因疾患の鑑別”. 前掲書 4）, 130-133.
7）小林昭子ほか. “動的視野検査”. 視能訓練士スキルアップ：これこそ座右の書. 大鹿哲郎監. 東京, 文光堂, 2022, 39-42, （新編眼科プラクティス 6）.

（篠原祐樹）

# 3

# 視機能評価機（imo vifa®）

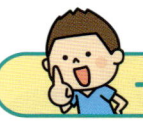

一言で表すと…両眼開放で視野検査が可能な機器

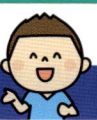

## 検査機器と各部位の紹介

操作パネル ──

顔当て

レンズ矯正設定ダイアル

顎台調整ボタン ──

応答ボタン

imo vifa®（クリュートメディカルシステムズ）

5章

視野検査

## 検査結果例

①〜④までは**5章①ハン
フリー視野計**（→ p62〜63）
と同じです。

⑤ **Defect curve** トータ
ル偏差を大きい順に並べて
グラフ化したものが表示さ
れます。5、50、95パーセ
ンタイルの線も表示されて
おり、正常眼の目安と比較
することが可能です。

⑥**グローバルインデックス**

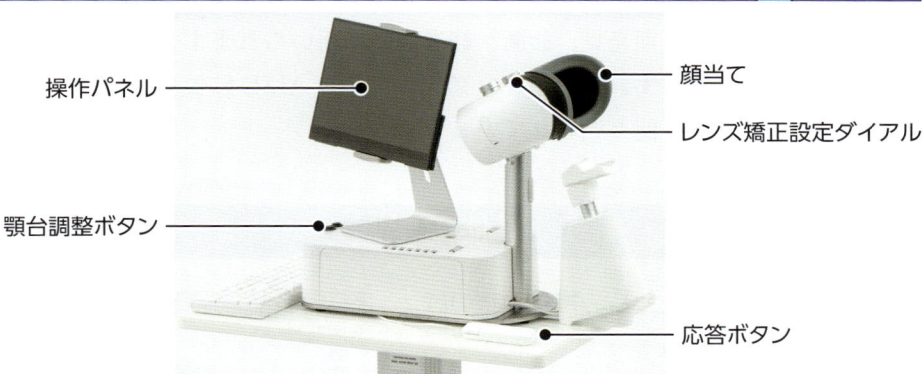

信頼値 ──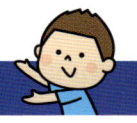

閾値プロットと
グレースケール

トータル
偏差

パターン
偏差

Defect
curve

グローバル
インデックス

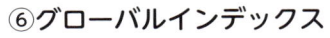

年齢別正常眼データから視野全体の平均感度低下量を表す MD 値や、年齢補正さ
れた正常眼データから視野全体の閾値のばらつきがどの程度あるかを表した PSD
値といった、視野を評価する上で重要な値が表示されています。MD 値ではマイナ

ス値ほど感度が悪いことを示し白内障手術後に改善することがあり、PSD値ではプラス値ほど局所的な視野異常が進行していることを示します。またこのグローバルインデックスでは、残存視野機能率を算出しているVFIも表示されています。

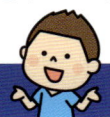

## 使用目的

中心10〜30°内の視野の中で、決められた測定点に明るさの違う視標を呈示することで、対応する網膜の光感度を測定できます。視野異常をひき起こす疾患の中でも、特に緑内障の早期発見、診断、経過観察に用いられます。明室で両眼開放した状態で検査ができます。独自のプログラムであるAIZEにより比較的短時間で視野を測定することが可能といわれています。

## 使用手順

**手順①** 患者情報を入力し、視野検査の詳細を設定する

トータル偏差など年齢補正を行う解析もあるため必ず生年月日を入力します。

**手順②** 矯正度数の設定を行う

検査設定を終えると、矯正ダイヤル設定とレンズ装着の画面が出てきます。表示された通りに矯正ダイヤルを回し、必要な専用レンズを装着します**（図1）**。

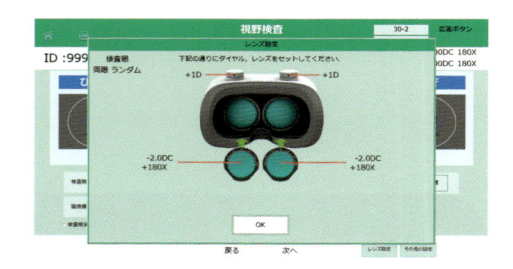

**図1● モニター画面①**
事前に患者さんの屈折度数を入力することで、操作画面に必要なダイヤル設定とレンズが表示される。

**手順③** 光学台・顎台の高さを調整し、検査の説明を行う

「検査中は両眼をあけてもらうこと」「自然な瞬目をしてよいこと」などの必要説明事項を伝えます。また「1カ所を見ているときに、その周りでどれくらいの光を感じることができるか調べます」など、必ず視野検査の目的などを説明します。このとき、眼瞼が瞳孔領にかかるような場合は眼瞼挙上を行います。

**手順④** 測定する目と固視標を呈示する目（両眼視が可能な場合は両眼に固視標呈示を行う）を選択し、中心窩閾値を測定する。

患者さんに応答スイッチを持ってもらった上で顎台に顎を乗せ、機器をのぞいてもらいます。このとき、ディスプレイに表示されている緑色の円に瞳孔中心が入るように頭の位置などを調整します**（図2）**。調整が完了したら実際に中心窩閾値を測定していきます。

### 手順 ⑤ 検査開始

「中心の十字を見ているときに、いろんな明るさの白色の光が周りに見えます。見えるたびに応答ボタンを押してください」などの説明を行い、理解度や固視の状態、集中力などに注意しながら検査を進めます。

### 手順 ⑥ 検査終了

結果をプリントアウトもしくは電子カルテなどに送信します。

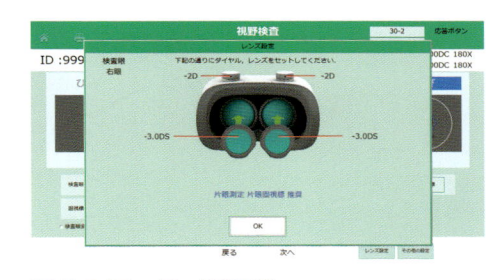

**図2● モニター画面②**

瞳孔中心を緑色の円の中に入れる。

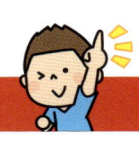

## ！ 扱う際のポイント・注意点 ！

機器をのぞく際に顔が極端に小さかったり大きかったりする場合は、そのまま検査をすると顔当ての隙間から光が入り検査結果に影響することがあります。そのため顔当てを前後に調整し、できるだけ顔を機器にフィットさせる必要があります。

また、両眼開放で行える機器ですが、強度の不同視がある場合や斜視がある場合は固視呈示を両眼ではなく検査眼に設定し、単眼固視で行う必要があります **(図3)**。

**図3● モニター画面③**

不同視がある場合は両眼固視ではなく片眼固視測定推奨と表示される。

（写真提供：クリュートメディカルシステムズ）

● 引用・参考文献

野本裕貴．"アイモ視野計"．これさえ学べば死角なし！視野フロンティア．松本長太編．東京，文光堂，2024，60-65，（新篇眼科プラクティス，13）．

（篠原祐樹）

# 4 マイクロ視野計　MP-3

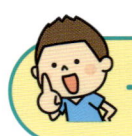

一言で表すと…**眼底写真を元に、設定した部位の視野感度を測定できる視野計**

## 検査機器と各部位の紹介

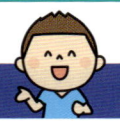

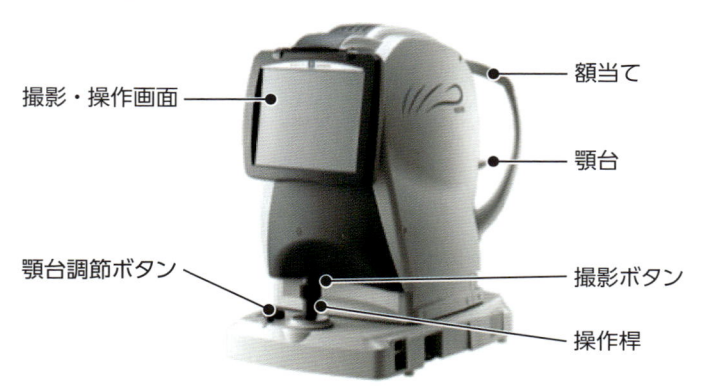

撮影・操作画面
額当て
顎台
顎台調節ボタン
撮影ボタン
操作桿

マイクロペリメータ MP-3（ニデック）

## 検査結果例

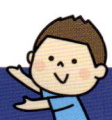

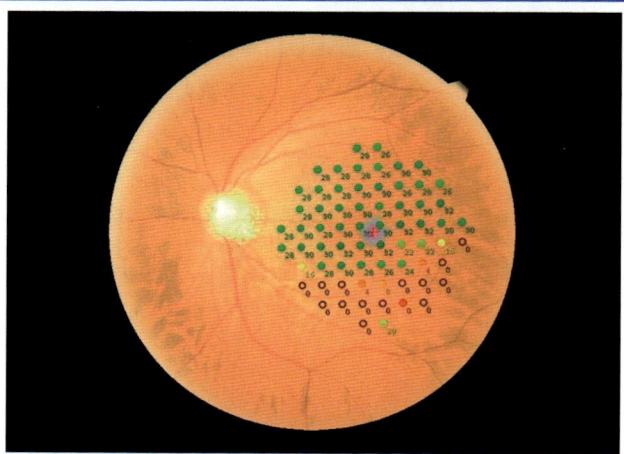

眼底写真上に測定部位の視野感度とその測定値を元にカラーで結果が表示される。中央部（黄斑部）の赤と薄いブルーは検査中の固視移動範囲を示す。

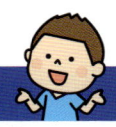

## 使用目的

　MP-3 はハンフリー視野計などの自動静的視野検査と同様に暗室にて網膜の視感度を測定する視野検査機器ですが、従来の自動静的視野計とは異なる 2 つの特徴を有しています。1 つ目は、撮影した眼底写真を元に眼底像を直接確認し、測定点をあらかじめ決定し、その箇所の視感度測定が可能なことです。2 つ目はアイトラッキング（視線追従）機能が搭載されている点です。視野検査中の固視ずれは検査結果に大きく影響を及ぼします。**表**に MP-3 の検査条件を示します。背景輝度は 31.4asb、4asb の 2 つから選べます（c.f. ハンフリー視野計の背景輝度は 31.4asb）。従来機器での自動静的視野検査は、中心固視が不良な黄斑機能の低下した症例では検査を行うことが難しく、実際に視標呈示箇所が網膜のどの部位を刺激しているか確認が行えないため、結果の信頼性および精度を担保することができません。

　一方、MP-3 は眼底を確認した上で視標呈示部位を決定し、固視ずれが生じた際もサンプリングレート 30Hz の（1 秒間に取得する画像数。数値が大きい方が詳細な眼球の動きを評価できる）アイトラッキング機能により眼球を追従し刺激視標を呈示するため精度の高い検査が行えます。加えて、経過診察時に以前の結果を元に測定部位のアライメントが行えるため、再現性と精度の高い経過評価が可能となっています。過去の報告でも、中心感度が低下し固視が難しい加齢黄斑変性症、黄斑円孔、黄斑変性などにおいて黄斑部（特に中心窩）機能の測定に有用とされています[1~3]。また緑内障眼においても、再現性および機能と構造の相関が高い検査が行えたことも報告されています[4]。得られた結果は眼底写真上に重ねて表示できるため、視覚的に網膜病変部位と視野感度の評価が行えます。

**表● MP-3 の検査条件**

眼底画像：カラー眼底画像
視標サイズ：Ⅰ～Ⅴ
背景輝度：31.4asb、4asb
最高輝度：10,000asb
アイトラッキング：30Hz

## 使用手順

**手順①** ID、性別、生年月日などの患者さんの情報を入力します。

**手順②** 前眼部および眼底（1,200 万画素）の撮影（オートアライメント）を行います。

**手順③** **測定点、固視標、測定プログラムの選択**：30-2、24-2、10-2、もしくは任意の測定点配置を選択します。固視標は Single Cross、Circle、Four Cross、Four Lines の 4 パターンより選択できます。測定プログラムは 4-2、4-2-1 の 2 つがあります。必要に応じて視標サイズの選択（ゴールドマンⅠ～Ⅴ）も可能です。

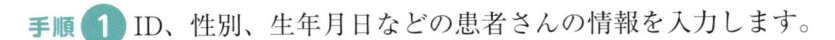

手順 **4** 以降の検査手順は通常の自動静的視野検査と同様です。表示画面で患者さんの応答反応を確認しながら行います。測定が終わると自動的に検査が終了します。

手順 **5** 検査結果を保存し、プリントアウトもしくはデータを電子カルテに送信します。

## ！ 扱う際のポイント・注意点 ！

　角膜混濁などの前眼部アライメントが難しい症例、白内障、硝子体混濁を有しクオリティーの高い眼底写真撮影が難しく眼底アライメントが困難な症例は、精度の高い検査を行うことが難しくなります。また、ほぼすべての自動静的視野計では年代別正常データが機器に内蔵されており、そのデータと比較して検査結果の異常程度が表示されます。しかし、MP-3 には正常データが内蔵されていないため、結果は測定値を評価するのみです。つまり、ハンフリー視野計の mean deviation などに当たる global index がありません。

## よくあるトラブルと対処法

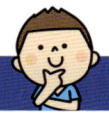

　MP-3 にて検査を行う症例の多くは、中心固視の維持が難しい黄斑疾患を有する患者さんになると思われます。そのため、アイトラッキングで追従できない固視ズレが生じ、検査がたびたび中断し検査時間を多く要することがあります。前もって余裕を持った検査時間を確保しておくことと、途中で十分に休憩をとりながら検査を進める必要があります。また、中心が見えにくい患者さんは Single Cross での固視標は見つけにくく検査が難しくなることが多いです。その場合、Circle、Four Cross、Four Lines などの固視標を使用し、「円の真ん中辺り」、「4つの点（線）の真ん中辺り」を見続けてくださいとの声掛けが有効なこともあります。

● 引用・参考文献
1) Wu, Z. et al. Intrasession test-retest variability of microperimetry in age-related macular degeneration. Invest Ophthalmol Vis Sci. 53, 2013, 7378-7385.
2) Scupola, A. et al. Assessment of retinal function before and after idiopathic macular hole surgery. Am J Ophthalmol. 156, 2013, 132-139.
3) Csaky, KG. et al. Microperimetry for geographic atrophy secondary to age-related macular degeneration. Survey of Ophthalmology. 64, 2019, 353-364.
4) Matsuura, M. et al. Evaluating the usefulness of MP-3 microperimetry in glaucoma patients. Am J Ophthalmol. 187, 2018, 1-9.

（野本裕貴）

# 5

# 変視症テストチャート（アムスラーチャート）

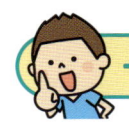

一言で表すと… 歪んで見えている場所や状態を調べられる

## 検査器具と各部位の紹介

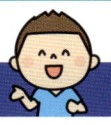

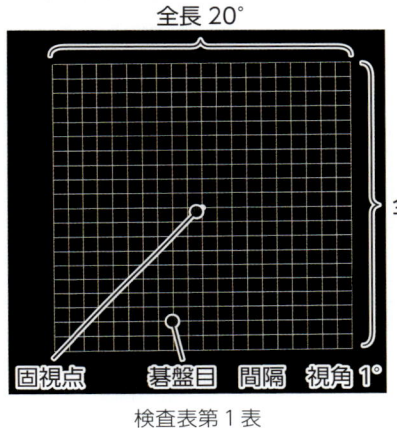

全長 20°

全長 20°

固視点　碁盤目　間隔　視角 1°

検査表第 1 表

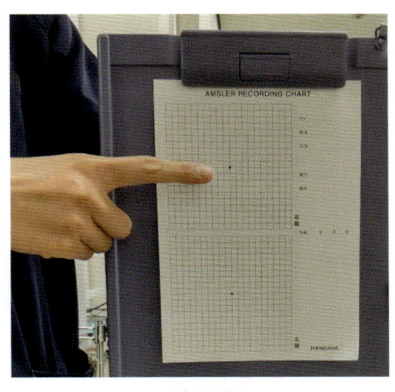

記録用紙

アムスラーチャート（はんだや）

## 検査結果例

① 

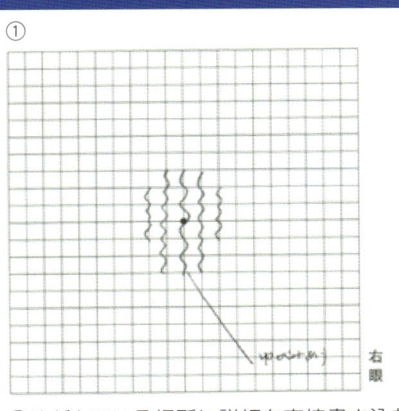

右眼

② 

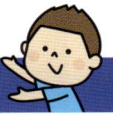

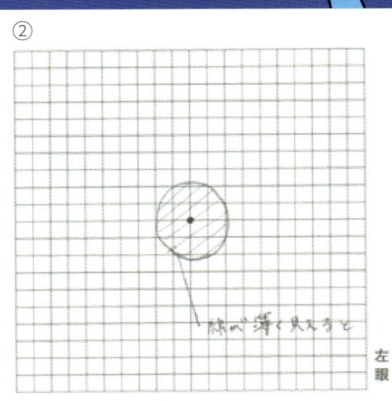

左眼

①ゆがんでいる場所に詳細を直接書き込む。
②見え方が異なっている部分を作図し、どのように見えているかをコメントする。

## 使用目的

　アムスラーチャート（はんだや）は、黄斑疾患や視神経疾患、中心部視野異常を訴える患者さんに対して、中心暗点や変視症の部分を検出するためのものです。

　自覚的な見え方を定性化することが目的です。検査表は全7表で構成されています。基本表である第1表では、中心視野20°×20°に1°おきに碁盤目が引かれています。第2表から第7表は、症状や固視の状態によって使用します。

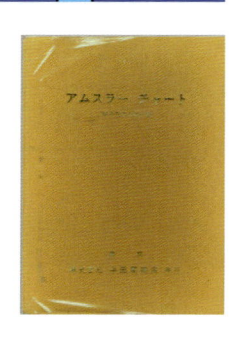

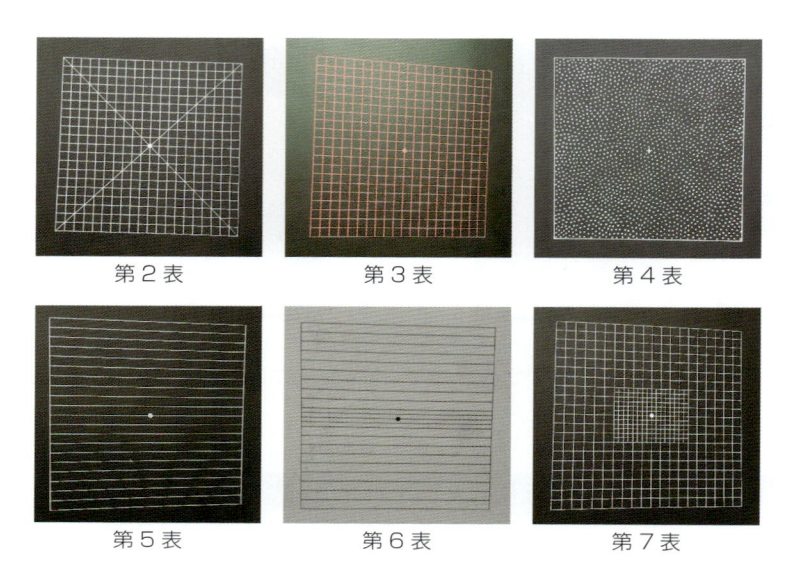

| 第2表 | 第3表 | 第4表 |
| 第5表 | 第6表 | 第7表 |

## 使用手順

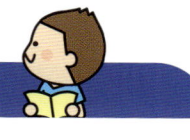

**手順①** 検査距離30cmに合わせた近方矯正を行います。

**手順②** 検査のやり方を説明します。

**手順③** 視力のよい方の眼から検査を行うため、片眼を遮閉します。

**手順④** 6つの質問を順番に行います。

① 表の中心にある白い固視点が見えるか？

② 碁盤目の四角がすべて見えるか？

③ 格子がはっきり見えるか、見えないところがないか？

④ 線や格子の大きさ、

⑤　線の動きや揺れ、輝き、色、

⑥　異常に見えるところの位置

**手順 5** 結果を付属の記録紙に書き込みます。

**手順 6** もう一方の目の検査も同様に行います。

## ❗ 扱う際のポイント・注意点 ❗

　アムスラーチャートは自覚的検査です。正確な検査結果を得るために、検査のやり方を患者さんにしっかりと理解してもらう必要があります。変視症や中心部視野異常が疑われる症例の場合、視力検査の時には、顔を動かしたりして見やすい位置で視標を見てもらったり、検者が正面ではなく見やすい位置に視標を動かしたりして検査をします。一方、アムスラーチャートでは、正面視で検査をすることが重要ですので、視力検査との違いをよく説明し、目線を動かして視標を見ていないかどうか、検査中の患者さんの様子をよく観察します。

　また、屈折矯正が不十分だと格子が見づらくなり、検査がうまくできない場合があります。散瞳の指示がある場合は、必ず散瞳する前に検査を行います。

　検査結果を記録紙に記載するときの注意点として、どのような見え方かを言葉でも書いておくと、患者さんの見え方がよりわかりやすくなります。たとえば、「薄く見える」「見え方がまばら」などと書くようにします。

● 引用・参考文献

1）松本長太．"Amsler Charts"．眼科検査ガイド第 3 版．根木昭監．東京，文光堂，2022，268-269.
2）小池英子ほか．"Amsler チャート"．視能検査学．和田直子ほか編．東京，医学書院，2018，154-156，（視能学エキスパート）.

（折笠智美）

# 6

# 変視症テストチャート（M-CHARTS）

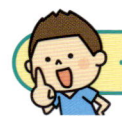

一言で表すと… 歪んで見えている部分の程度を調べられる

## 検査器具と各部位の紹介

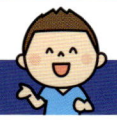

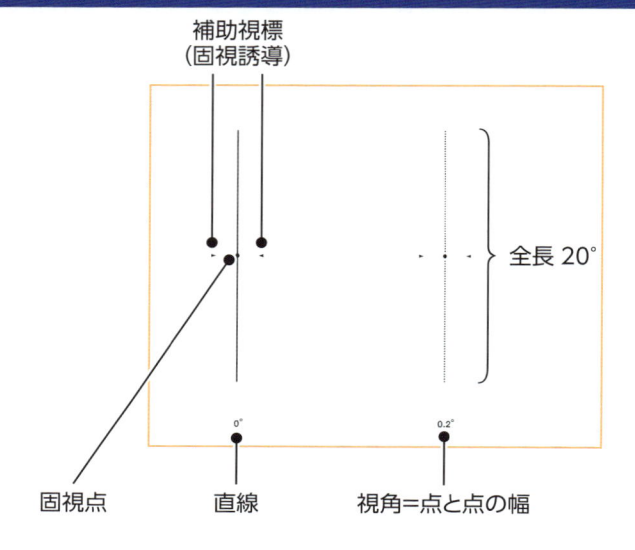

補助視標
（固視誘導）

全長 20°

0°

0.2°

固視点　　　　直線　　　　視角＝点と点の幅

## 検査結果例

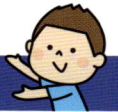

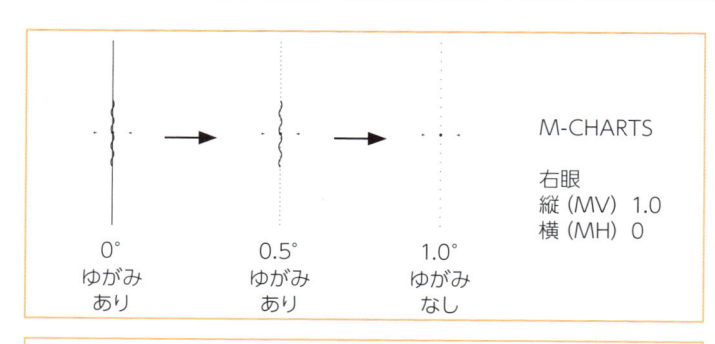

0°
ゆがみ
あり

0.5°
ゆがみ
あり

1.0°
ゆがみ
なし

M-CHARTS

右眼
縦（MV）1.0
横（MH）0

0°　ゆがみ
　　なし

縦線　0°から0.9°までゆがみあり、1.0°でゆがみが消失
横線　0°でゆがみなし

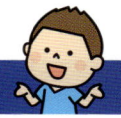

# 使用目的

　M-CHARTS（イナミ）は、黄斑前膜や黄斑円孔、加齢黄斑変性などの変視症を伴う黄斑疾患の症例に対し、簡便に短時間で変視量を定量化するものです。検査表は、固視点を通る直線および点線からなり、それぞれ全長は視角20°、固視点は視角0.3°、点は視角0.1°で、点線は、点と点との間隔が視角0.2°から2.0°まで0.1°刻みで19種類あります**（図1、2）**。検査表

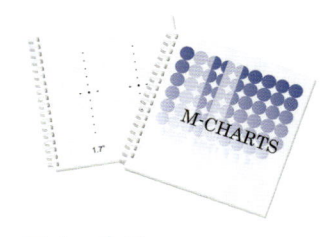

**図1**● **表紙**

は1本線タイプの他に、中心暗点のある症例を対象とした固視点から1°離れたところに線を引いた2本線タイプや視角0.5°の点線で作られた低視力者用があります**（図3）**。

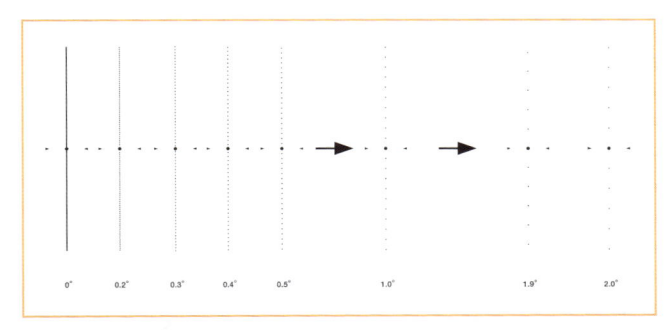

**図2**● **点線表の一覧**

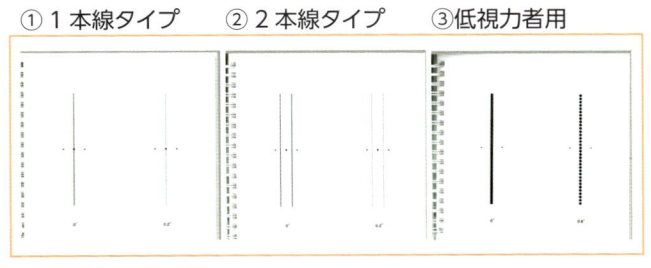

**図3**● **検査表の違い**

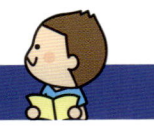

## 使用手順

**手順 ①** 検査距離 30cm に合わせて近方矯正を行います。

**手順 ②** 視力の良い方の目から検査を行うため、片眼を遮閉します。

**手順 ③** 検査の方法を患者さんに説明します。

**手順 ④** 縦線の直線で線の中心にある固視点を見るよう促します。

**手順 ⑤** 線の全長が見えているかを確認します。

**手順 ⑥** 固視点を見たままゆがみがあるかを確認します。

**手順 ⑦** ゆがみがない場合は変視量を 0 とし、ゆがみがあれば点線を粗いものに変えます。

**手順 ⑧** 歪みが認知されなくなる点線の視角を変視量とします。

**手順 ⑨** 検査表を 90° 右回転し、横線でも縦線と同様の手順を繰り返します（**図 4**）。

**手順 ⑩** 同様に、もう一方の目の検査を行います。

①縦線の場合

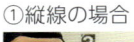
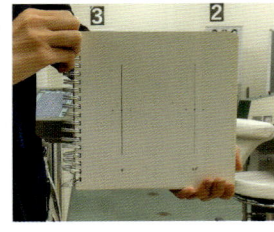

②横線の場合

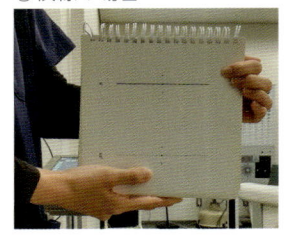

**図 4 ● 検査中の様子**

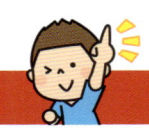

## ❗ 扱う際のポイント・注意点 ❗

　検査中、固視点以外のところを見ると、正常な部分とゆがんで見えている部分が混ざり合い、正確な変視量を求めることが難しくなります。患者さんの目の動きを常に観察し、固視点を見続けるよう声掛けをします。

　また検査では、病変部分の状況をより詳細に評価するため、縦線だけでなく横線でも変視量を求めます。硝子体手術を行った場合は、手術後に見え方が改善しているか確認する視標として、矯正視力検査と併せて M-CHARTS を行うことがあります。疾患の程度により、矯正視力不良や局所的な暗点があると、直線や点線が見えず評価が難しいことがあります。2 本線タイプや低視力者用を用いても評価ができなかった場合は、その理由をカルテに書くようにします。

● 引用・参考文献
1）松本長太．"M-CHARTS"．眼科検査ガイド．第 3 版．根木昭監．東京，文光堂，2022，270-271．

（折笠智美）

# 1 倒像鏡

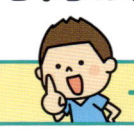

一言で表すと…広範囲に眼底が観察できる機器

## 検査機器と各部位の紹介

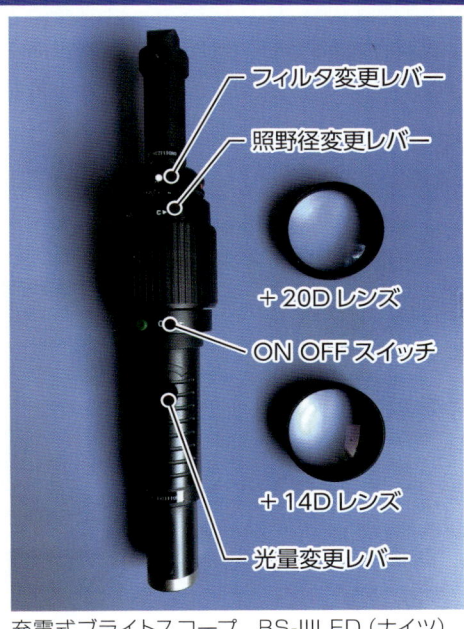
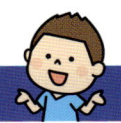

- フィルタ変更レバー
- 照野径変更レバー
- ＋20D レンズ
- ON OFF スイッチ
- ＋14D レンズ
- 光量変更レバー

充電式ブライトスコープ BS-IIILED（ナイツ）
＋20D ＋14D 集光レンズ（VOLK）

## 使用目的

　倒像鏡は、見える像が上下逆転していることから「倒像鏡」と呼ばれています。単眼倒像鏡（単眼で観察）と双眼倒像鏡（両眼で観察）がありますが、本稿では外来でよく使用する単眼倒像鏡について解説します。硝子体、眼底疾患が対象で、直像鏡と違い観察範囲が広く、網膜の周辺部まで観察が可能です。観察用のレンズ（集光レンズ）が必要ですが、直像鏡と違い患者さんに顔を近づける必要がありません。

　無散瞳でも観察はできますが、基本的には散瞳薬を用いて瞳孔を散大させ、硝子体疾患、網膜脈絡膜疾患、視神経疾患などの有無を観察します。また本来の目的ではありませんが、散瞳前に倒像鏡による対光反射を確認することを推奨します。

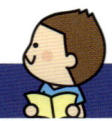

## 使用手順

**手順 ①** 散瞳薬を使用しての観察が望ましいですが、散瞳薬を投与する前に①前房深度の評価、②対光反射の確認をします。明室でも観察は可能ですが、暗室の方が周辺光の干渉がなく観察しやすいです。

また急激な視力低下などで来院した場合、前記の①②を観察した後、無散瞳でまず倒像鏡を使って眼底観察することを推奨します。網膜中心動静脈閉塞症、後極に及んだ網膜剝離、視神経炎などは対光反射が減弱するので、無散瞳でもある程度観察が可能です。後で散瞳薬を点眼しても、瞳孔がひらくまでの間に治療や専門施設への紹介状の準備などが可能です。

**手順 ②** 浅前房、検査後仕事や車の運転などで散瞳ができない場合、部屋をなるべく暗くし、さらに光源の光量を落とし、瞳孔が少しでも大きい状態で観察します。

**手順 ③** 検者は患者さんと向き合い、ともに座位で行います。双方の頭の位置がほぼ同じになるようにいすを調整します。

**手順 ④** 利き腕に倒像鏡を持ち、もう片方でレンズを示指と親指で持ち、中指を患者さんの額のあたりに置いて保持します（**図-①**）。眼瞼下垂などで患者さんの瞼裂が狭い場合、中指、環指、小指を用い、瞼裂を広くします。集光レンズは +14D、+20D が一般的です。+14D の方が視野は +20D よりやや狭いですが、拡大は大きく見えます。

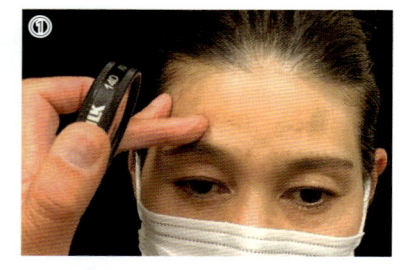

**手順 ⑤** 倒像鏡本体を検者の利き目側の頬のあたりで保持し、光源を患者さんの瞳孔内に当てます。オレンジ色の眼底反射が見えたら、保持していたレンズを患者さんの眼前にすとんと落とします（**図-②**）。

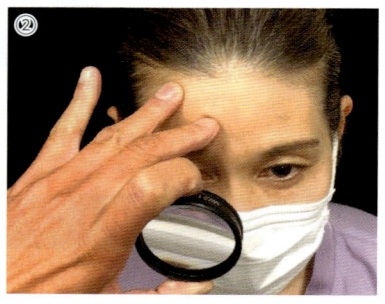

**手順 ⑥** オレンジ色の眼底反射を確認しながらレンズを患者さんの眼球から離していくと、眼底の観察範囲が徐々に広くなります。最大の観察範囲となったところで、眼底全体を観察します。

**手順 7** 眼底後極は正面視で、上下左右の垂直観察、右上下、左上下の斜めの眼底観察はそれぞれ患者さんにその方向を見てもらいます。さらに周辺を観察する場合、見てもらう方向と逆側（上眼底観察なら下側から、耳側眼底観察なら鼻側から）から観察します（**図 - ③**）。

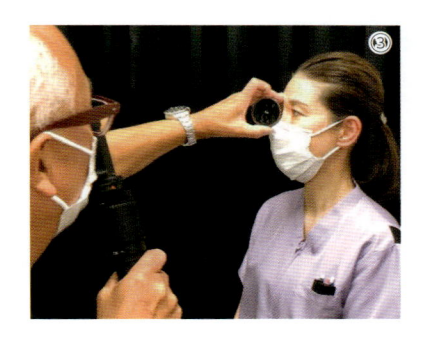

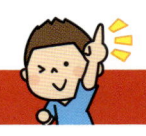

## ❗ 扱う際のポイント・注意点 ❗

　基本は、散瞳薬を用い瞳孔を散大させての観察が望ましいですが、散瞳前に前眼部、前房の観察と対光反射の確認（視神経疾患を疑う際に大事）を行い、角・結膜の充血などの異常の有無を診て、次に前房深度や炎症の有無を観察します。特に前房深度は重要で、散瞳が可能かどうかを判定します。

　飛蚊症の訴えなど網膜剥離、裂孔などが疑われる場合、徹底的に最周辺まで確認する必要があります。特に初回の眼底検査の場合、最周辺の観察は十分に散瞳させます。下方周辺の観察時は立って、上方周辺部の観察時はひざまずいて最周辺まで観察するのがよいでしょう。網膜裂孔や変性は周辺に多く存在し、座ったままの観察では見逃す可能性があります（実際、座った状態での観察と立った状態、ひざまずいた状態での観察範囲の違いを実感するとよいでしょう）。正面、上、上耳側、耳側、下耳側、下、下鼻側、鼻側、上鼻側、もう1回正面と9方向を観察します。

　倒像鏡検査の観察範囲は広いですが、その反面小さな出血、毛細血管瘤（特に糖尿病網膜症初期にみられる黄斑周囲の毛細血管瘤）、滲出斑などを見逃してしまうことがあります。したがって、非接触型前置レンズが普及している現在は、非接触型前置レンズを用いて細隙灯顕微鏡で細かく観察することも重要です。また、基本的に、倒像鏡の像は2次元像であり、眼底写真と同じです。病巣の範囲を倒像鏡、眼底写真で評価し、立体的な観察は上記の前置レンズを用いた観察と、光干渉断層計（optical coherence tomography；OCT）検査を用いての評価が必要です。

（市邉義章）

# 2 直像鏡

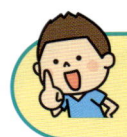 一言で表すと…非眼科医でも眼底を見ることが
できる機器

## 検査機器と各部位の紹介

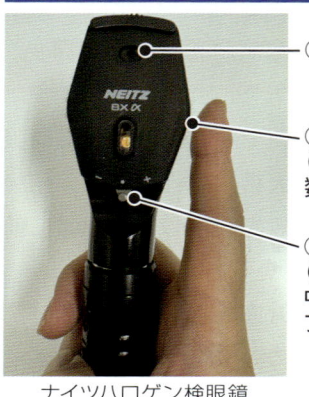

①観察孔

②回転レンズ盤
（右手示指で度
数を調節）

③補正レンズ　マイナス側
（−13D〜−35D）
中央（−12D〜+12D）
プラス側（+13D〜+35D）

ナイツハロゲン検眼鏡
BX α（ナイツ）（検者側）

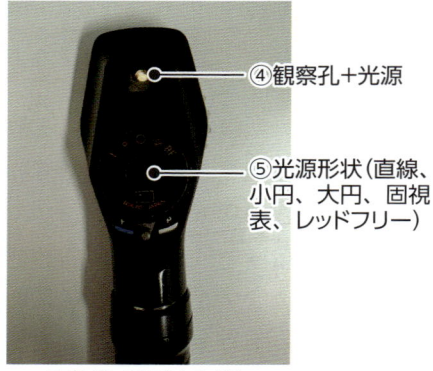

④観察孔+光源

⑤光源形状（直線、
小円、大円、固視
表、レッドフリー）

直像鏡（患者さん側）

## 使用目的

　約15倍の拡大倍率、解像力にも優れ、視神経や後極部の診察には適しますが、視野が狭く網膜広範囲の診察は適していません。

## 使用手順

**手順①** 示指以外の4本の指でハンドルを握り、示指は伸ばして回転レンズ盤の縁にかけます**（機器の写真②）**

**手順②** 検者、患者さんのいずれかもしくは両者に強い近視があればマイナス（−）側、強い遠視ならプラス（+）側**（機器の写真③）**に変更し、回転レンズ盤**（機器の写真②）**で数字を合わせます。両者が正視の場合、中央の -2D 程度に合わせます。

**手順③** 右眼を観察する場合、検者は右手で持ち、右眼でのぞきます。左眼を観察す

る場合、検者は左手で持ち、左眼でのぞきます。

**手順 4** 検者と患者さんの目線の高さを合わせ、直像鏡を鼻や眉毛部に固定します。

**手順 5** 患者さんから 30cm 離れた位置で直像鏡の観察孔（**機器の写真①**）からのぞき、光束を瞳孔内に入れ、眼底からの赤い反射光を確認します。反射光を見ながら、眼底にピントが合うまで患者さんに近づきます。

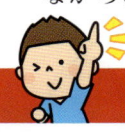

## ⚠ 扱う際のポイント・注意点 ⚠

散瞳した方がより簡単に観察できます。しかし、散瞳薬は狭隅角眼では禁忌になるため、不明なときは無理に散瞳しないようにします。

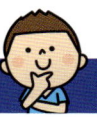

## よくあるトラブルと対処法

黄斑部を先に観察すると縮瞳して見づらくなります。視神経乳頭→上鼻・上耳・下鼻・下耳の血管に沿った網膜、後極部の順番に観察します。

（山口昌大）

# 3 散瞳型眼底カメラ

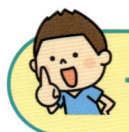

一言で表すと…**散瞳薬を点眼した状態にて眼底の状態を撮影・記録できる機器**

## 検査機器と各部位の紹介

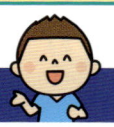

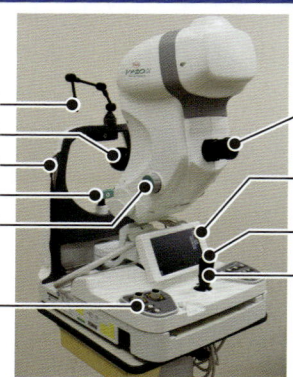

外部固視灯
対物レンズ
アイレベル表示灯
顎台
フォーカスノブ

光学ファインダー
液晶モニター
（無散瞳下の撮影で使用）
シャッターボタン
コントロールレバー
（ジョイスティック）

操作パネル
（観察光量ツマミ・
撮影光量補正ツマミ
など）

眼底カメラ コーワ VX-20α（興和）

## 検査結果例

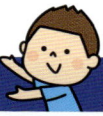

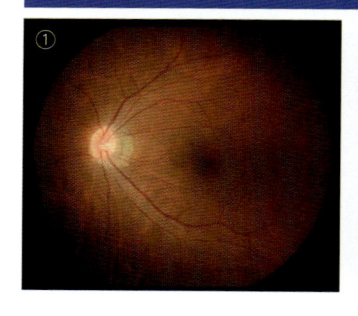

① 

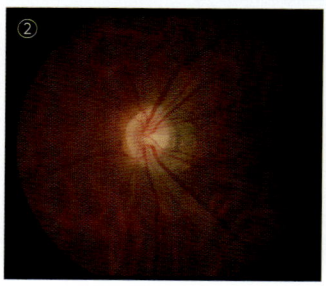

② 

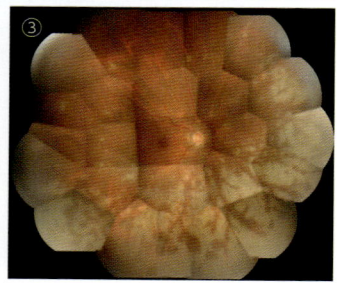

③ 

　一度の撮影で、視神経乳頭や黄斑部、視神経乳頭から出ている網膜血管が含まれる範囲を撮影でき、画角（撮影範囲）は 50° になります（①）。この範囲は一般的に後極部（後極写真）と呼ばれ、視機能に重要な部位になるので、病態をきちんと記録する必要があります。画角は変えることができ、画角 30°（②）や 20° でも撮影ができます。小さな病変や視神経乳頭を拡大して撮影するために用いられます。

　病変が眼底周辺部まで広がる疾患の場合は、患者さんに視線を動かしてもらった

り、眼底カメラ本体を上下左右に振ったりして複数枚を撮影し合成します（③の写真は 25 枚を合成している）。

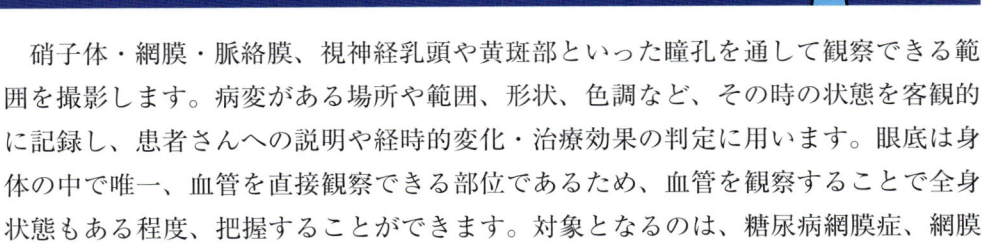

## 使用目的

　硝子体・網膜・脈絡膜、視神経乳頭や黄斑部といった瞳孔を通して観察できる範囲を撮影します。病変がある場所や範囲、形状、色調など、その時の状態を客観的に記録し、患者さんへの説明や経時的変化・治療効果の判定に用います。眼底は身体の中で唯一、血管を直接観察できる部位であるため、血管を観察することで全身状態もある程度、把握することができます。対象となるのは、糖尿病網膜症、網膜剥離、ぶどう膜炎、加齢黄斑変性など眼底に病変がみられるすべての疾患です。加えて、眼底の異常所見がない場合でも、眼底疾患を除外する目的で撮影することもあります。

　機種によって異なりますが、**表**のような撮影も行えます。

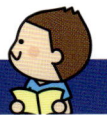

## 使用手順

**手順 1** 対物レンズの掃除をします（朝の準備時や汚れに気づいた時）。
**手順 2** 光学ファインダーの視度調整をします。
**手順 3** 疾患名や撮影部位などについてカルテを確認します。
**手順 4** 患者さんの散瞳具合を確認します。
**手順 5** 光学台、いす、顎台の高さを調整します。
**手順 6** 光学ファインダーをのぞきながら瞳孔中心へ向かってカメラを近づけます。
**手順 7** 外部固視灯を使って撮影位置を合わせます。

**表** ● 撮影モードと撮影目的

| 撮影モード | 撮影目的 |
| --- | --- |
| 眼底自発蛍光撮影 | 網膜色素上皮の変化（活動性） |
| 無赤色光撮影 | 網膜神経線維層欠損の検出、出血や毛細血管瘤の明瞭化 |
| 前眼部撮影 | 結膜・角膜・眼瞼の記録 |
| フルオレセイン蛍光眼底造影検査 | 網膜や脈絡膜の循環動態、網膜血管や網膜色素上皮の血液網膜関門の状態 |
| インドシアニングリーン蛍光眼底造影検査 | 網膜色素上皮下の病変や脈絡膜血管の循環障害 |

散瞳型眼底カメラ 1 台でいろいろな画像を取得することができる。

**手順 ⑧** アライメント（眼底に照明光を当てる作業）やピントを合わせます。

**手順 ⑨** シャッターボタンを押して撮影し、写真を確認します。

**手順 ⑩** 必要に応じて周辺部撮影（手順7へ戻る）を行います。

## ⚠ 扱う際のポイント・注意点 ⚠

　散瞳型眼底カメラでは、光学ファインダーをのぞき眼底を直接観察しながら撮影をします。その際、視度調整を必ず行います。この作業を怠ると、きれいな写真は撮れません。撮影前に必ず確認しましょう。

　患者さんは散瞳した状態で観察照明と撮影照明が当たり続けるので、まぶしい状態が続きます。観察照明の光量を下げたり、アライメント合わせやピント合わせを素早く行ったりして患者さんの負担を軽減できるように心掛けます。短時間で撮影を終了できるように、事前に疾患名や撮影部位を確認する習慣をつけましょう。

　撮影した写真の明るさも重要です。必要な所見が写っていない、ということがないように光量設定も意識します。

## よくあるトラブルと対処法

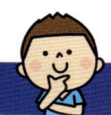

　散瞳不良の場合、影が入って暗くなります。散瞳薬がしっかり効くまで待つか、「小瞳孔モード」を利用して撮影すると、影の影響を抑えることができます。また、アライメント合わせがうまくいかないと、写真の周りが暗くなったり明るくなったりします。初めのうちはアライメント輝点やスプリット輝線といった補助ガイドを使い、慣れてきたらガイドを使わないでも撮影できるようにしていきましょう。眼瞼や睫毛の写り込みにも注意が必要です。撮影する瞬間だけまぶたを挙げるなど工夫すると患者さんの負担も少なくなります。

● 引用・参考文献
1）佐藤信之介ほか. "眼底撮影". 眼科検査ガイド. 第3版. 根木昭監. 東京, 文光社. 2022. 594-596.
2）藤掛福美. 眼底写真撮影の常識10. 眼科ケア. 18（12）, 2016, 1176-1183.

（山口 純）

# 4

# 無散瞳型眼底カメラ

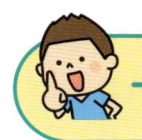

一言で表すと…**散瞳薬を使わない状態でも眼底（主に後極部）を撮影できる機器**

## 検査機器と各部位の紹介

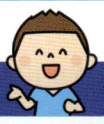

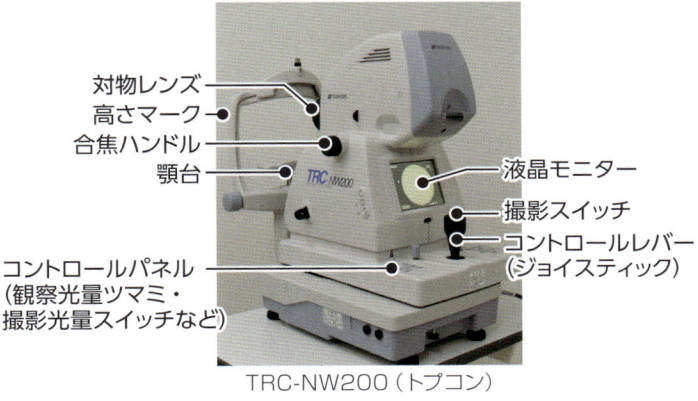

- 対物レンズ
- 高さマーク
- 合焦ハンドル
- 顎台
- 液晶モニター
- 撮影スイッチ
- コントロールレバー（ジョイスティック）
- コントロールパネル（観察光量ツマミ・撮影光量スイッチなど）

TRC-NW200（トプコン）

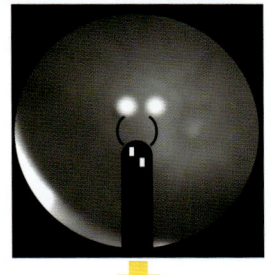

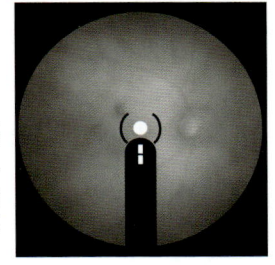

### アライメント輝点とスプリット輝線

アライメント輝点が中央の（ ）内で一つになるようにするとアライメントが合い、スプリット輝線にて左右にずれている線を一直線にするとピントが合う。

## 検査結果例

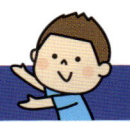

散瞳型眼底カメラと同じく、視神経乳頭や黄斑部を含む視機能に大切な部位の写真が撮影できます。無散瞳型眼底カメラでは撮影範囲はやや狭くなり、画角45°となります。

6章③散瞳型眼底カメラ「検査結果例」の眼底写真（→p86）が同一症例なので、撮影範囲の違いを見比べてみてください。

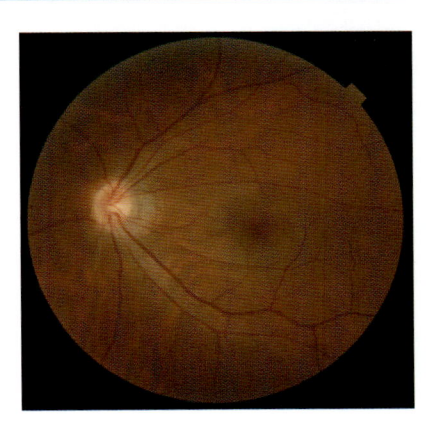

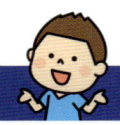

## 使用目的

　散瞳型眼底カメラと同様に眼底所見を客観的に記録する目的で使用しますが、撮影部位は後極写真がメインです。眼科診療では、自動車を運転して来院したなど散瞳薬を点眼できないときや、高眼圧や狭隅角など散瞳薬を点眼することを控えたいとき（急性閉塞隅角症のリスクを避けるため）などで使用し、それ以外では、健康診断や人間ドックでのスクリーニング検査として利用されます。糖尿病網膜症、緑内障、黄斑円孔、黄斑上膜など後極部に所見がみられる疾患が対象となることが多いです。なお、「散瞳薬を投与して行うものを除く」という条件にて、診療放射線技師と臨床検査技師も眼底写真の撮影が認められているため、無散瞳型眼底カメラを扱うことができます。

## 使用手順

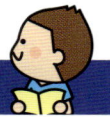

**手順 ①** 対物レンズの掃除をします（朝の準備時や汚れに気づいた時）。

**手順 ②** 疾患名や撮影部位などについてカルテを確認します。

**手順 ③** 光学台、いす、顎台の高さを調整します。

**手順 ④** 液晶モニターを見ながら瞳孔中心へ向かってカメラを近づけます。

**手順 ⑤** 内部固視灯を使って撮影位置を合わせます。

**手順 ⑥** アライメント輝点とスプリット輝線を用いてアライメントやピントを合わせます。

**手順 ⑦** 撮影スイッチを押して撮影し、写真を確認します。

**手順 ⑧** 自然散瞳を待って対側眼の撮影を行います。

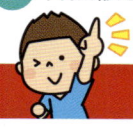

## ❗ 扱う際のポイント・注意点 ❗

　無散瞳型眼底カメラは、散瞳薬を点眼しなくても撮影できることが最大の特徴ですが、その理由は、観察光源に「赤外線」を利用しているためです。ヒトの目には見えない赤外線を用いることで、対光反応による縮瞳を抑えて無散瞳下でも撮影を行うことができます。しかし、赤外線は検者側でも視認できないため、眼底を直接観察できません。そのため、眼底をのぞく光学ファインダーはなく、モニターに映る画像で眼底を観察しながら撮影を行います。アライメントやピント合わせがきちんとできているかわかりにくい場合は、アライメント輝点とスプリット輝線を利用して適正な位置に合わせ、撮影します（**「検査機器と各部位の紹介」の写真右参照**）。

自動で位置合わせやピント合わせをしてくれる新しい機種もあります。

　撮影する際は可視光の強い光が当たるため、患者さんはまぶしく、縮瞳してしまいます。対側眼を撮影する際には、時間をおいてメーカー推奨の瞳孔径まで自然散瞳するのを待ってから撮影します。

　また、無散瞳型眼底カメラは構造上、周辺部撮影が得意ではありません。眼底カメラ自体を上下や左右に振れない、撮影するたびに縮瞳してしまうなどが理由に挙げられます。どうしても周辺部撮影が必要な場合は、固視誘導をていねいに行ったり、散瞳下で撮影したりするとよいでしょう。

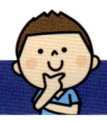

## よくあるトラブルと対処法

　「無散瞳型」だからといって、どんな条件でも撮影できるわけではありません。患者さんの瞳孔径がメーカー推奨値よりも小さい場合、影が入ってしまうなど撮影が難しくなります。小瞳孔モードを使う、完全暗室にしてできるだけ自然散瞳させる、2回目の撮影まで長めに待つ、などで対応します。

　また、アライメント輝点やスプリット輝線は、基本的には「散瞳具合や透見が良好な場合の後極部撮影」をする際のガイドになります。中間透光体の混濁例や周辺部撮影では正しく表示されないので、きれいに見えないからといって探すのに時間をかけすぎないように注意しましょう。

● 引用・参考文献
1) 佐藤信之介ほか．"眼底撮影". 眼科検査ガイド. 第3版. 根木昭監. 東京, 文光社. 2022. 594-596.
2) 寺内渉. 眼底カメラ. 眼科ケア. 20 (1), 2018, 15-18.

（山口　純）

6章
眼底検査

# 5 超広角眼底カメラ

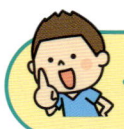 一言で表すと… 一度の操作で散瞳型眼底カメラより広範囲の眼底を撮影できる機器

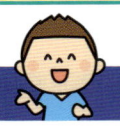

## 検査機器と各部位の紹介

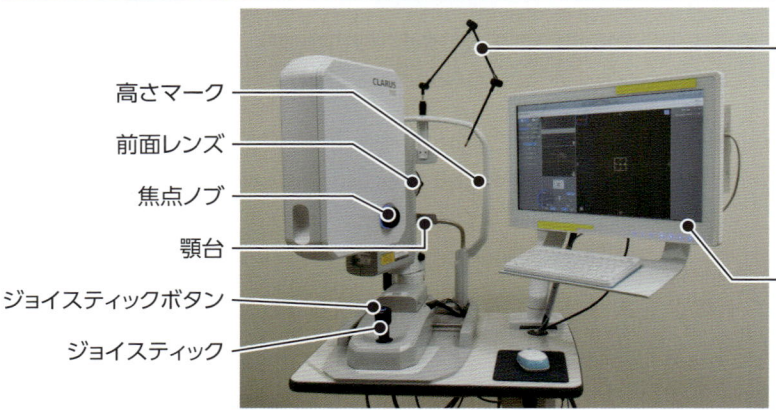

高さマーク
前面レンズ
焦点ノブ
顎台
ジョイスティックボタン
ジョイスティック

外部固定ターゲット
オールインワン PC

CLARUS 700（カールツァイスメディテック）

## 検査結果例

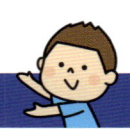

散瞳型眼底カメラよりも広い範囲（画角133°）が1枚の画像として撮影でき（①）、4枚の合成画像では画角200°となります（②）。**6章③散瞳型眼底カメラ「検査結果例」の眼底写真（→ p86）** が同一症例なので、撮影範囲の違いを見比べてみてください。①の画像と同等の範囲を散瞳型眼底カメラで撮影する場合には、9〜10枚の撮影をして合成する必要があります。

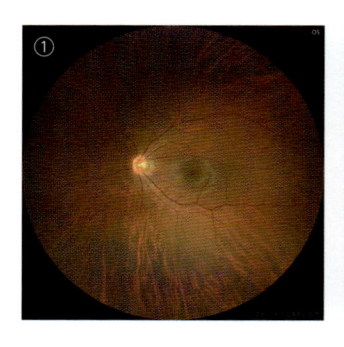
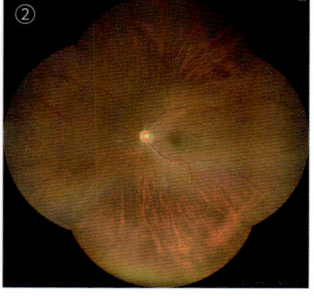

## 使用目的
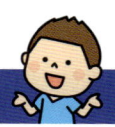

　散瞳型眼底カメラと同様に、眼底所見を客観的に記録する目的で使用します。病変部が後極写真では納まりきらない、後極写真には写らず周辺部のみに所見がみられる、といった場合、散瞳型眼底カメラでは10枚程度（最周辺部まで撮影すると20枚以上）を撮影し合成する必要があります。超広角眼底カメラでは数枚の撮影で済ませることができるため、患者さんの負担軽減だけでなく、検査時間（撮影時間＋合成作業時間）の短縮にもなります。網膜裂孔や網膜剝離、糖尿病網膜症、網膜静脈閉塞症、ぶどう膜炎など周辺部にまで及ぶ疾患で有用です。

## 使用手順
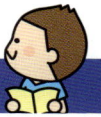

　手順1〜5までは、**6章④無散瞳型眼底カメラの使用手順（→ p90）**を参照してください。

**手順 6** アライメント（眼底に照明光を当てる作業）やピントを合わせます。
**手順 7** ジョイスティックボタンを押して撮影し、写真を確認します。
**手順 8** 必要に応じて周辺部を撮影（手順5へ戻る）を行います。

### ⚠ 扱う際のポイント・注意点 ⚠

　超広角眼底カメラの画角は、散瞳型眼底カメラと比べると極端に値が大きくなりますが、これは角度を示す基準点が散瞳型眼底カメラと異なるためです。散瞳型眼底カメラは瞳孔付近からの光源の広がり具合を表示しているのに対し、超広角眼底カメラは眼球中心からの角度を表示しています。散瞳型眼底カメラに揃えて表示をすると画角200°は135°と小さくなりますが、それでも散瞳型眼底カメラの2倍以上の画角となります。ただし、一度で広範囲を撮影できる一方、球体である眼球を写真として平面にしなければならないため、必ず"ゆがみ"が生じます（世界地図の図法と同様）。撮影範囲が広いほど周辺部が拡大されるので、周辺部の病変は本来の大きさよりも大きく表示されてしまうことを知っておきましょう。

　また、散瞳型眼底カメラは、どの機種も基本的な構造は変わりませんが、超広角眼底カメラは機種によって撮影原理や操作方法が異なります**（表）**。自施設のカメラでたくさん撮影してコツを掴んでいくことを勧めます。

**表 ● 散瞳型眼底カメラと超広角眼底カメラの撮影原理・操作方法（機種の掲載は省略）**

| | 散瞳型眼底カメラ | 超広角眼底カメラ |
|---|---|---|
| 最小瞳孔径 | 5.5mm | 2.0〜3.3mm |
| 眼底観察方法 | ハロゲンランプで照明して直接観察 | 赤外線を利用して間接的に観察、眼底を観察せず撮影 |
| 撮影光源 | キセノンフラッシュランプ | 赤・緑・青色レーザー光源、白色LED、赤緑青色LED |
| 撮影方式 | 眼底全体を照明して撮影 | 眼底を点状または線状に高速スキャンして画像を構築 |
| 操作方法 | ジョイスティック | ジョイスティック、顔を機器に押し当てる、自動位置合わせ |

散瞳型眼底カメラは、キセノンフラッシュランプにて眼底全体を均一に"面"で照明して撮影するため、瞳孔径を大きく保つ必要がある。超広角眼底カメラでは、光源を"点や線"で照射し、高速でずらしながら眼底像を構築するため、無散瞳下（小瞳孔）でも撮影が可能となる。光源は機種によって異なり、まぶしさにも差がある。

## よくあるトラブルと対処法

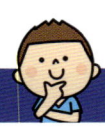

どの機種も眼底を直接観察しないため、実際に撮影してみないと、どのような画像が得られるかわかりません。睫毛や白内障などの混濁が黒い影になって写り込むことがあります（**図**）。完全には避けられない場合もありますが、一回目の結果を参考に影が病変部にかからないような位置を確認しながら、もう一度撮影するようにします。また、瞳孔径が小さすぎると、本来、眼底には見られないノイズが入りやすくなります。瞳孔径が大きいほうが撮影しやすいため、自然散瞳させる、散瞳下で撮影する、などで対応します。

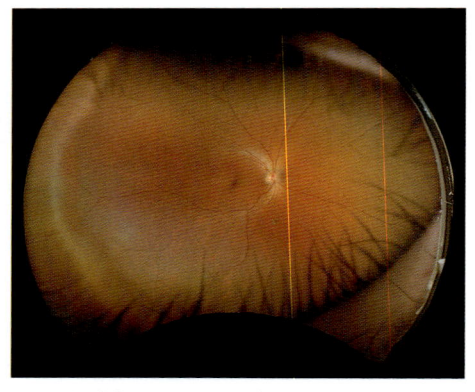

**図 ● California RGB（ニコンソリューションズ）で撮影した画像**

撮影範囲が広く（画角 200°）、焦点深度が深いため、眼瞼や睫毛が写り込みやすい。開瞼器やテープで補助をするとよい（画像提供：水澤剛先生［東京医科大学病院］）。

● 引用・参考文献
1) 大石明生. "広角眼底撮影". 眼科検査ガイド. 第3版. 根木昭監. 東京, 文光社. 2022. 599-604.
2) 遠藤弘毅. 眼底写真撮影. 眼科ケア. 25（4）, 2023, 354-361.

（山口 純）

# 6

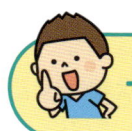

# 手持ち無散瞳眼底カメラ（オーロラ®）

一言で表すと…ベッドサイド、往診、小児の検査などで活躍する手持ち眼底カメラ

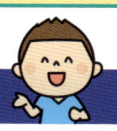

## 検査機器と各部位の紹介

【正面】　　　　　【側面】

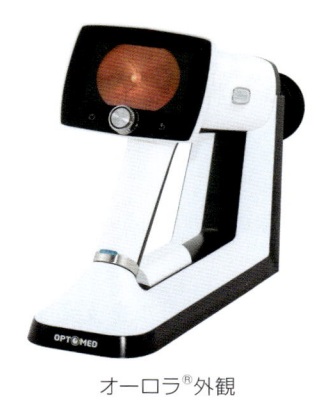

オーロラ®外観

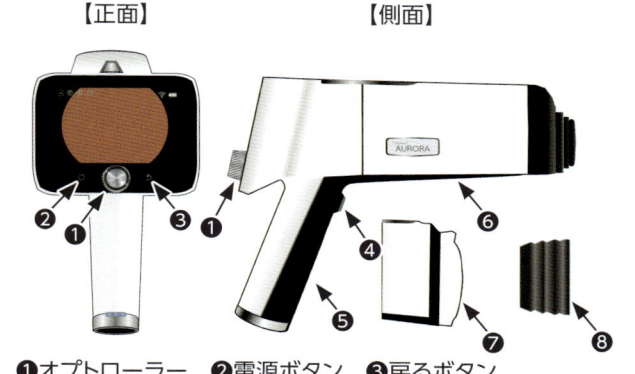

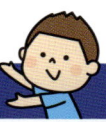

❶オプトローラー　❷電源ボタン　❸戻るボタン
❹デュアルアクションシャッター　❺カメラ支持部
❻眼底モジュール　❼前眼部モジュール　❽アイカップ

オーロラ®（キーラー・アンド・ワイナー）

## 検査結果例

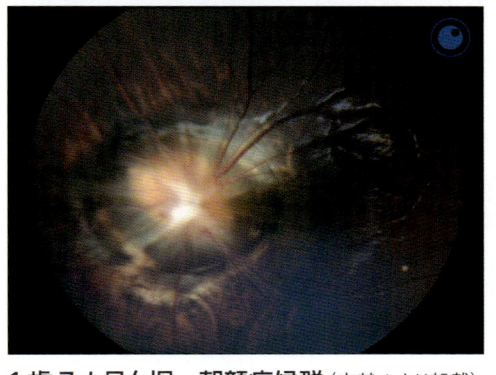

**1歳7カ月女児　朝顔症候群**（文献1より転載）

左上斜視の診断で近医から紹介。母の膝の上に座ったまま、おもちゃで注意をひきながら撮影。

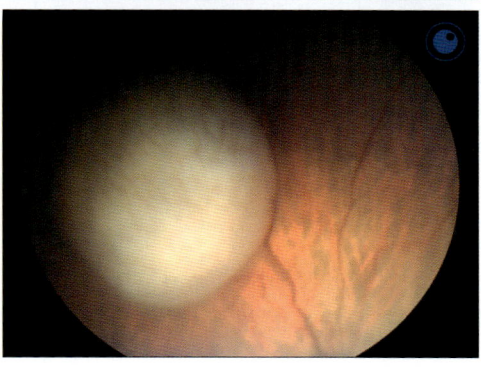

**網膜芽細胞腫**（文献1より転載）

後極以外の眼底も撮影可能。内部の固視灯も移動するが、小児では外部で固視目標となるおもちゃなどを呈示する方が撮影しやすい。

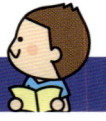

## 使用目的

　手持ち眼底カメラは据え置き型眼底カメラでは対応できないベッドサイドや往診、車いすからの移乗が困難な高齢者や小児の検査など、場所を選ばずさまざまなシーンで活用できます。小児は顎台に顎が乗せられるような年齢になるまでは精密機器での他覚的検査ができないことも多いですが、手持ち眼底カメラは非接触で顎台へ顎を乗せる必要がないため小児診療の場面でも活躍します。未熟児の眼底撮影も可能であり、未熟児網膜症の経時的な病勢評価にも有用です。

## 使用手順

**手順①** カメラを充電ステーションから取り外し、電源ボタンを押します。

**手順②** 撮影方法（写真／ビデオ）、フォーカス方法（オート／マニュアル）、照明光の明るさ、患者ファイル、固視標の位置などを設定します。

**手順③** 患者さんまたは被検者を座位または仰臥位とし、部屋の照明を暗くします。

**手順④** 被検眼とは反対の眼を遮閉します（散瞳時は不要）。

**手順⑤** 検者は利き手でカメラ支持部を持ち、反対の手で光学モジュールを支えます。

**手順⑥** 被検者の瞳孔がカメラ本体のモニター中央に映る状態で、被検者の眼窩部にアイカップを密着させます。

**手順⑦** モニターで眼底像を確認しながら、光軸からずれないようにカメラを被検眼に近づけます。

**手順⑧** 画面いっぱいに眼底像が現れたらデュアルアクションシャッターを押して撮影します。

**手順⑨** 充電ステーションに戻すことで USB ケーブルで接続された PC へ転送されます。

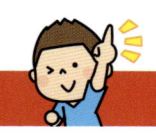

## ❗ 扱う際のポイント・注意点 ❗

　自然瞳孔でも眼底撮影は可能ですが、散瞳薬を用いたほうが撮影は容易で良質な画像を得られます。特に集中力のない小児の検査では小さな赤色灯への長時間固視を得ることが難しく、被検眼と反対の眼を遮閉せず別の固視目標を注視させるなどの工夫が必要なため、散瞳下の検査が有用です。

　眼底撮影時のオートフォーカス（−15〜＋10D）はマニュアルフォーカス

（−20〜＋20D）よりも範囲が狭いので、無水晶体眼などでは先に検影法かレフラクトメータで球面屈折値を測定し、マニュアル設定で視度入力を行ってから撮像する必要があります。前眼部モジュールを用いる際のオートフォーカスは角膜表面に焦点が合うため、水晶体を撮影する場合はあらかじめマニュアルで視度を入力し、カメラを近づけて撮影します（**図1**）。

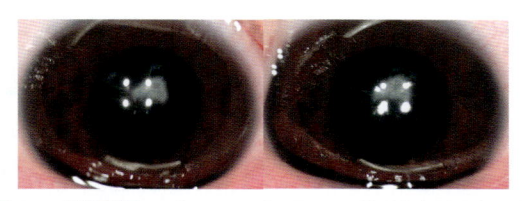

**図1●前眼部モジュールを用いた先天白内障の前眼部写真**（文献1より転載）

オートフォーカスでは角膜反射から眼表面にフォーカスが合う（左図）。水晶体を撮影したいときはマニュアルでフォーカス設定を固定し被検眼に接近させて撮影する（右図）。

未熟児の撮影など仰臥位の被検者の眼底を上からのぞき込む姿勢で撮影する場面（**図2、3**）では、ボタン押し込みの際に手振れすることがあります。このため可能であればカメラ本体や光学モジュールを介助者に支えてもらうと撮影しやすいです。また相手が動いてしまうため、短時間で複数枚撮影したい場合にはクイック撮影モードや動画撮影モードも選択できます。

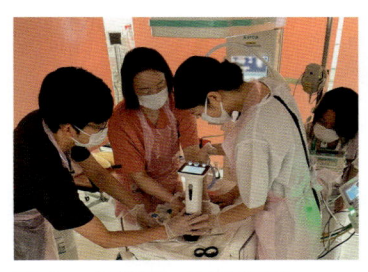

**図2●未熟児の眼底撮影**
（図1より改変して転載）

短時間で撮影しなくてはならない場合には、フォーカスはマニュアル設定とし、介助者に光学モジュールを支えてもらうと撮りやすい。

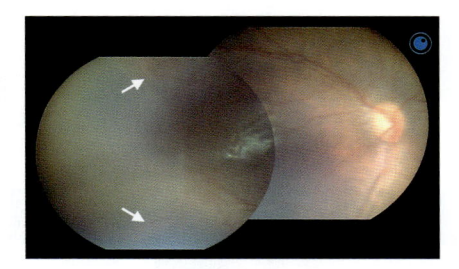

**図3●未熟児網膜症（ROP）**
（図1より転載）

zone I stage3 mild ROP。耳側の静脈はやや拡張しており、湾入の後方で増殖組織が出現している（白色矢印部分）。

### ●引用・参考文献

1）得居俊介. 手持ち眼底カメラの活用法. 眼科. 66（4）, 2024, 379-384.

（得居俊介）

# 7

# 共焦点レーザー走査型眼底検査装置（HRA）

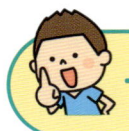

**一言で表すと…** 造影剤を用いて網膜や脈絡膜の血流状態、病変の活動性を評価する機器

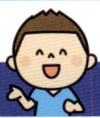

## 検査機器と各部位の紹介

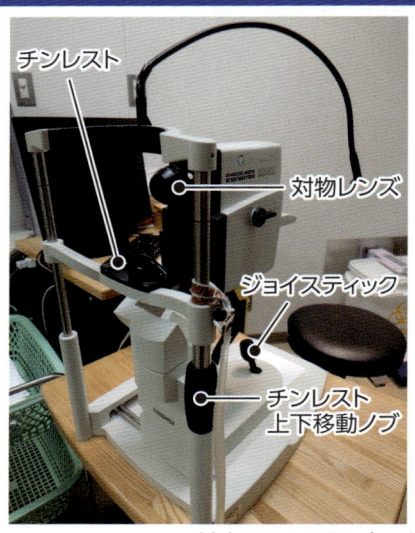

チンレスト
対物レンズ
ジョイスティック
チンレスト上下移動ノブ

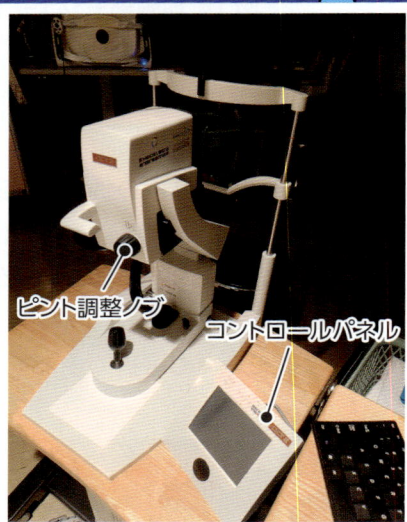

ピント調整ノブ
コントロールパネル

スペクトラリス HRA（ハイデルベルグ エンジニアリング）

## 検査結果例

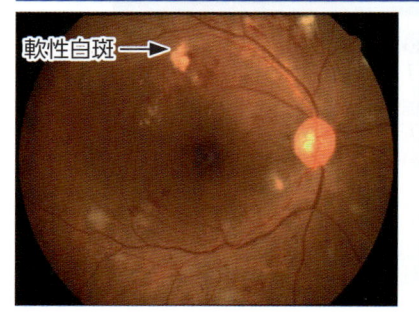

軟性白斑→

無灌流領域（non-perfusion area；NPA）

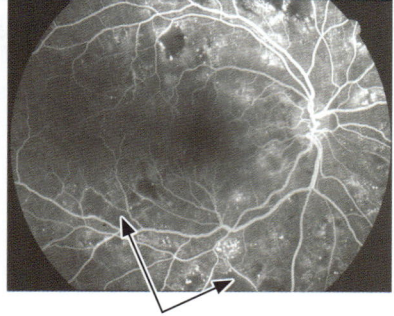

増殖前糖尿病網膜症の軟性白斑
無灌流領域

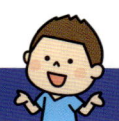

## 使用目的

　フルオレセイン蛍光眼底造影（fluorescein angiography；FA）は網膜血管の形態異常の把握、蛍光ブロックの有無と病変レベル（出血など）、網膜色素上皮障害の有無と程度判定、無灌流領域（non-perfusion area；NPA）の有無と程度判定をすることを目的とします。主に網膜の血流状態把握に用います。

　インドシアニングリーン蛍光眼底造影（indocyanine green angiography；IA）は網膜下の脈絡膜新生血管の有無や脈絡膜血管の血管透過性亢進の有無、脈絡膜腫瘍に伴う所見の確認などを目的とした検査です。主に網膜下の病変や脈絡膜の血流状態把握に用います。

　糖尿病網膜症における FA 所見では、眼循環時間の評価、血管透過性亢進の評価、網膜内異常血管の同定、NPA の有無を知ることが可能です。糖尿病網膜症の治療の一つにレーザー光凝固があり、NPA の範囲を明確にし、照射範囲を把握することも造影検査を行う目的の一つです。

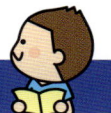

## 使用手順

**手順 ①** 患者さんへの検査説明、同意書の取得を主治医に行ってもらいます

**手順 ②** 事前にカラー眼底写真、光干渉断層計（optical coherence tomography；OCT）、OCT アンギオグラフィー（OCTA）を撮影し所見の確認を行います。

**手順 ③** ルートの確保を医師から看護師に依頼し、取ってもらいます。

**手順 ④** 患者さんに顎をチンレストに乗せてもらい、高さの調整を行います。額が外れる場合はバンド固定を行います。

**手順 ⑤** 主治医に造影剤を注入してもらいます。

**手順 ⑥** 造影剤注入開始と同時にコントロールパネルの『inj.』ボタンを押して時間の経過が把握できるようにします。

**手順 ⑦** 適宜、光量、ピント調整を行いながら速やかに優先眼の初期相を撮影していきます。

**手順 ⑧** 優先眼の撮影が終わったら反対眼の撮影も同様に行います。

**手順 ⑨** 必要があれば初期相の撮影後に周辺部の撮影を行います。

**手順 ⑩** 注入開始から5〜7分後の中期相での撮影を行います。

**手順 ⑪** 注入開始から10分過ぎの後期相での撮影を行います。

**手順 ⑫** すべての撮影が終了したら、患者さんに気分不良などがないか確認し、看護師にルートを抜針してもらいます。

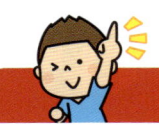

# ！ 扱う際のポイント・注意点 ！

　どのような疾患を疑って撮影を行うのかをしっかり把握することが重要です。患者さんの主治医としっかりコミュニケーションをとり、優先する目の確認や、どこの部分を重点的に撮る必要があるのか、しっかりイメージをつけてから撮影に臨みましょう。当院では造影検査の際は『造影検査オーダー表』を主治医に記載してもらい、撮影方法や優先する目がどちらかなど把握しやすいよう工夫を行って撮影するようにしています（**表**）。

**表 ● 当院で用いている造影検査のオーダー**

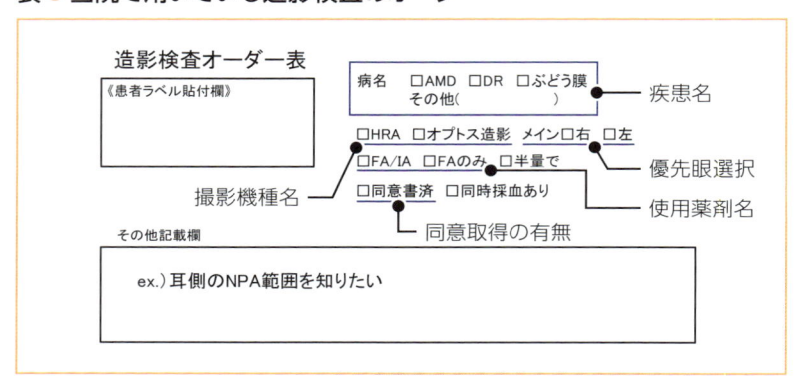

　造影初期では choroidal flash のため、画像がハレーションを起こして見づらくなることに注意が必要です。適宜光量を調節しながら撮影をするよう心掛けることが重要です。

　造影検査ではアナフィラキシーの発生に注意が必要です。注意深く患者さんの様子を観察しながら検査を進めていくことが大事です。最もよく遭遇するアナフィラキシー症状の一つに嘔気、嘔吐があります。検査説明の段階で不安感の強い患者さんの場合には、説明や声掛けを小まめに行いながら検査を進めることが大切です。

● 引用・参考文献
1）藤原篤之．"走査レーザー検眼鏡（HRA2：FA，IA）"．飯田知弘ほか編．うまい眼底画像を撮るためのテクニック．東京，メジカルビュー社，2017，86-91．

（堀江宏一郎）

# 8 光干渉断層計（OCT）

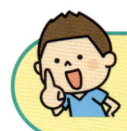

**一言で表すと…** 眼底の断層画像や三次元画像を得る機器

## 検査機器と各部位の紹介

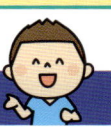

- 額当て
- 視度補正レンズ切り換えノブ
- 対物レンズ
- あご受け
- 外部固視標
- 高さマーク
- フォーカス調整ノブ
- 撮影ボタン
- タッチパネル
- コントロールレバー
- コントロールパネル

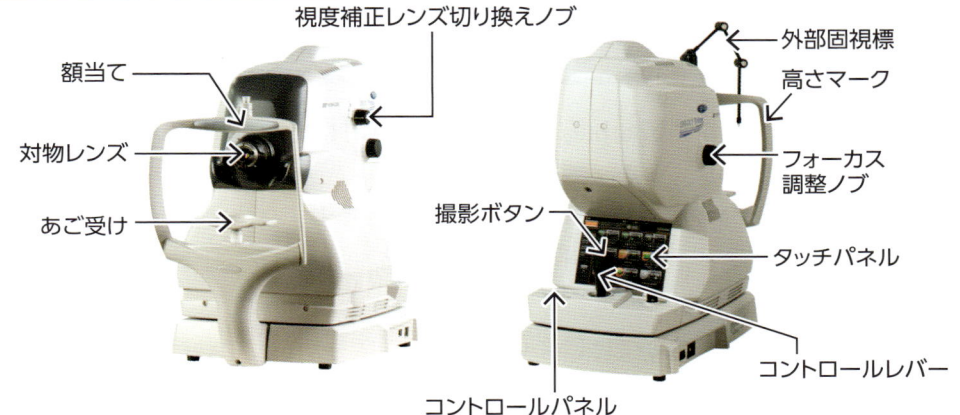

DRI OCT Triton plus（トプコン）

## 検査結果例

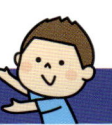

① 正常眼の断層画像

② 糖尿病黄斑浮腫

③ 黄斑円孔

④ 裂孔原性網膜剥離

⑤
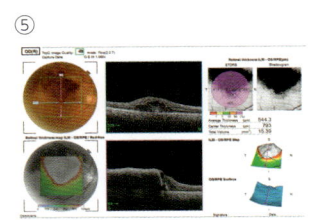
3D 黄斑の黄斑解析
（網膜静脈分枝閉塞）

⑥
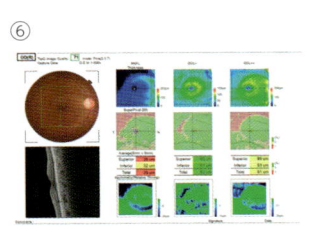
3D 黄斑の緑内障解析
（原発開放隅角緑内障）

⑦
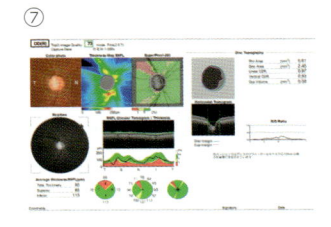
3D 視神経乳頭
（⑥と同じ患者さん）

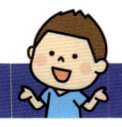

　光干渉断層計（optical coherence tomography；OCT）は近赤外線を測定光に用い、非侵襲的に生体の断層画像や三次元画像を得る機器です。網膜の層構造を高解像度に描出し、病変の範囲や深さを評価できます。複数の断層画像からは三次元画像を構築することができ、黄斑部網膜厚や視神経乳頭周囲網膜神経線維層厚の定量評価が可能です。OCT は網膜をはじめ硝子体、脈絡膜、視神経などの形態観察に広く用いられ、現在の眼科診療に大きく貢献しています。

## 使用手順

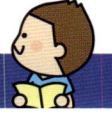

　本稿では DRI OCT Triton plus の操作方法を説明します。

**手順 1** パソコンからソフトウェアを起動します。

**手順 2** 患者さんの情報を入力し、"撮影" を選択します。

**手順 3** 本体の撮影アイコン選択画面から目的のスキャンパターンの撮影アイコンを選択します。

**手順 4** 患者さんの顎をあご受けに乗せてもらい、額を額当てにつけるよう指示をします。

**手順 5** 光学台は患者さんの体格に合わせて無理のない姿勢となる高さ、あご受けは支柱の高さマークに目じりが合う高さに調整します。

**手順 6** コントロールレバーを操作し眼底ライブ映像エリア中央に患者さんの瞳孔が映るよう調整します。眼底ライブ映像エリアに表示されている（　）スケールより瞳孔が大きいと十分に散瞳している目安となります。

**手順 7** 瞳孔に向かって架台部を患者さん側に押し込むと眼底像が映ります。

**手順 8** 患者さんに対物レンズの内部に表示されている固視標を見るよう説明します。

**手順 9** さらに架台部を患者さん側に押し込むと、眼底ライブ映像エリアに２つのアライメント輝点とスプリット輝線が見えてきます。

**手順 10** コントロールレバーの前後操作でアライメント輝点が一つになるよう調整し適切な撮影距離に調整します。

**手順 11** コントロールレバーの上下左右操作でアライメント輝点を（　）スケールに入れ適切な撮影位置に調整します。

**手順 12** フォーカス調整ノブを操作しスプリット輝線を一直線にします。眼底像が明瞭になり鮮明な断層像が得られます**（図 1）**。

**手順 13** 断層像ライブ映像エリアに断層像が映っているかを確認します。映りが悪い

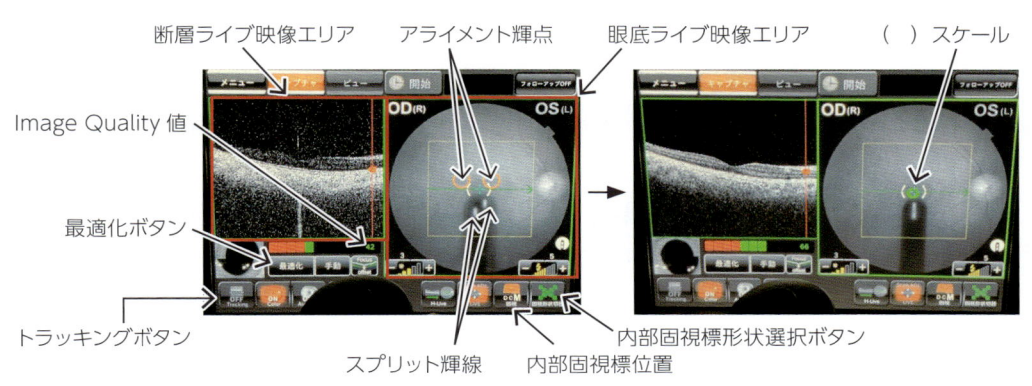

断層ライブ映像エリア　アライメント輝点　眼底ライブ映像エリア　（　）スケール

Image Quality 値

最適化ボタン

トラッキングボタン

スプリット輝線　内部固視標位置　内部固視標形状選択ボタン

**図1● 操作画面**
アライメント輝点とスプリット輝線を調整することで鮮明な断層像が得られる。

時や、断層像ライブ映像エリアに断層像が表示されない場合は"最適化"ボタンで断層像を検出し直すことができます。

**手順⑭** DRI OCT Triton plus の画質評価基準には Image Quality 値（IQV）が採用されています。適切な断層像として解析するには IQV40 以上が推奨されています。

**手順⑮** コントロールレバーの撮影ボタンを押し撮影します。

**手順⑯** 撮影した断層像をパソコンのソフトウェアで解析し結果を出力します。

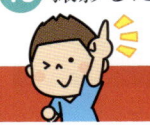

## ⚠ 扱う際のポイント・注意点 ⚠

　OCT で得られる正常な網膜像は、細胞体で構成される層は低輝度に、神経線維成分が多い層は高輝度に描出されます。黄斑部は緩やかな陥凹を呈します。中心窩は外顆粒層が最も厚く映ること、ellipsoid zone が隆起する形状（foveal bulge）を呈することが特徴です。OCT では視力値と最も相関する中心窩を意識した撮影が一般的です。

　断層画像のスキャンパターンには、ラインスキャン（1枚の断層画像）、ラスタースキャン（複数本の平行ラインスキャン）、クロスラインスキャン（水平垂直のラインスキャン）、ラジアルスキャン（放射状のスキャン）などがあり、病変の範囲や部位によって使い分けます。

　三次元画像は 3D スキャン（ボリュームスキャンやキューブスキャンともいいます）で撮影します。黄斑疾患には 3D 黄斑、視神経疾患には 3D 視神経乳頭、黄斑部と視神経乳頭まで広く撮影する場合は 3D ワイドなど使い分けます。3D 黄斑は黄斑解析機能のほかに緑内障解析機能があり、網膜神経節細胞複合体厚の評価がで

きます。

　中間透光体に白内障などの混濁があると、断層像の画質が低下することがあります（**図2**）。コントロールレバーを操作し断層像が最も鮮明になる場所を探して撮影しましょう。

　眼瞼や睫毛が瞳孔にかかる場合、画質の低下や一部が欠けた断層像となることがあります。開瞼を促す、眼瞼挙上を行うなどして対処してください。開瞼時間が長くなると、角膜の乾きによって画質の低下を来すことにも留意してください。

　測定光路に高反射物質が存在すると測定光が減弱し、その物質より後方の網膜は陰影（シャドー）となります。シャドーは、網膜出血や硬性白斑などの網膜内病変で生じます（**図3**）。正常眼でも網膜血管より後方にスジ状のシャドーがみられます。

　固視不良は、目的の撮影部位からずれた画像や、部分的に波打つような画像となります。内部固視標から視線を動かさないよう再度説明する、内部固視標の形状を固視しやすいものに変更する、トラッキング機能を使用する、外部固視標に切り換えるなどして対処します。

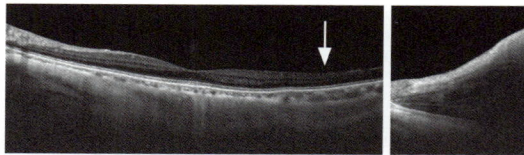

**図2●白内障による画質の低下　　図3●出血によるシャドー**

### ●引用・参考文献

1）秋葉正博．"後眼部OCT：原理と種類"．眼科検査ガイド．第2版．飯田知弘ほか編．東京，文光堂，2017，484-495．
2）長谷川泰司．"後眼部OCT：正常所見とアーチファクト"．眼科検査ガイド．第3版．飯田知弘ほか編．東京，文光堂，2022，507-511．
3）岸章治．"総論：正常所見"．OCT眼底診断学．第3版．東京，エルゼビア・ジャパン，2014，34-49．

（鎌田泰彰）

# 9 OCT angiography

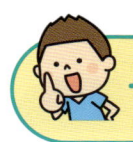

一言で表すと…**OCT の断層画像から血流情報を描出する技術**

## 検査機器と各部位の紹介

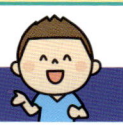

6章⑧光干渉断層計（OCT）と同様です（→ p101 参照）。

## 検査結果例

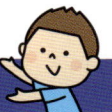

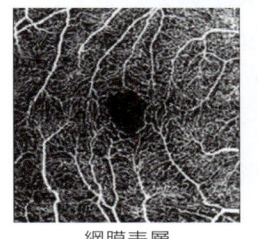 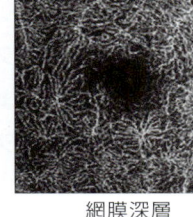  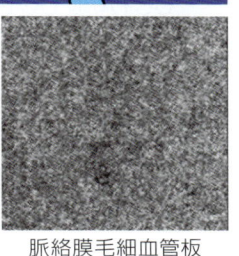

| 網膜表層 | 網膜深層 | 網膜外層 | 脈絡膜毛細血管板 |

正常眼の OCTA（3 × 3mm）

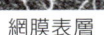 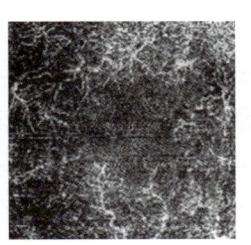 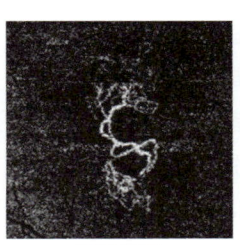 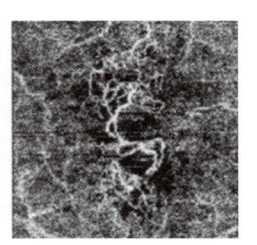

| 網膜表層 | 網膜深層 | 網膜外層 | 脈絡膜毛細血管板 |

加齢黄斑変性症の OCTA（3 × 3mm）

## 使用目的

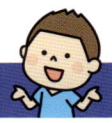

　OCT angiography（OCTA）は OCT の技術を応用し、断層画像間のシグナル変化を血流由来の動的シグナルとして抽出する技術で、造影剤を使用せず非侵襲的に血流情報を描出できます。網膜表層、網膜深層、網膜外層、脈絡膜毛細血管板など網脈絡膜の血流像を層別に描出でき、新生血管などの病変がどの層に位置するかを

観察できます。また、中心窩無血管域の定量評価も行えるため臨床応用への期待が高まっています。対象疾患は、糖尿病網膜症や緑内障など循環障害を伴う疾患、新生血管を生じる加齢黄斑変性などです。

## 使用手順

操作手順は OCT と同様です（**→ p102〜103 参照**）。本体の撮影アイコン選択画面から OCT angiography アイコンを選択し撮影を行います。測定範囲は病変のサイズに合わせて選択します。

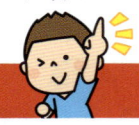

## ❗ 扱う際のポイント・注意点 ❗

OCTA は OCT の断層画像から血流情報を描出するため、OCT のアーチファクトが混入すると OCTA にも影響を及ぼします。中間透光体の混濁などは画質の低下や部分的に欠損した画像となるシャドーイングアーチファクト、瞬目や固視不良はスジが入った画像となるモーションアーチファクトが生じます。

画像生成の過程におけるアーチファクトには、網膜血管のシャドーによりシグナル変化が発生し、本来存在しないはずの層に網膜血管が画像化されるプロジェクションアーチファクト、浮腫や剥離など複雑な網膜形状により網膜層の境界を誤認識し、本来とは異なる層が画像化されるセグメンテーションエラーがあります。

OCTA は造影検査に類似した画像を得ることができますが、原理的に造影検査の異常所見にある蛍光漏出、蛍光貯留、組織染、充盈遅延などを描出することはできません。また、造影検査では網膜と脈絡膜の血流情報が同時に描出されますが、OCTA では層別に分離された血流情報が描出される違いがあります。造影検査と OCTA はそれぞれにメリットがあり、両者を組み合わせて用いることが推奨されています。

● 引用・参考文献
1) 柳靖雄."OCTA の撮り方と読影の基本".診断力がアップする！OCT・OCTA パーフェクト読影法　正常・異常所見の読み方と目のつけどころ.東京,羊土社,2023,26-30.
2) 丸子一朗."OCT angiography".新 OCT・OCTA 読影トレーニング.白神史雄ほか編.東京,メディカルビュー社,2019,18-33.
3) 板谷正紀."OCT アンギオグラフィーの原理と基礎".眼科スゴ技 OCT・OCTA　エキスパートの読影術で診断力アップ！.眼科グラフィック 2019 別冊.小椋祐一郎ほか監修.大阪,メディカ出版,2019,84-89.
4) 宇治彰人ほか."OCT アンギオグラフィの原理".OCT アンギオグラフィコアアトラス　ケースで学ぶ読影のポイント.吉村長久編.東京,医学書院,2017,2-14.
5) 加登本伸."正常眼底".前掲書 4).16-27.

（鎌田泰彰）

# 1 超音波式眼軸長測定装置(Aモード)

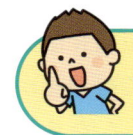

**一言で表すと…** 超音波で目の奥行き(眼軸長)を測る機器

## 検査機器と各部位の紹介

外部固視灯

額当て
ミラー
プローブ
顎台

ジョイスティック

測定画面

UD-800(トーメーコーポレーション)据え置き型の場合

## 検査結果例

① ② ③ ④

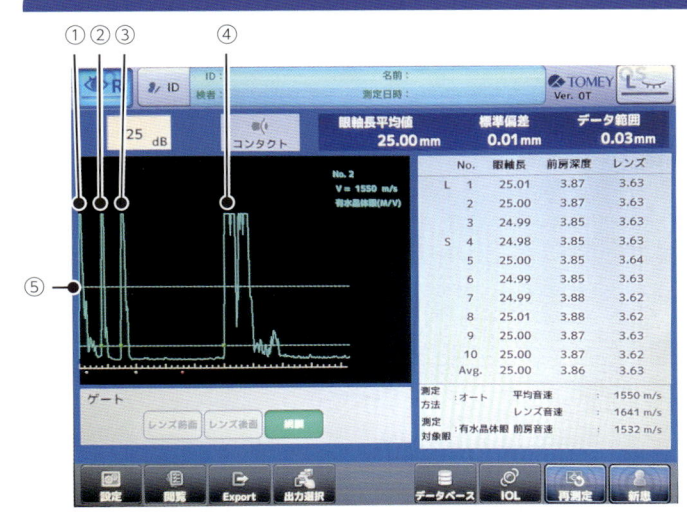

⑤

### Aモードでの正常眼の波形

理想的な波形は、①角膜前面、②水晶体前面、③水晶体後面、④網膜の4つのスパイクが垂直に立ち上がっており、規定の⑤閾値を超え振幅(波形の高さ)が揃っていて、網膜後方に充実した波形が存在し次第に減弱している状態である。

## 使用目的

　白内障手術では眼内レンズを挿入しますが、眼内レンズ度数を計算するためには眼軸長のデータが必須項目となります。また、次項で紹介する「光学式眼軸長測定装置」との特徴の違いを**表**に示します。中間透光体の混濁が強い場合や姿勢保持が困難な場合は光学式では測定不能になりますが、Aモードでは測定可能なため臨床現場では欠かせない重要な機器です。

## 使用手順

**手順①** あらかじめ検査説明、点眼麻酔を行い、機器の電源を入れて患者さんを登録しておきます。

**手順②** 顎を顎台に乗せ、額をつけてもらいます。

**手順③** 「測定」を押しておきます。

**手順④** 非測定眼で外部固視灯を見てもらいます。

**手順⑤** 外部固視灯を動かして測定眼を誘導します（患者さんの視線とプローブを当てる角度が一緒になるよう誘導します）。

**手順⑥** ジョイスティックをゆっくり動かし、測定眼の角膜中央にプローブを垂直に

### 表● 超音波式と光学式の特徴の違い

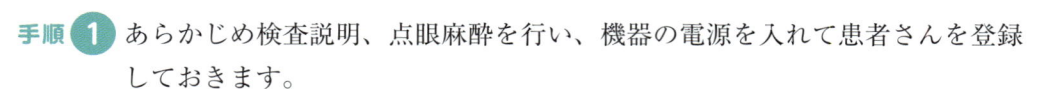

| | 超音波式眼軸長測定装置<br>（Aモード） | 光学式眼軸長測定装置 |
|---|---|---|
| 測定法 | 超音波 | 光干渉 |
| 接触か非接触か | 接触 | 非接触 |
| 点眼麻酔 | 要 | 不要 |
| 測定体位 | 座位・仰臥位<br>＊手持ちでの測定も可能 | 座位のみ<br>＊姿勢保持困難で顎を乗せられない場合は不可 |
| 測定範囲 | 角膜表面〜内境界膜 | 涙液表面〜網膜色素上皮<br>＊内境界膜までの距離に自動補正 |
| 中間透光体の混濁 | 測定可能 | 測定困難もしくは不可 |
| 測定可能率 | 100% | 90〜99% |
| 測定値 | ばらつきやすい | 再現性が高い |
| 測定時間 | 比較的長い | 短い |
| 熟練難易度 | やや高い | 低い |

あてます。

**手順 7** 測定音が鳴り、再現性のあるデータが揃うまで行います。

**手順 8** 白内障が強い場合で測定困難な場合は「過熟（成熟）白内障モードへの切り替え」や、「ゲインの向上」を試みます。

**手順 9** 何度か繰り返し測定し検査終了です。結果は都度「Export」でデータをパソコンなどに送信します。

## ❗ 扱う際のポイント・注意点 ❗

**しっかり角膜中心を狙いましょう！**：患者さんと向かい合い、ジョイスティックにてまずは上下と左右を合わせ、最後に奥行きを合わせましょう。

**プローブの押し込みすぎに注意が必要です！**：プローブを必要以上に押し込みすぎると眼軸長が本当の値よりも短い値となります。測定ではゆっくり目に近づけていき、角膜表面と接触して音が鳴ったらわずかにジョイスティックを引いてみましょう。

**場合によっては手持ちで行うことも！**：多くの施設では、座位による据え置き型の機器になっているかと思いますが、実際の現場では姿勢保持が困難で顎を顎台に乗せることができない患者さんもいます。その場合は直接プローブを機器本体から外し、直接手で持って測定を行う必要があります（**図1**）。いつでもできるように普段から練習しておくとよいです。

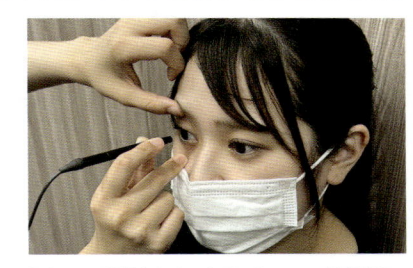

**図1 ● 手持ちによるAモード測定**
プローブを持っている手の中指で下眼瞼を軽く下げ、環指や小指で頬に軽く触れておくとブレにくく測定しやすい。

## よくあるトラブルと対処法

**目がキョロキョロ動いて測定が非常に難しい**：プローブ内の内部固視灯がonになっているかもしれません。外部固視灯をみるように促しても内部固視灯がonになっていると、どちらもみえてしまい固視が不安定になりやすいです（**図2**）。基本は内部固視灯をoffにしておくとよいです。

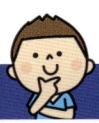
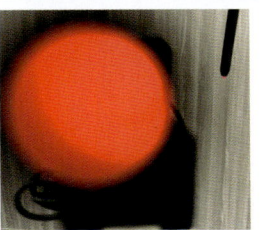

**図2 ● 内部固視灯と外部固視灯**
内部固視灯は徐々に目に近づくとぼやけて大きくみえるため、その中のどの部分を見てよいかわかりにくくなり固視も不安定になりやすい。外部固視灯は少し離れた場所にあるため固視は安定しやすい。

**プローブが近づくと外斜視のような状態になり固視不安定になってしまう**：プローブが近づく前までは固視目標を両眼で一緒にみていた（両眼視）ことが主な原因です。やや寄り目（輻湊）が入った状態となっています。しかし、プローブが近づいていくと両眼視できない環境になり、測定したい方の目が外側にずれてしまう現象が起こります。最初から両眼視しないようにプローブを鼻の前あたりに置いておくと輻湊が混入せず、視線の誘導や測定もしやすくなります**（図3）**。

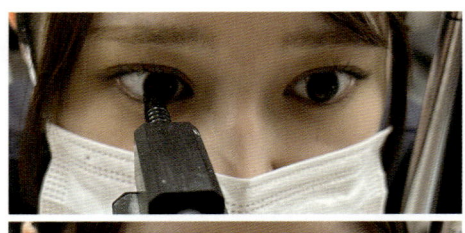 輻湊混入あり

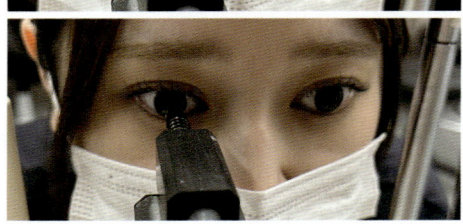 輻湊混入なし

**図3 ● 輻湊混入の有無**

（筒井健太）

# 2

# 光学式眼軸長測定装置

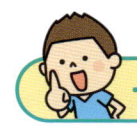

一言で表すと…光で目の奥行き（眼軸長）を測る機器

## 検査機器と各部位の紹介

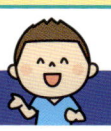

額当て

顎台

測定画面

顎台調節
ハンドル

ジョイスティック

ARGOS®（日本アルコン）

## 検査結果例

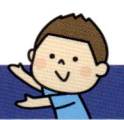

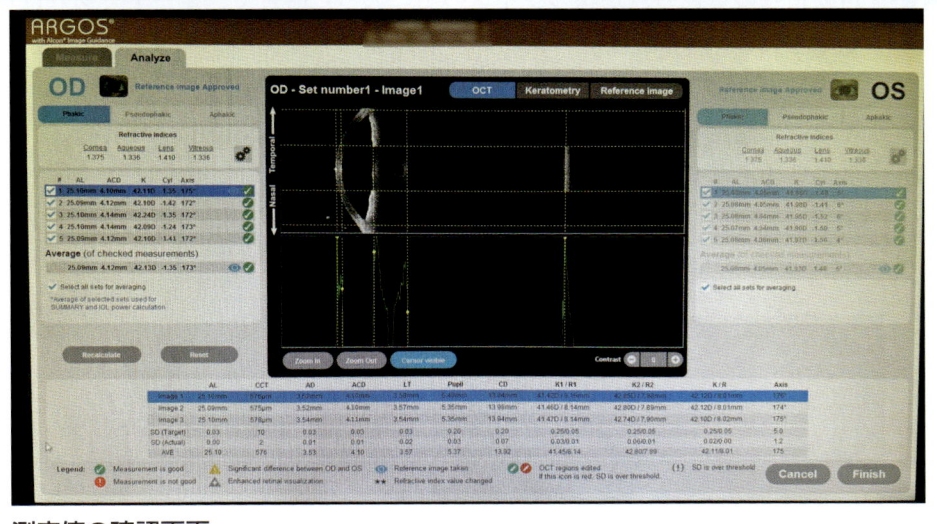

**測定値の確認画面**

本装置では OCT 画像および波形とデータも一緒に確認します。
正しく各組織の境界位置で波形が立っているのかを確認します。
緑の ✅ マークの場所が赤の ❗ マークで表示されている部分は信頼性が低く、⚠️ マークは波形位置
を修正した場合に付きます。

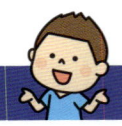

前項で紹介した「超音波式眼軸長測定装置」と同様に、白内障手術における眼内レンズ度数計算を目的として眼軸長を測定することが日常診療で最も多いです。眼軸長だけでなく角膜曲率半径や前房深度などの各パラメーターも取得できます。また **7章①**の**表**に示した特徴のように、光学式は簡便で短時間で再現性の高い測定が可能な点から、小児の弱視斜視や学童近視における眼軸長の経過をみるのにも活用されています。

## 使用手順

**手順①** 機器の電源を入れて患者登録（ID・名前・生年月日）します。

**手順②** 「New measurement」で測定画面まで進めておきます。

**手順③** 検査説明後、台の高さを調整し、顎を顎台に乗せてもらい額も付けてもらいます。

**手順④** 内部固視灯を見てもらい、ジョイスティックを操作し角膜中央に合わせます。

**手順⑤** 画面右側の OCT 像を見ながらジョイスティックを前後に動かします。

**手順⑥** 角膜頂点の黄色の点が緑のラインの中に入るように合わせます **（図1）**。

**手順⑦** 必要であれば測定直前に眼瞼を挙上します。

**手順⑧** 角膜頂点の黄色の点が緑のラインの中に入った時点で、オートであれば自動測定されます。固視不良や目の乾きなどがあればマニュアル測定の方がよいため使い分けます。

**手順⑨** 複数回の測定を行い、消したいデータがあれば「Discard」で削除します。

**手順⑩** 再現性のある複数回のデータが得られたら「Finish」で測定は終了します。

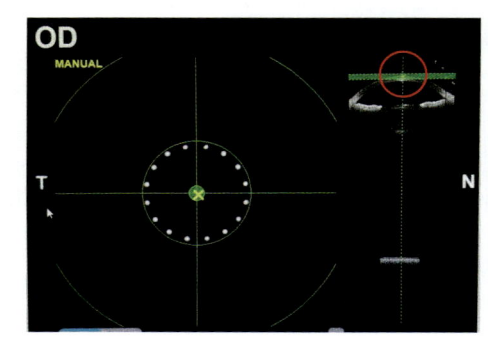

### 図1 ● 測定中のアライメント調整

画面右側の OCT 像を見ながらジョイスティックを前後に動かし、角膜頂点の黄色の点が緑のラインの中に入るように合わせる（赤色丸囲み部分）。測定直前にまばたきを促し、画面左側の16 個の角膜反射像もきれいに映った状態で測定する。

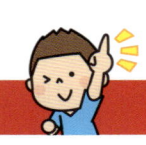

## ❗ 扱う際のポイント・注意点 ❗

**角膜反射像に注意**：16個の白い角膜反射像は中央から2.2mm径部分の角膜曲率半径を測定しており、ドライアイをはじめとした涙液状態が不均一な場合や、眼瞼下垂で角膜反射像があまり見えていない場合などでは結果に影響を及ぼします（**図2**）。まずは声掛けし、大きく開瞼してもらい、必要であれば眼瞼挙上して16個の点がすべて見える状態にします。白い点が不鮮明であればまばたきを促し、それでも不鮮明であれば乾燥を補う点眼液を使用して測定を行います。

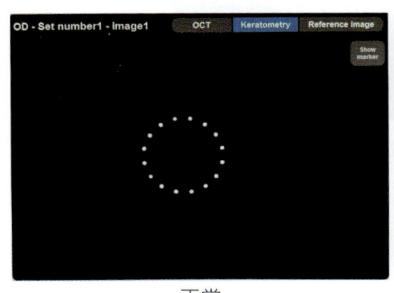
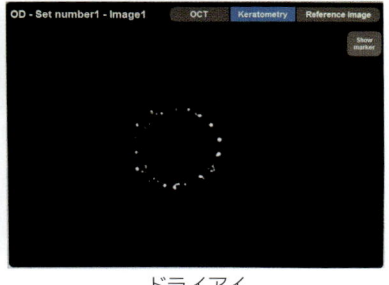

正常　　　　　　　　　　　　　　　　ドライアイ

**図2 ● 角膜曲率半径測定時の角膜反射像の確認**
正常と比べ、ドライアイをはじめとした涙液状態が不均一な場合では16個の白い
角膜反射像が不均一で不鮮明となっている。

**中間透光体の混濁が強い場合は注意**：フーリエドメイン装置の登場によって眼軸長測定可能率は大幅に向上し、さらに本装置にはenhanced retina visualization（以下ERV）モードも搭載されていますので、中間透光体の混濁がある程度強い場合でも測定可能となりました。しかし、過熟白内障や硝子体出血など中間透光体の混濁がとても強い場合は、信頼性が低くなり測定不能例も出てきます。またERVモードで測定可能であっても、このような症例は測定中に固視不良であることも多いのが現状です。前項に紹介した超音波Aモードでの測定を含めて慎重な判断が求められます。

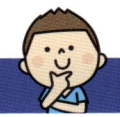

## よくあるトラブルと対処法

　本装置には外部固視灯がないため、内部固視灯が見えない場合は測定中の前眼部のOCT画像を確認しながら声掛けをして視線の位置を誘導します。この場合、確認できるOCT像は水平方向のみですので、眼球の横の傾きはわかりやすいですが（**図3**）、縦方向（縦の傾き）はOCT画像から判断することは困難です。その場合

は、最も前房深度が深くなる部分も参考にして縦方向も誘導します。反対眼の視力がよければボールペンなどの固視目標をその目の前に持っていき、視線誘導にて合わせると測定しやすいです。

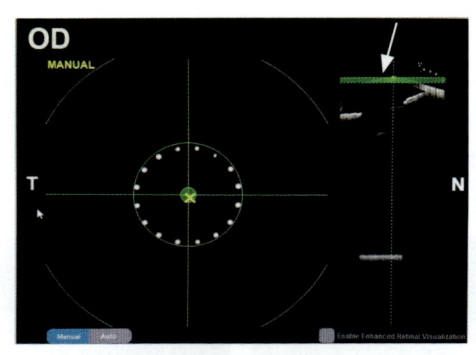

**図3● 測定中の前眼部 OCT 像による視線の確認**

前眼部の OCT 像の傾きにより眼球の横（水平方向）の傾きはわかりやすい（白色矢印部分）。この画像では実際の固視目標よりも右方視しすぎている状態。

（筒井健太）

# 1

# 視覚誘発反応測定装置(LE-4000)

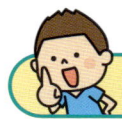 一言で表すと…網膜の機能を評価するための検査装置

## 検査機器・器具と各部位の紹介

本体表面

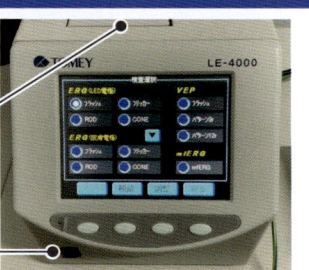

プリント用紙排出口

電源スイッチ

アンプボックス天面

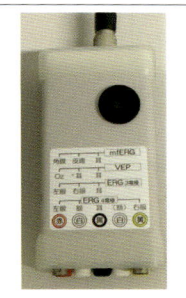

関電極

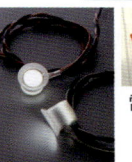

電源コネクタ

角膜電極

本体裏面

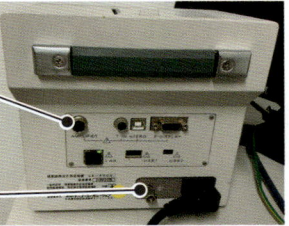

アンプボックス接続部

アース線接続部

アンプボックス前面

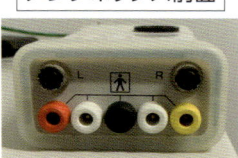

不関電極、接地電極

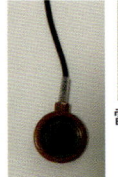

電源コネクタ

皿電極

LE-4000（トーメーコーポレーション）

## 検査結果例

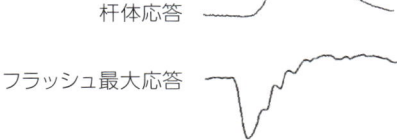

杆体応答　　100μV／25ms

フラッシュ最大応答　　100μV／10ms

錐体応答　　50μV／10ms

フリッカ応答　　50μV／10ms

8章

電気生理検査

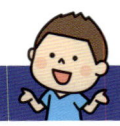

## 使用目的

　網膜電図（electroretinography；ERG）は、①網膜変性疾患を疑うとき、②網膜血管障害や虚血性網膜疾患、③眼底所見からは診断がつかない原因不明の視力低下があるとき、④白内障や硝子体混濁で網膜を観察することができないときに網膜機能を評価する目的で使用されます。

## 使用手順

　検査に先立ち、患者さんの瞳孔は十分に散瞳しておきます。

**手順 1　電源をつなぐ**：三極電源コードをつなぐ場合は、アースの設置してあるコンセントに電源をつなぐだけでよいでしょう。普通の電気コンセントの場合はアースを別にとります。

**手順 2　シールドシートを敷く**：患者さんが横たわるベッドの上にシールドシートを敷きます。シールドシートと本体裏面にあるアース端子を接続します。

**手順 3　電極確認**：すべての電極をアンプボックスに接続します。電極コネクタは色分けされており、アンプボックス前面にある同じ色のコネクタにそれぞれ接続します。電極を水道水あるいは生理食塩液に浸ける。数分間そのままおいて、電位が安定した後でノイズチェックを行います（**図1**）。

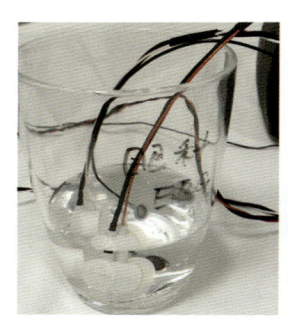
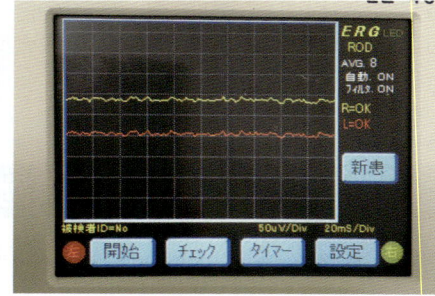

図1● ノイズチェックの方法

**手順 4　検査選択**：設定ボタンを押して検査選択画面に切り替え、検査を選択します。

**手順 5　暗順応**：暗室で20分以上暗順応します。

**手順 6　電極装着**：不関電極は額、接地電極は耳たぶに装着します。装着前に皮膚をアルコールで消毒し、少量の電極糊を皮膚にすりこみます。銀皿電極に電極糊を出し、皮膚に装着した上でテープなどで固定します（**図2**）。局所麻酔薬を点眼し、スコピゾル®眼科用液を滴下したコンタクトレンズ型の関電極

を角膜に装着します。

**手順 7** **ERG 記録**：ノイズ状態を確認した上で記録を開始します。記録は、杆体応答、フラッシュ最大応答の順番で行います。本体からプリントアウトされる結果を適宜確認します。

**手順 8** **明順応**：暗順応下での記録が終了したら、最低 10 分間の明順応を行い、再び電極を装着し、記録を行います。記録は錐体応答、フリッカ応答の順番で行います。

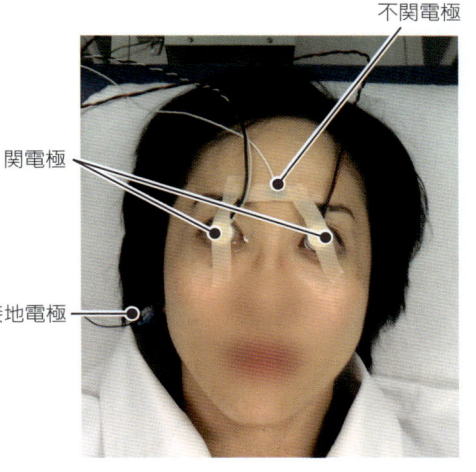

図 2 ● 測定時

不関電極

関電極

接地電極

**手順 9** **記録終了後**：電極を取り外し、電極糊をふき取り、スコピゾル®は洗い流します。電極はアルコール消毒をし、乾燥させます。

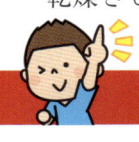

## ⚠ 扱う際のポイント・注意点 ⚠

　記録開始の前に必ずノイズチェックを行います。暗室では暗い赤色灯下で作業します。ERG 記録に必要なものがどこにあるか、あらかじめ把握しておきます。

　暗室では関電極の左右を間違えないように気を付けます。右眼の電極にはマークがついているので参考にします**（図3）**。感熱紙に結果がプリントされますが、時間が経つとプリントが薄くなるため、プリントされた結果は紙に貼り付けてコピーをしておくとよいでしょう。

　患者さんが緊張しているとノイズが乗りやすいため、適切な声掛けをしてリラックスさせましょう。ノイズがひどい場合、電極がきちんと装着されているか確認します。

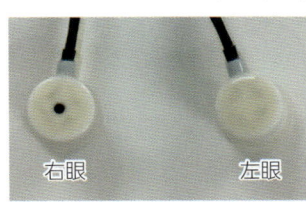

右眼　　　　左眼

図 3 ● 右眼の電極マーク

（加藤久美子）

# 2 網膜電位計（RETeval®）

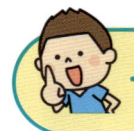

一言で表すと…　網膜の機能を評価するための手持ち式の検査装置

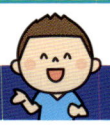

## 検査機器と各部位の紹介

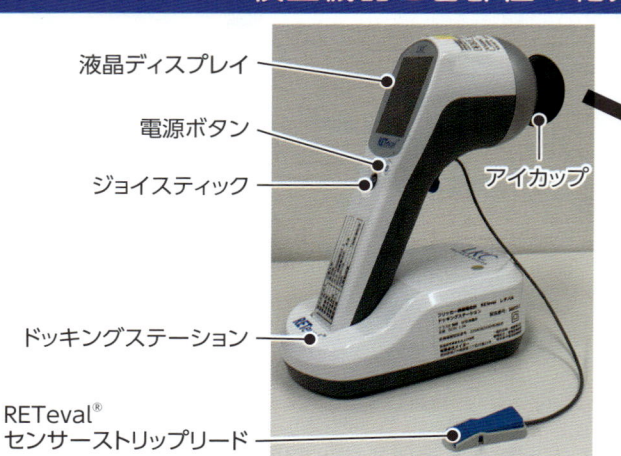

- 液晶ディスプレイ
- 電源ボタン
- ジョイスティック
- ドッキングステーション
- RETeval® センサーストリップリード
- アイカップ

RETeval®（メイヨー）

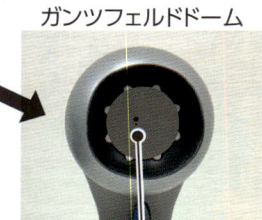

ガンツフェルドドーム

赤外線カメラ、固視灯

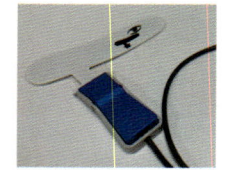

センサーストリップ

## 検査結果例

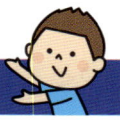

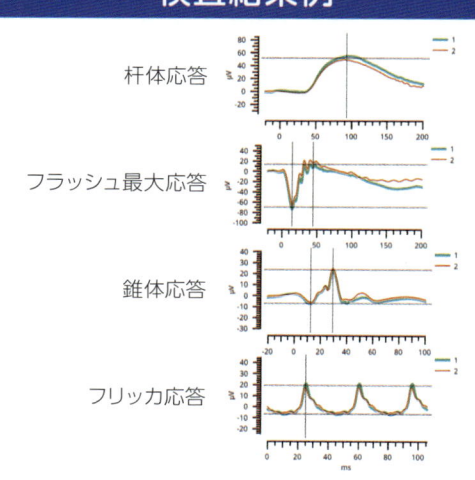

- 杆体応答
- フラッシュ最大応答
- 錐体応答
- フリッカ応答

## 使用目的

　網膜電図（electroretinography；ERG）検査の臨床適応は**8章①視覚誘発反応測定装置（LE-4000、p116）**と同じです。本装置は皮膚電極でERGを記録するため、コンタクト電極で記録することが困難な小児や内眼手術直後の患者さんのERG記録に有用です。

## 使用手順

　本体の操作はジョイスティックを用いて行います。RETeval®では散瞳・無散瞳いずれの条件下でもERGを記録することができます。散瞳下で記録する場合は、散瞳薬で十分に散瞳する。RETeval®は杆体応答、フラッシュ最大応答、錐体応答、フリッカ応答だけではなく、さまざまな記録条件でERGを記録することができます。暗順応を行う場合、先に皮膚電極を貼付しておき、暗順応下で本体設定を行うとよいでしょう。

**手順 1** **本体設定：**スタート画面の「プロトコル」から行います（**図-①**）。Tdは無散瞳モード、cdは散瞳モード（**図-②**）であり、瞳孔条件に応じて適切なプロトコルを選択します。**図-③**で示すように、IDを入力します。記録した

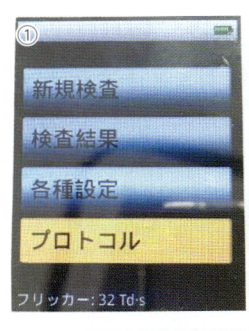
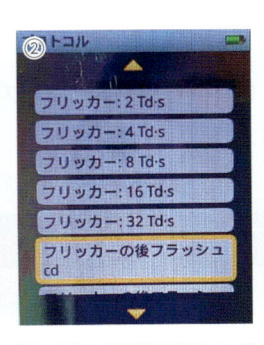
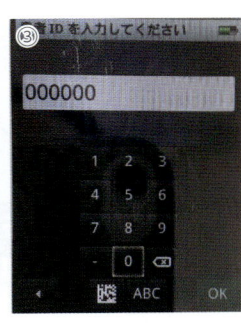
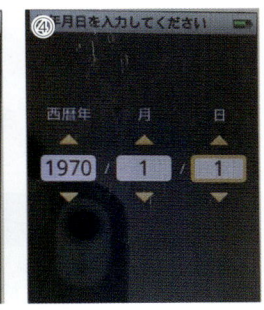

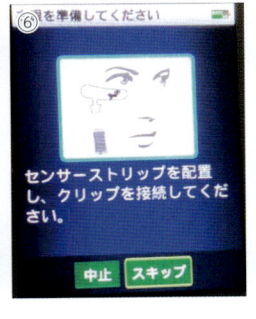
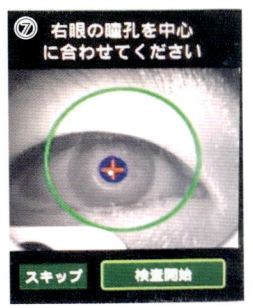

図● **本体設定**

ERGは電子データで本体に保存されるため、記録したデータを識別するために必要です。**図-④**に示すように生年月日を入力します。記録したデータを識別する目的と、記録した結果と年齢に応じて設定されている基準値とを参照するために必要です。センサーストリップの外袋に印刷されている二次元バーコードをスキャンします（**図-⑤**）。

**手順 2** **電極装着：**下眼瞼をアルコール綿で清拭し、皮膚電極を貼付します。RETeval®が採用する皮膚電極は、関電極、不関電極、接地電極が1枚のシールに埋め込まれており、装着は非常に容易です。

**手順 3** **ERG記録：**RETeval®本体と皮膚電極をセンサーストリップリードで接続し、記録を開始します（**図-⑥**）。液晶画面に表示される緑の円の中央に患者さんの瞳孔が位置するように本体を保持します（**図-⑦**）。患者さんにはガンツフェルドドーム内の赤い固視灯を見るように指示します。

**手順 4** **記録終了後：**皮膚電極を取り外し結果を確認します。記録したERG波形は「検査結果」から確認することができます（**図-①**）。RETeval®本体をコンピュータに接続することで、結果をPDFで出力することができます。

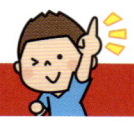

## ⚠ 扱う際のポイント・注意点 ⚠

　手持ち式のため、どこへでも持ち運んでERGを記録することができるのが強みですが、落下させないように注意が必要です。

　センサーストリップは単回使用です。1枚につき、一つのプロトコルを1回しか記録することができないため注意しましょう。

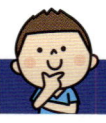

## よくあるトラブルと対処法

　記録中に皮膚電極が剥がれてしまうことがあります。皮膚をしっかり清拭し、皮膚の油分を取っておくと皮膚電極は外れにくいです。それでも剥がれる場合は、皮膚電極の上からテープを貼るなど工夫するとよいでしょう。

（加藤久美子）

# 1 大型弱視鏡

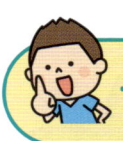

**一言で表すと…** 眼位とさまざまな両眼視機能（網膜対応・融像・立体視）を調べる機器

## 検査機器・器具と各部位の紹介

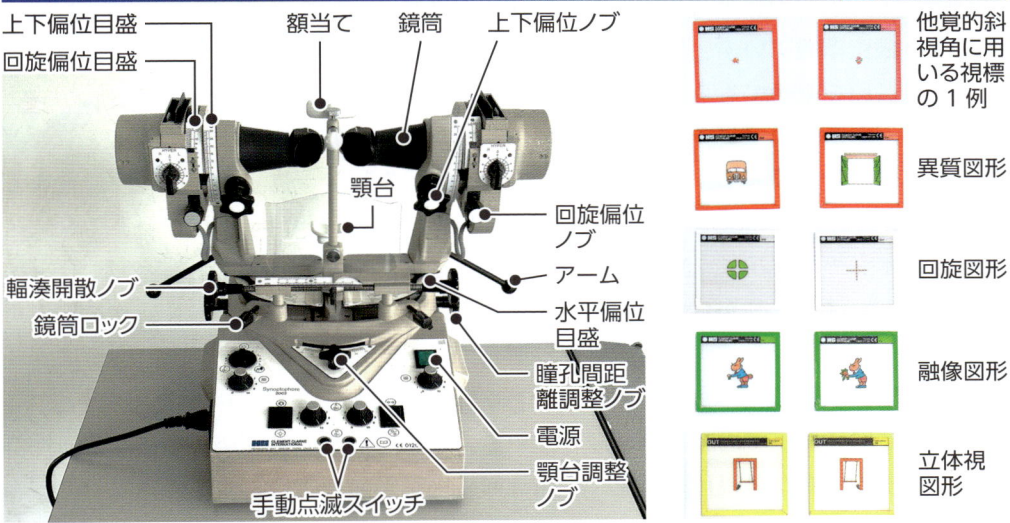

- 上下偏位目盛
- 回旋偏位目盛
- 額当て
- 鏡筒
- 上下偏位ノブ
- 顎台
- 回旋偏位ノブ
- アーム
- 水平偏位目盛
- 輻湊開散ノブ
- 鏡筒ロック
- 瞳孔間距離調整ノブ
- 電源
- 顎台調整ノブ
- 手動点滅スイッチ

大型弱視鏡シノプトフォア 2001（Clement Clarke）

- 他覚的斜視角に用いる視標の1例
- 異質図形
- 回旋図形
- 融像図形
- 立体視図形

## 検査結果例

### ＜ 大型弱視鏡 ＞

矯正　右（－2.00D）左（－2.00D）

| | 右眼固視 | 左眼固視 |
|---|---|---|
| 他覚的斜視角（花と金魚） | －15° | －15° |
| 自覚的斜視角（車庫と車） | －13° | －13° |
| 融像域（ウサギ） | －18° ～ ＋20° | |
| 立体視（ブランコ） | （＋） | |

共同性斜視の検査結果（間欠性外斜視）

### ＜ 大型弱視鏡 ＞

矯正　右（－2.00D）左（－2.00D）

自覚的斜視角
（回旋図形）

| | | 左眼固視 | | |
|---|---|---|---|---|
| | | 0°<br>R/L3° | 0° | 0°<br>Ex1° |
| 左方視 | +2°<br>R/L5°<br>Ex1° | +1°<br>R/L2°<br>Ex2° | 0°<br>R/L1°<br>Ex4° | 右方視 |
| | +2°<br>R/L8°<br>Ex2° | +1°<br>R/L4°<br>Ex4 | +1°<br>R/L2°<br>Ex6° | |

9方向眼位検査（右上斜筋麻痺）

## 使用目的

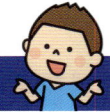

　眼位・眼球運動の障害、両眼視機能の異常が疑われる被検者に対し、斜視角・眼球運動・両眼視機能（同時視・網膜対応・融像・立体視）の状態を調べます。

## 使用手順

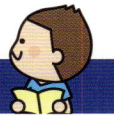

**手順 ①　視診**：大型弱視鏡での検査の前に、視診で眼位と眼球運動を評価しておきます。視診の結果を念頭において検査を進めることが大切です。

**手順 ②　検査準備**：いす、昇降台、顎台の高さを調整し、無理のない姿勢で患者さんに顔を乗せてもらいます。瞳孔間距離と頂点間距離を合わせます。屈折異常がある場合はレンズホルダーに矯正レンズを入れます。

**手順 ③　他覚的斜視角（objective angle；OA）の測定**：視認できる範囲で、なるべく小さい図形を使用します。固視眼のアームを0°に合わせ、手動点滅スイッチを交互に点滅し、測定眼の復位運動を観察します。アームの水平位置、上下ノブを動かし、復位運動が止まったときの水平・上下の目盛りを斜視角として定量します。回旋偏位は測定できません。

**手順 ④　自覚的斜視角（subjective angle；SA）の測定**：異質図形を使用します。共同性斜視で両眼視を確認したい場合は車庫と車のような図形、非共同性斜視で詳細な斜視角を測定する際は回旋図形が適しています。固視眼のアームを0°に合わせ、左右の図形が自覚的にぴったり重なる位置を測定します。水平は患者さん自身が測定眼側のアームを操作し、上下・回旋は、検者がノブを操作します。必要に応じて9方向むき眼位でも同様に検査を行います。

**手順 ⑤　網膜対応の判定**：他覚的斜視角と自覚的斜視角がほぼ一致している場合は網膜対応正常です。ただし輻湊などの影響で、正常対応でも両者の角度が一致しない場合もあるため注意が必要です。

**手順 ⑥　融像域（fusion）の測定**：融像図形を使用します。自覚的斜視角を2等分した角度に鏡筒をおき、視標を固視させます。融像できていることをチェックマークから確認し、鏡筒ロックを締めます。像が2つに分離するかチェックマークが消えたら答えるように指示し、融像域を求めます。輻湊開散ノブをまず開散方向に回し、開散側の融像を調べます。次に、ノブを輻湊側に回し、輻湊側の融像を調べます。

**手順 ⑦　立体視（stereopsis）検査**：立体視図形を使用します。融像が可能なアームの位置で視標を見せ、奥行き感覚（飛び出しているまたは引っ込んでいる）

があるかを尋ねます。

**手順 8** **その他**：必要に応じて γ 角の測定なども行うことができます。

## ⚠ 扱う際のポイント・注意点 ⚠

　水平、上下、回旋の偏位を一度に定量できる数少ない機器で、非共同性斜視の病態評価に適しています。特に上下偏位や回旋偏位を伴う症例では、9方向むき眼位での自覚的斜視角の測定が有用です。

　近接性輻湊が介入しやすく、水平斜視角は内斜寄りの結果になりやすいため注意が必要です。内斜視では実際より大きく、外斜視では実際より小さい結果になることがあります。

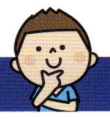

## よくあるトラブルと対処法

・各検査項目で測定が困難であった場合、その理由を記録しましょう。

　例1）自覚的斜視角が測定できない場合

　　左眼の像が見えない（左眼の抑制）。

　　左右の像は見えるが、別々の空間にあり重なる感覚がない（対応欠如）、など。

　例2）融像が測定できない場合

　　重ねようとすると、すぐにずれてしまい重ならない。

　　どちらかのチェックマークが消えてしまう、など。

　視標のサイズや種類を変えると測定が可能な場合があります。基本的には視標サイズが大きく、チェックマークが図形の外側にあるものの方が検査が容易です。

● 引用・参考文献

1）臼井千惠. "大型弱視鏡". 眼科検査ガイド. 第3版. 飯田知弘ほか編. 東京，文光堂，2022，184-195.

（佐々木 翔）

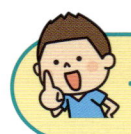

# 2

# Bagolini 線条レンズ検査

一言で表すと… 日常視に近い状態での両眼視機能を調べる検査器具

## 検査器具と各部位の紹介

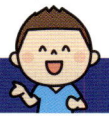

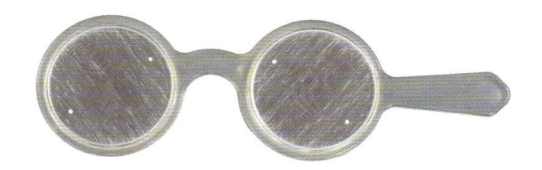

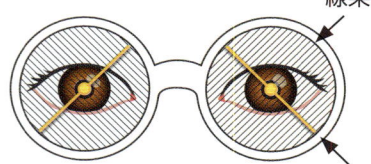

線条の方向

光の方向

## 検査結果例

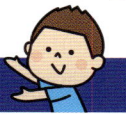

< Bagolini線条レンズ検査 > 　33cm（cc）

R 　　　 L

眼位： R）ET'

R）20⊿Base out にて眼位中和、両眼単一視(＋)
　　→ 正常対応

検査距離 33cm、完全矯正（cc）で検査を行った検査結果例。
同側性複視で、眼位は内斜視である。
右眼に 20⊿Base out のプリズムを装用すると眼位を中和し、両眼単一視をしている。これらの結果から、網膜正常対応と判定している。

## 使用目的

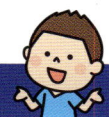

　Bagolini 線条レンズは、細かい傷（線条）が入ったレンズです。通常は片眼に135°、もう片眼に 45°の方向に線条を入れ光源を当てて検査します。Bagolini 線条レンズを通して点光源を観察すると、レンズの線条と直交する方向に伸びる光の筋が観察されます。

　日常視に極めて近い状態での両眼視機能を検査します。複視や抑制の有無、網膜対応の状態を調べることができます。

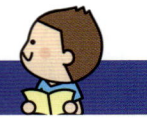

## 使用手順

**手順❶** 明室、もしくは半暗室で患者さんにBagolini線条レンズを装用してもらいます。矯正レンズが必要な場合は、矯正レンズの上に装用します。

**手順❷** 任意の距離（33cmもしくは5m）でペンライトなどの点光源を提示し、点光源と線条の見え方を聞き取ります。「線は何本見えますか？」「光はいくつ見えますか？」のように段階を分けて尋ね、答えを誘導しないように注意しましょう。

**手順❸** 見え方を聞いたら、すぐに線条ガラスの上から遮閉試験を行い、顕性斜視があるかどうかを確認します（**図1**）。

### 顕性斜視がみられた場合

**手順❹** プリズムで顕性斜視を中和し、そのときにどのように見えるかを再び聞きます（**図1**）。結果の判定は、**表**のように行います。

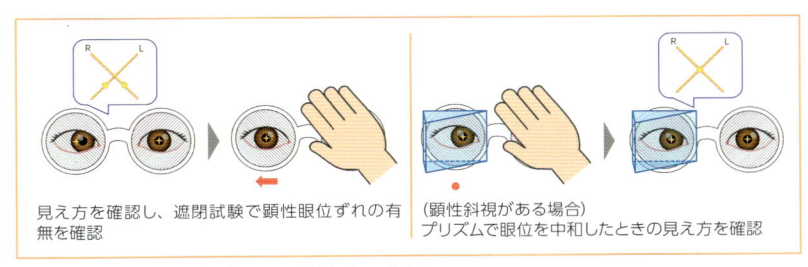

見え方を確認し、遮閉試験で顕性眼位ずれの有無を確認

（顕性斜視がある場合）
プリズムで眼位を中和したときの見え方を確認

**図1 ● Bagolini 線条レンズ検査の流れ**

### 表 ● 結果の判定

| 見え方 | 顕性斜視 | 判定 |
|---|---|---|
| 右　　　左（X） | なし | 正常対応 |
| | あり | 異常対応 |
| 右　　　左（交差性複視） | なし | 異常対応 |
| | あり（外斜視） | 眼位中和で複視なし：正常対応 |
| | | 眼位中和で複視あり：異常対応 |
| 右　　　左（同側性複視） | なし | 異常対応 |
| | あり（内斜視） | 眼位中和で複視なし：正常対応 |
| | | 眼位中和で複視あり：異常対応 |
| または | ― | 抑制または対応欠如 |

検査編

9章

両眼視機能検査

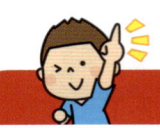

# ⚠ 扱う際のポイント・注意点 ⚠

**左右の間違いに注意**：患者さんがどちらの目でどの角度の光を自覚しているのかを把握しておきましょう。線条レンズの表裏を入れ替えると、患者さんが自覚する光の角度が逆になるので注意が必要です。

**見え方を正確に把握する**：口頭で伝えてもらうことが困難な場合があるので、見え方を描いてもらう、紙などで作った模型を使用して見え方を再現してもらうことも有効です**（図2）**。よくある見え方の例を図表として用意しておくことも有用ですが、答えを誘導してしまう可能性があるので注意が必要です。

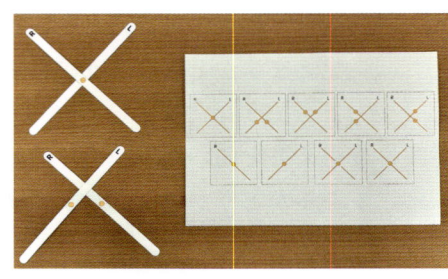

図2● 見え方を再現する模型（左）と見え方の例（右）

**眼位の確認**：網膜対応検査で眼位を確認するときは、顕性偏位の有無を調べることが重要です。短めの遮閉で、最小限の回数を心掛けましょう。一眼を長く遮閉したり、交代遮閉を行ってしまったりすると斜位や間欠性の斜視により判定が困難になる場合があります。

● 引用・参考文献
1）若山曉美．"Bagolini straited glasses test"．視能訓練学．第2版．若山曉美ほか編．東京，医学書院，2023，125-128（視能学エキスパート）．

（佐々木 翔）

# 3 Cyclophorometer

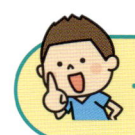 一言で表すと… **回旋偏位を1°刻みで調べることができる小型の機器**

## 検査機器と各部位の紹介

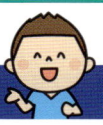

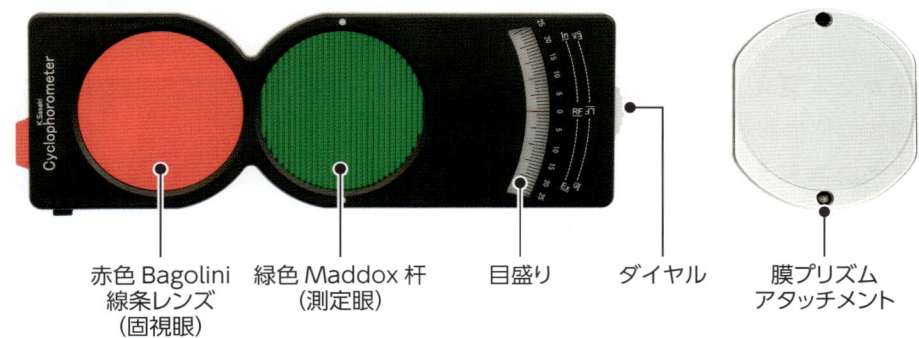

赤色 Bagolini 線条レンズ（固視眼）　緑色 Maddox 杆（測定眼）　目盛り　ダイヤル　膜プリズムアタッチメント

Cyclophorometer（南旺光学）

## 使用目的

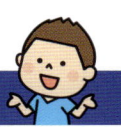

　Cyclophorometer（南旺光学）は、固視眼側に赤色の Bagolini 線条レンズ、測定眼側に緑色の Maddox 杆が配置されています[1]。装置を通して点光源を見ると赤と緑の線条が見えるので、その2本が平行に見えるように角度を調整することで回旋偏位を測ります。

## 使用手順

**手順①　検査準備**：患者さんと向かい合い、Cyclophorometer の赤色の Bagolini 線条レンズ側が固視眼、緑色の Maddox 杆側が測定眼の前にくるように患者さんにかざし、ペンライトなどの光を固視してもらいます。検査距離は任意ですが、遠見5m、近見33cm で行うとよいでしょう。

**手順②　回旋偏位の測定**：患者さんに見え方を尋ねます。「赤色と緑色の線が1本ずつ見えますか？」「2本の線はお互いに平行ですか？」などと分けて聞くと理解を得やすいです。2本の線が重なっていたり、近すぎて比較が困難にな

っていたりする場合は付属のプリズムアタッチメントを取り付けて線条を上下に分離させます。

手順 **③ 結果の判定と定量（図1）**

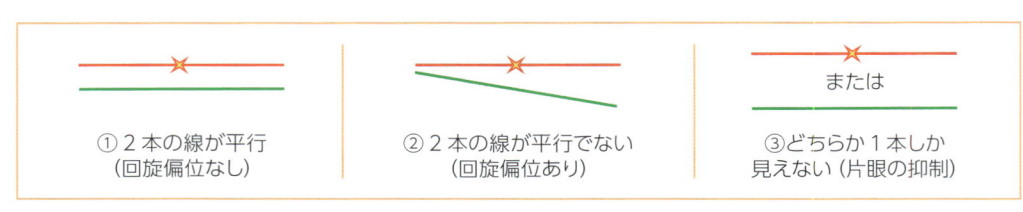

① 2本の線が平行
（回旋偏位なし）

② 2本の線が平行でない
（回旋偏位あり）

または

③ どちらか1本しか
見えない（片眼の抑制）

**図1● 線条の見え方と判定**

① **光が2本見え、互いに平行にみえる場合**：回旋偏位はありません。

② **光が2本見え、互いに平行でない場合**：回旋偏位があります。この場合、2本の線が平行に見えるまで、Cyclophorometer のダイヤルを回します。目盛りは1目盛り1°で、針が0より上に振れている場合は内方回旋偏位で下に振れている場合は外方回旋偏位です**（図2）**。

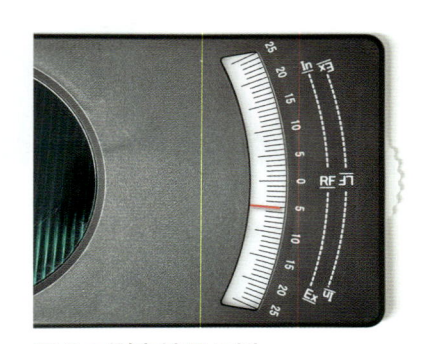

**図2● 測定結果の例**
ここで平行になったと答えた場合、外方回旋5°と判定する。

③ **プリズムアタッチメントを使用しても光が1本しか見えない場合**：片眼の抑制が疑われます。この場合、固視眼を変えて測定するか、少し暗い部屋で再検査をすると測定が可能となる場合があります。

手順 **④ むき眼位での測定（図3）**：点光源の光視標を第2・第3眼位の方向に動かし呈示すれば、むき眼位での回旋偏位も定量することができます。視方向によって斜視角が変動する非共同性の斜視の診断に有用です。

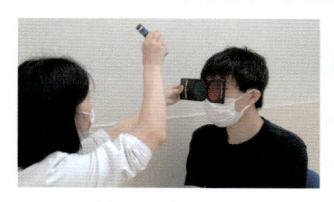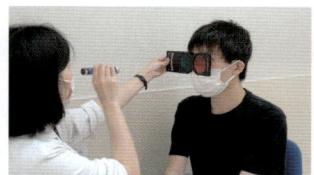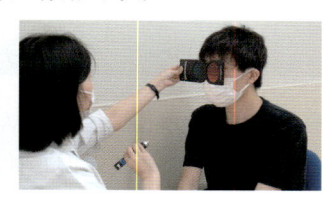

**図3● 検査の様子（上下3方向での測定）**

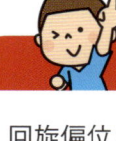

## ❗ 扱う際のポイント・注意点 ❗

　回旋偏位は遮閉試験などの通常の検査では検出ができません。また、回旋偏位による複視は「複視である」と訴えることが難しく、発見が難しい場合があります。

　わずかでも上下偏位を認めたときや、「（屈折矯正をしても）ぼやける」「乱視っぽい」などの訴えがあるときは積極的に回旋偏位の測定を行いましょう。

　診断や治療方針の決定、プリズム眼鏡の適応の判断などに有用です。

● 引用・参考文献

1）佐々木翔ほか. 新しい回旋偏位測定装置「Cyclophorometer」の臨床使用. 眼科臨床紀要. 8, 2015, 343-346.

（佐々木 翔）

9
章

両眼視機能検査

# 4 CO メジャー

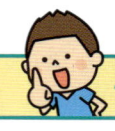

一言で表すと…多機能定規

## 検査機器と各部位の紹介

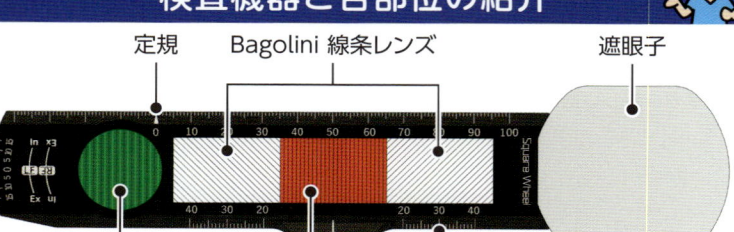

定規　　　Bagolini 線条レンズ　　　　遮眼子

Cyclophorometer　　瞳孔間距離計

CO メジャー（スクエアウィール）

## 使用目的

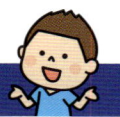

　CO メジャー（スクエアウィール）は 2024 年に発売された新しい機器で、定規、遮眼子、Bagolini 線条レンズ、Cyclophorometer、瞳孔間距離計の機能が備わっています。斜視・複視の検査、スクリーニングに有用です。

## 使用手順（図）

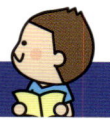

　通常は、遮閉試験→両眼視と網膜対応の確認→回旋偏位検査の順に検査を行いますが、目的に合わせて順番の前後や検査項目の省略をしても問題ありません。

**手順①　遮閉試験：**先端についている遮眼子の部分を使用して遮閉試験を行います。遮眼子は、半透明と不透明（黒）の 2 種類があります。

**手順②　両眼視、網膜対応検査：**透明な部分が Bagolini 線条レンズになっています。**p124〜126** で紹介した Bagolini 線条レンズと同様の検査方法で、両眼視の状態や網膜対応の検査を行うことができます。

**手順③　回旋偏位検査：**赤と緑のレンズ部分は、**p127〜129** で紹介した Cyclophorometer の簡易版になっています。検査方法は Cyclophorometer と同じで、赤いレンズが固視眼の前に来るように患者さんの前にかざし、点光源を見せて検査

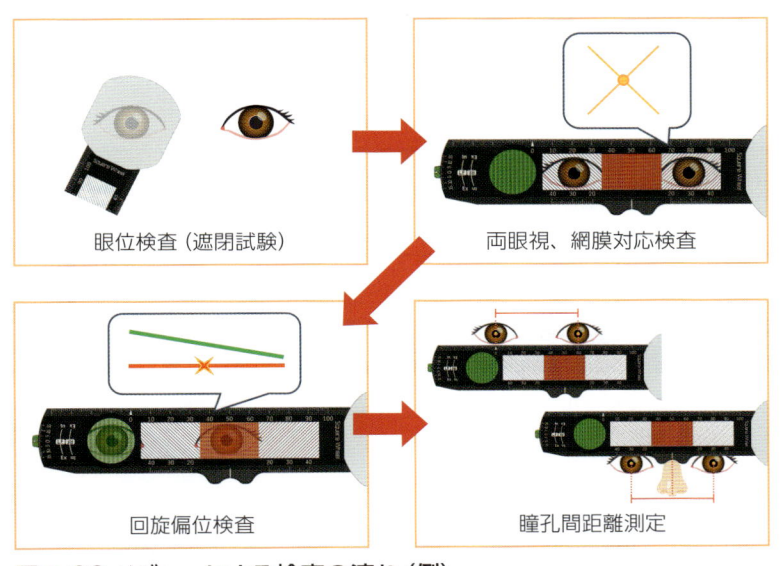

眼位検査（遮閉試験）　　両眼視、網膜対応検査

回旋偏位検査　　瞳孔間距離測定

**図 ● CO メジャーによる検査の流れ（例）**

します。回旋偏位を 1°刻みで定量することができます（外方・内方ともに最大 15°まで）。緑のレンズ側にはあらかじめ 5 ⊿の上下プリズムが組み込まれており、上下偏位がない患者さんでも線条が 2 本に分離して、回旋を測ることができます。

**手順 ④ 瞳孔間距離測定**：眼鏡処方などに必要な瞳孔間距離の測定を 2 種類の方法で行うことができます。

**方法 ① 定規部分を使った測定**：定規部分を被検者の下方（もしくは上方）から当て、0 の目盛りを基準に瞳孔中心―瞳孔中心の距離を瞳孔間距離とします。

**方法 ② 瞳孔間距離計を使った測定**：瞳孔間距離計部分を上方（もしくは下方）から当て、鼻根部の中心と白い基準線の位置を合わせます。基準線から瞳孔中心までの距離を左右眼でそれぞれ測ります。顔に非対称がある場合や、片眼の視力不良の症例に有用です。

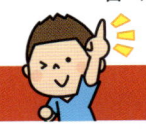

## ❗ 扱う際のポイント・注意点 ❗

Bagolini 線条レンズと Cyclophorometer の検査部が小さいので、患者さんの両眼の前に正確に当てることが重要です。瞳孔間距離 45〜75mm 程度の症例では問題なく検査可能ですが、極端に瞳孔間距離が大きい症例や、大角度の顕性斜視がある症例では検査が困難な場合があります。

（佐々木 翔）

# 5 ラングステレオテスト

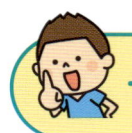

一言で表すと… **検査眼鏡を必要としない幼児向けの近見立体視検査**

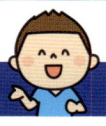

## 検査器具と各部位の紹介

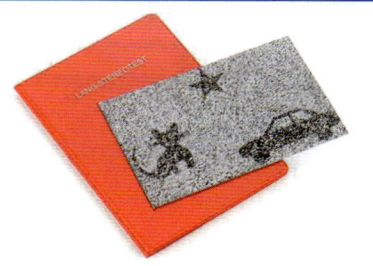

**ラングステレオテストⅠ**
猫 1,200″、星 600″、車 550″

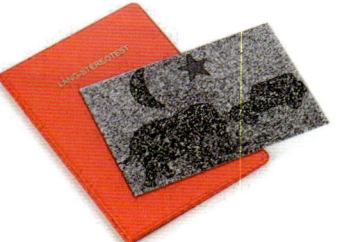

**ラングステレオテストⅡ**
象 600″、車 400″、月 200″：チェックマーク 星

Ⅱは改良版で定量性が向上し、図形Ⅰとは異なり、単眼視でも確認できる星が追加されている。

ラングステレオテスト（ジャパン フォーカス）

## 検査結果例

ラングステレオテストⅠ

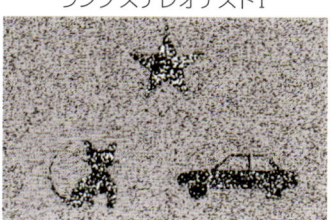

猫、車、星の図形が見える
550″（正常）

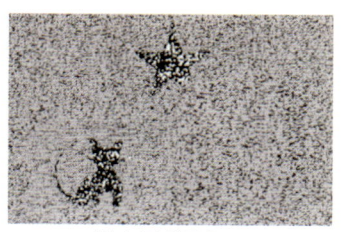

猫と星が見える
600″

ラングステレオテストⅡ

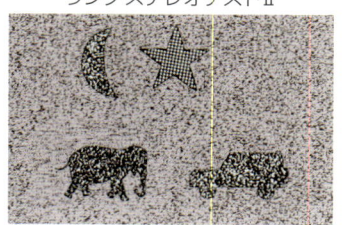

象、車、月、星（チェックマーク）の図形が見える
200″（正常）

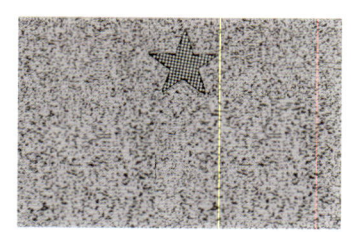

星（チェックマーク）が見える
立体視なし

## 使用目的

　両眼視機能とは、両眼の網膜上に別々に投影された像を視中枢にて単一なものとして認識する機能です。正常な両眼視機能を獲得するためには、視力差、不等像視、斜視や網膜対応異常がないことや視覚中枢に両眼視細胞が存在することが挙げられます。

　これらを検出するために日常臨床において使用されているラングステレオテスト、ステレオフライテスト、JACO stereo test、TNO stereo test、ワース４灯検査、New Aniseikonia Test について解説します。

　ラングステレオテスト（Lang-Stereotest）は、光の屈折を利用した円柱回折格子に random dot が描かれた図形を融像することにより立体視を得ることができます。ハガキサイズのコンパクトな検査表で、検査眼鏡が不要のため自然視に近く、眼鏡装用を嫌がる小児に対しても抵抗なく検査が可能です。評価は３段階でほかの立体視検査と比較して、視差が大きいため、大まかな立体視の有無やスクリーニングに適しています。

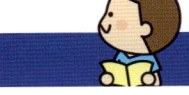

## 使用手順

**手順 ❶** 屈折異常を認める場合は完全矯正の眼鏡を装用します。

**手順 ❷** 検査表と前額面を平行に保持して、眼前 40cm の位置に呈示します。

**手順 ❸** あらかじめ、付属のネコ、星、車の図形を見せます。

**手順 ❹** 「何か見えますか？」「何が見えますか？」「どれが最初に浮き上がって見えますか？」などと患者さんの年齢、知能や理解力に合わせて尋ねます。また、指で示してもらい判別した図形の視差で立体視を評価します。

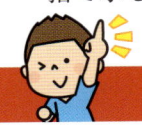

## ⚠ 扱う際のポイント・注意点 ⚠

**検査表を患児の正面に呈示する**：図形のズレやコントラストの手がかりを与えることがない正確な立体視の検出が可能ですが、検査表を斜めにしたり傾けたりすると、random dot で描かれた図形の位置がわかってしまいます。そのため、検査表は患児の正面に、前額面に対して平行に保ち呈示します。

**屈折異常の矯正を行う**：random dot は視力の影響を受けやすいため、屈折異常がある場合は必ず屈折の完全矯正を行います。

**検査距離を一定に保つ**：小児の場合は、興味があるものに対してしっかり見ようと

して検査表に無意識に近づくことがあります。距離が変われば視差も変わり、結果の評価も異なるため検査距離を一定に保ち検査を行います。

**眼位の観察を行う**：検査眼鏡が不要のため眼位の観察が容易にできます。わずかな斜視があれば図形を認知できないので、微小斜視の検出に優れています。

**応答の信頼性を確認する**：返答が曖昧な場合は、検査表の上下を逆にして図形が逆さまになることや検査表を90°回転させて視差がなくなり図形が消えることを確認して、応答の信頼性を確認します。

**検査表の保管**：長期使用により、検査表が硬化して変形することがあります。そのため、直射日光を避け、高温多湿の場所に保管しないようにします。

● 引用・参考文献

1） 阿曽沼早苗ほか．"両眼視機能検査"．眼科検査ガイド．第2版．飯田知弘ほか編．東京，文光堂，2016, 203-211．

（冨士登謙司）

# 6 ステレオフライテスト

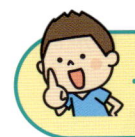

**一言で表すと…** 定量性に優れ最も普及している近見立体視検査

## 検査器具と各部位の紹介

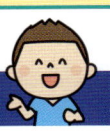

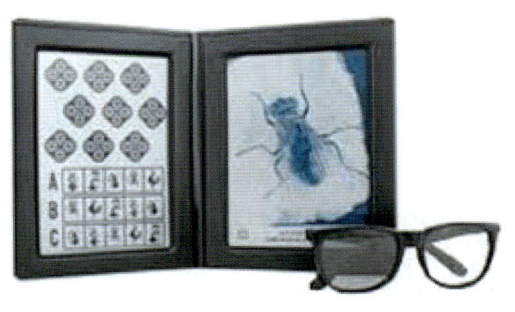

ステレオフライテスト（Stereo Optical Company）

## 検査結果例

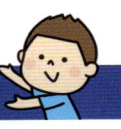

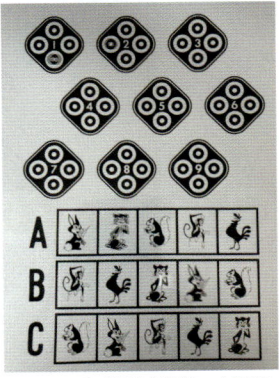

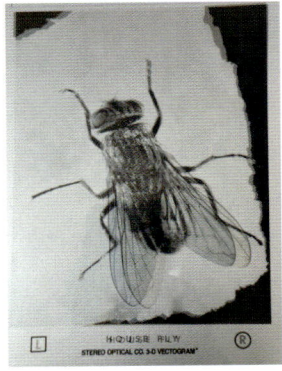

Animals test：3 段階（視差：400″〜100″）
2／3 まで浮いて見える→ 200″
Circles test：9 段階（視差：800″〜40″）
5／9 まで浮いて見えた→ 100″

Fly test：視差：3,000″。最大視差は羽の
先端部分の 3,552″
ハエの羽を高さ 3cm の所でつかんだ
→ 3,000″

## 使用目的

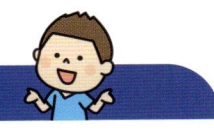

　ステレオフライテスト（Stereo Optical Company）は、最もポピュラーな立体視

両眼視機能検査

検査です。偏光眼鏡（フィルター）を装用して両眼分離を行い、水平に交差性視差をつけた絵（solid pattern）を融像することにより、立体視の有無と程度、抑制の有無を検査します。ハエの羽根の浮き上がりでスクリーニングを、9つの円形視標と3つの動物視標により、大まかな立体視から精密な中心窩立体視の定量が可能です。

## 使用手順

**手順 ①** 屈折異常がある場合は屈折矯正を行い、その上から偏光眼鏡を装用してもらいます。

**手順 ②** 加齢により調節力の低下を認める場合は、検査距離に応じた屈折矯正を行います。

**手順 ③** 検査表は患者さんの前額面に平行に保ち、40cm の距離で呈示します。

**手順 ④** Fly test のハエの羽を親指と人指し指で横からゆっくりつかんでもらい、その高さで評価します。

　①画面から 3〜5cm 離れた位置でハエの羽をつかむ場合は Fly（＋）。

　②画面のすれすれの位置でつかむ場合は Fly（±）。

　③画面に触れる場合は Fly（−）。

**手順 ⑤** Fly（−）の場合は抑制の有無を確認します。抑制の検出には2つの方法があり、Circles test の No1 の視差を利用した方法が推奨されます。

**■ R／L、□／○による確認**：Fly test の下方にある R／L や□／○を用いて、同時に見えているか、交互に見えるか、片方が消えて見えるかを尋ねます。しかし、外斜視の症例では、早い交代視により抑制がないと判定することがあるので注意が必要です。

**■ Circles test の No.1 による確認**：Circles test の No.1 の視差を利用し、4つの円のうち下の円が左右どちらの方向にずれて見えるか答えてもらいます。円がずれている方向に抑制があります **(図)**。

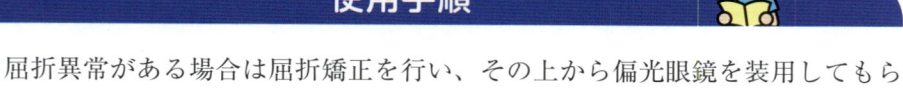

右眼の抑制　　左眼の抑制

円が右側へずれる　　円が左側へずれる

**図 ● Circles test No.1 を用いた抑制の検出方法**

**手順 ⑥** Fly（＋）の場合、1）Animals test、2）Circles test を行います。

1）**Animals test**：A〜C の順に5匹の動物の中で浮かび上がって見える動物があ

るかどうかを尋ねます。

2) **Circles test**：四角の中に4つの円があり、1〜9の順に浮かび上がって見える円の場所を尋ねます。

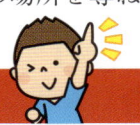

## ❗ 扱う際のポイント・注意点 ❗

**検査中は患者さんの応答をよく観察する**：Fly test を行う場合、小児の患者さんは検査眼鏡を装用した途端、虫がリアルに見えて怖がる反応を示すことがあります。眼鏡を外すと平気で触れる様子がみられたら、立体視（+）が考えられます。検査中は反応をよく観察することが重要です。

**検査結果の信頼性を確認する**：視標が実質図形のため視差が大きい場合は、左右のずれに着目すると単眼の手がかりにより偽陽性として判定することがあります。単眼での応答を見分けるため、検査表自体を上下反転、または偏光眼鏡を左右逆にして交差性視差を同側性視差に変化させることにより、像がくぼんで見えることを確認して結果の信頼性を評価します。

**検査眼鏡の装用状態に注意する**：眼鏡や試験枠の上から偏光眼鏡を装用する場合、付属の偏光眼鏡が大きすぎて眼鏡が傾いたり、ずれたりすることがあります。必要に応じてサージカルテープで固定します。

**検査表への照明の映り込みに注意する**：患者さんの後方に照明がある場合、検査表に蛍光灯の光が映り込むことがあります。

**検査表の劣化、退色変化**：長期使用により検査眼鏡が劣化し両眼分離ができなくなったり、検査表自体が退色したりして、十分な視差が確保できないことがあります。そのため、直射日光を避け、高温多湿の場所に保管しないようにします。

また、偏光眼鏡のレンズや検査表を直接手で触れないように注意が必要です。汚れた場合はやわらかい布などで軽く拭き、洗剤を用いた清拭は行わないようにします。

● 引用・参考文献

1) 大北陽一. "立体視検査". 視能訓練士スキルアップ：これこそ座右の書. 大鹿哲郎監. 東京, 文光堂, 2022, 76-79, （新篇眼科プラクティス, 6）.
2) 若山暁美. "近見立体視検査". 視能訓練学. 若山暁美ほか編. 東京, 医学書院, 2018, 114-118, （視能学エキスパート）.

（冨士登謙司）

9章 両眼視機能検査

**7**

# JACO ステレオテスト

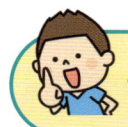
一言で表すと…**日本視能訓練士協会監修により発売された近見立体視検査**

## 検査器具と各部位の紹介

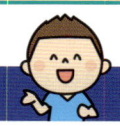

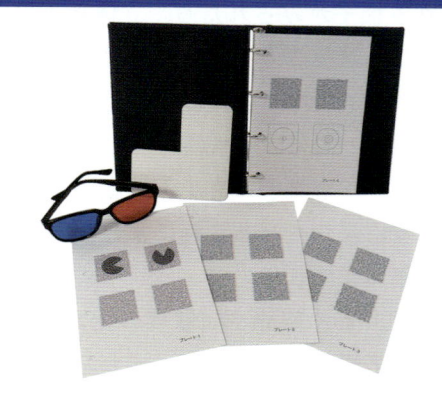

プレート 1

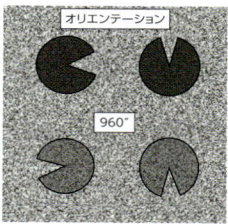

オリエンテーション
視差：960″

プレート 2

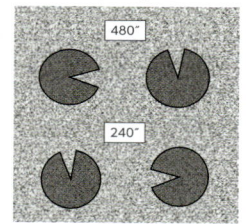

視差：480″〜240″

プレート 3

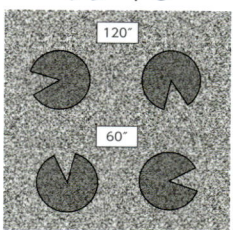

視差：120″〜60″
JACO stereo test（テイエムアイ）

プレート 4

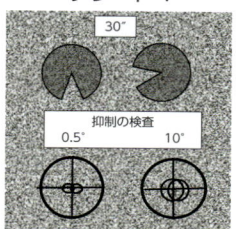

抑制の検出、定量（0.5°・1.0°）

## 検査結果例

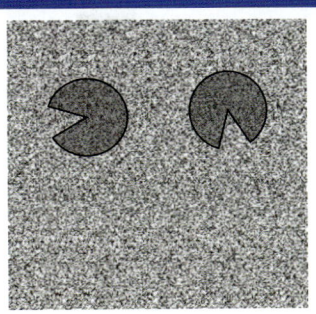

プレート 3 の上段 2 つまで浮き上がって見えた
→ 120″

## 使用目的

JACO stereo test（テイエムアイ）は、赤青眼鏡を装用して両眼分離を行い、上下左右の 1 方向に開口部がある視角 4 度の円の開口部の方向を答えてもらいます。960″〜30″までの立体視と中心抑制の有無、抑制を定量化することができます。図形は単眼の手がかりによる偽陽性が低い random dot になっています。

## 使用手順

**手順①** 屈折異常がある場合は屈折矯正を行い、その上から赤青眼鏡を装用してもらいます。

**手順②** 加齢により調節力の低下を認める場合は、検査距離に応じた屈折矯正を行います。

**手順③** 検査表は患者さんの前額面に平行に保ち、40cm の距離で呈示します。

**手順④** 各プレートの円の開口部の方向を答えてもらい、各視差の 2 枚を正答した場合を立体視として評価します。

**手順⑤** 立体視が確認できない場合、プレート 4 の下段の表を用いて抑制の有無と定量を行います。

**手順⑥** 中央に見える円の数を尋ね、一つ見える場合は図形の中心に円が見えるか確認します（図）。中央にない場合は左右どちらにずれているかその方向を尋ね、ずれている方向に抑制があります。視角 1.0° で抑制が検出されない場合は視角 0.5° でも確認します。

| 抑制なし | 右眼の抑制 | 左眼の抑制 |
|---|---|---|
| 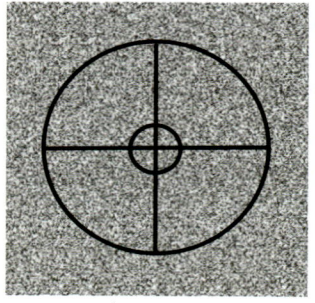 | 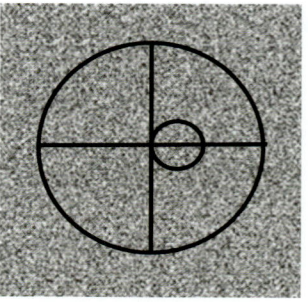 | 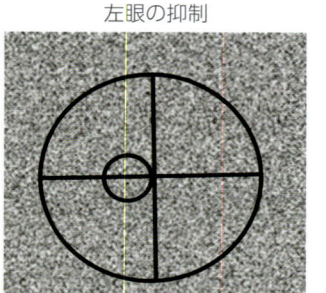 |
| 円が中央に見える | 円が右側へずれて見える | 円が左側へずれて見える |

**図 ● 抑制の検出方法**

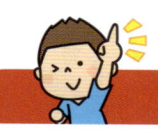

## ❗ 扱う際のポイント・注意点 ❗

**検査眼鏡の特性を理解して検査結果の評価を行う**：赤青眼鏡は、赤緑眼鏡と比べてクロストーク現象がなく、両眼分離を確実に行うことができます。そのため、精密な立体視の評価が可能となります。

**検査中の眼位を確認する**：検査中は常に眼位を観察して、顕性の眼位ずれの有無を確認します。

**理解力に合わせて返答の方法を工夫する**：幼児の場合、円形視標の開口部が理解できないことがあるため、事前に同じ視標を作製して、患児に持たせて重ね合わせることにより判定する方法があります。

● 引用・参考文献
1) 関ゆかりほか. 新しい近見立体視検査 JACO stereo Test の使用経験. 眼科臨床紀要. 11（12）, 2018, 883-889.
2) 采女智津江ほか. 3D 映像のクロストークが立体知覚に及ぼす影響. 社会医学研究. 34（1）, 2017, 65-70.

（冨士登謙司）

# 8 TNO ステレオテスト

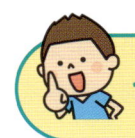

一言で表すと…**赤緑眼鏡を使用した両眼分離効果が高い近見立体視検査**

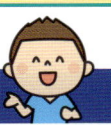

## 検査器具と各部位の紹介

プレートⅠ〜Ⅲスクリーニング

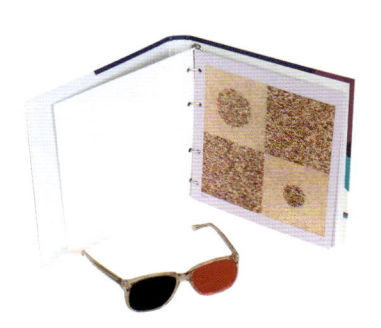

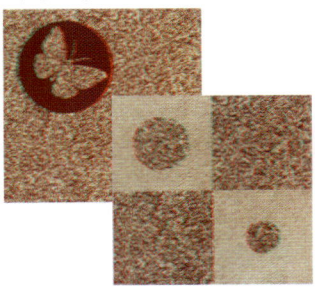

プレートⅣ

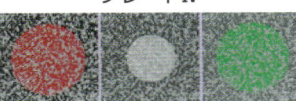

抑制の検出

スクリーニング　視差：1980″

プレートⅤ

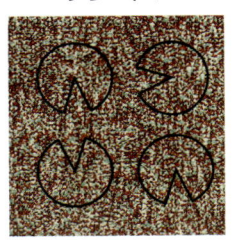

プレートⅥ

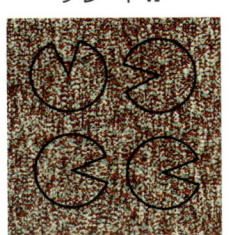

視差：上段 480″、下段 240″　　視差：上段 120″、下段 60″

TNO ステレオテスト（Luneau Technology）

## 検査結果例

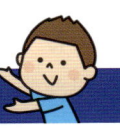

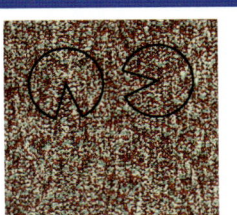

プレートⅤの上段 2 つが浮き上がって見えた
→ 480″

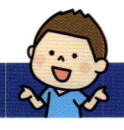

## 使用目的

　TNO ステレオテスト（Luneau Technology）は、赤緑眼鏡を使用して両眼分離を行います。6枚のプレートで構成され、スクリーニングから抑制の検出、定量検査が可能です。プレートⅠ～Ⅲでスクリーニングを、プレートⅣでは抑制の有無を調べ、プレートⅤ以降で立体視を測定します。

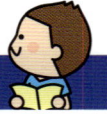

## 使用手順

**手順①** 屈折異常がある場合は屈折矯正を行い、その上から赤緑眼鏡を装用してもらいます。調節力の低下を認める場合は、検査距離に応じた近見の矯正を行います。

**手順②** 検査表は患者さんの前額面に平行に保ち、40cm の距離で呈示します。

### スクリーニング検査

**プレートⅠ**：単眼でも見える左上のチョウが見えることを確認し、チョウがいくつ見えるか、何匹いるかを尋ね、場所と向きを答えてもらいます。

　左上のチョウは単眼でも確認することが可能であり、立体視があればチョウが2匹見えます。

**プレートⅡ**：単眼でも左上と右下に見える円と、両眼で右上と左下に見える円の合計4つがあります。円がいくつ見えるかを尋ね、「4つ見える」と答えたら大きい順から答えてもらいます。

**プレートⅢ**：単眼でも見える十字の周囲にどんな図形が見えるか答えてもらいます。

　十字は単眼でも確認することが可能であり、立体視があれば○△□◇の4つの図形が見えます。

### 抑制の検査

**プレートⅣ**

　赤緑眼鏡の赤レンズから左側の円が2つ、緑レンズから右側の円が2つ、両眼では3つの円が見えます。

　円がいくつみえるかを答えてもらい、2つしか見えないと答えた場合、大きな円がどこにあるかを答えてもらいます。大きな円が右側に見えれば左眼の抑制、左側に見えれば右眼に抑制があると判定します。

### 定量検査

**プレートⅤ～Ⅵ**

　プレートに円の開口部の方向が異なる4つの視標が上段、下段に2個ずつあり、

視差はそれぞれ同じです。開いている方向を答えて、各視差の2枚を正答した場合を立体視として評価します。

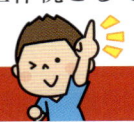

## ⚠ 扱う際のポイント・注意点 ⚠

**検査眼鏡の特性を理解して検査を行う**：検査前にきちんと補色になっているか、左右をカバーして確認します。図形が random dot であるため難易度が高い検査です。そのためほかの立体視検査と比較して、結果が低く検出される可能性があります。

**検査中の眼位を確認する**：ほかの近見立体視検査同様、検査中は常に眼位を観察して、顕性の眼位ずれの有無を確認します。

**屈折異常の矯正を行う**：random dot は視力の影響を受けやすいため、屈折異常がある場合は必ず屈折の完全矯正を行います。

**理解力に合わせて返答の方法を工夫する**：幼児の場合、円形視標の開口部が理解できないことがあるため、あらかじめ同じ視標を作製して、患児に持たせて重ね合わせることにより判定する方法があります。

**検査結果の信頼性を確認する**：検査結果が曖昧で信頼性が乏しいと判断した場合は、検査表自体を上下反転したり、偏光眼鏡を左右逆にしたりして交差性視差を同側性視差に変化させ、像がくぼんで見えることを確認して結果の信頼性を評価します。

● 引用・参考文献
1) 久保喜美. "立体視の検査". 視能矯正マニュアル. 川村緑ほか編. 東京, メディカル葵出版, 1993, 155-157.
2) 若山曉美. "近見立体視検査". 視能訓練学. 若山曉美ほか編. 東京, 医学書院, 2018, 114-118, （視能学エキスパート）.

（冨士登謙司）

9
章

両眼視機能検査

# 9

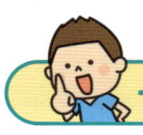

# ワース4灯検査

一言で表すと…赤緑眼鏡を装用して行う両眼視機能検査

## 検査器具と各部位の紹介

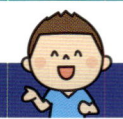

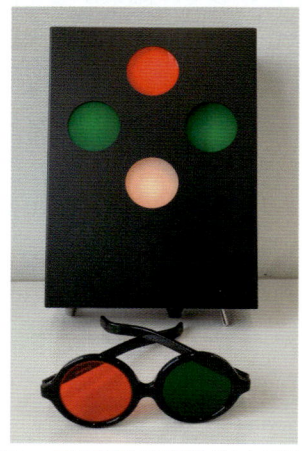

ウォース氏四孔検査器（はんだや）

## 検査結果例

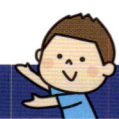

右眼：赤色レンズ、左眼：緑色レンズ装用

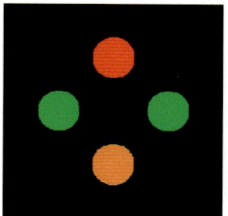

斜視なし：網膜正常対応
斜視あり：調和性異常対応

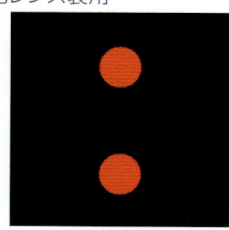

左眼抑制

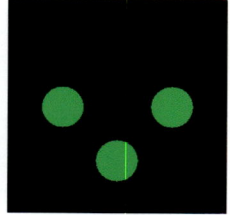

右眼抑制

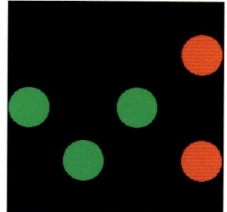

内斜視（同側性複視）
網膜正常対応または
不調和性異常対応

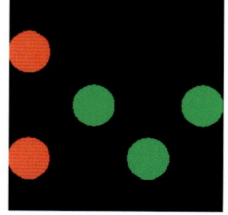

外斜視（交叉性複視）
網膜正常対応または
不調和性異常対応

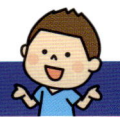

## 使用目的

　ワース4灯検査は、抑制や融像、複視の有無および網膜対応、優位眼の状態を評価します。検査器は、菱形の4つの灯が配列され上方に赤色灯、左右に緑色灯、下方に白色灯の4つの灯が点灯します。

　赤緑眼鏡を装用すると、赤色のレンズを通して赤色灯が、緑色レンズを通して緑色灯が見えます。白色灯は、斜視がある場合は固視している目が装用しているレンズの色に見え、斜視を認めない場合は、優位眼が装用しているレンズの色に見えます。4つの灯の見え方と、眼位により網膜対応の状態を評価します。

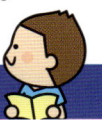

## 使用手順

**手順①** 屈折異常がある場合は屈折矯正を行い、その上から赤緑眼鏡を装用してもらいます。

**手順②** 検査は4つの灯と眼位が確認できる明るさで行います。

**手順③** 5mまたは1mの検査距離で、正面から4つの灯（上方に赤色灯、左右に緑色灯、下方に白色灯）を点灯します。

**手順④** 何色の光がいくつ見えるか、どこに見えるか光の数とその場所を尋ねます。

**手順⑤** 5つの光が見える（複視がある）場合は、プリズムを用いて両眼単一視ができるか確認します。

**手順⑥** 眼位を確認しますが、赤緑眼鏡の濃さによっては困難な場合があります。

**手順⑦** 網膜対応の状態は灯の見え方と眼位により評価します。

## ❗扱う際のポイント・注意点❗

**検査眼鏡の特性を理解して検査結果の評価を行う**：検査前にきちんと補色になっているか、左右をカバーして確認します。

　赤緑眼鏡により両眼分離を行うため日常視からかけ離れ、抑制がかかりやすい検査です。特に緑レンズは抑制がかかりやすいので、赤緑眼鏡の左右を交代して再度確認することも必要です。

**検査距離を変化させることにより抑制暗点の広がりを推測する**：検査距離を1mにすることで視標が大きくなり、周辺融像を5mにすることで中心窩融像の評価ができます。

**半暗室で検査を行う**：検査は眼位が確認できるように半暗室で行うようにします。

検査室を暗くするほど分離効果が大きくなるため結果の判定に注意します。

**複視がある場合**：複視がある場合は、プリズムを装用して融像できるかを確認します。眼位と見え方が一致しない時は網膜対応異常を疑います。

**結果の信頼性を確認する**：検査結果が曖昧で信頼性が乏しいと判断した場合は、片眼ずつの見え方（赤色灯2つ、緑色灯3つ）や赤緑眼鏡を左右逆に装用して見え方が変化するか確認します。

● 引用・参考文献

1）山本裕子．"ワース4灯器"．斜視・弱視の診断検査法．第2版．原田政美監．東京，医学書院，1986，102-103．

（冨士登謙司）

# 10 New Aniseikonia Test

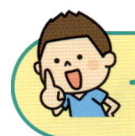

一言で表すと… 簡便に不等像視の大きさを測定するため広く用いられている検査

## 検査器具と各部位の紹介

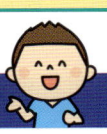

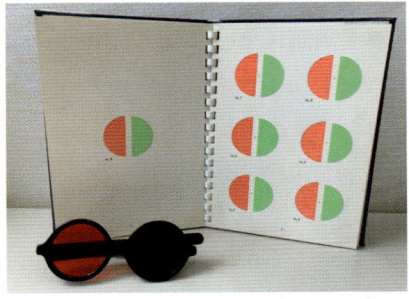

New Aniseikonia Test（はんだや）

## 検査結果例

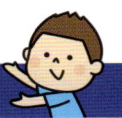

右眼：赤色レンズ装用　　左眼：緑色レンズ装用

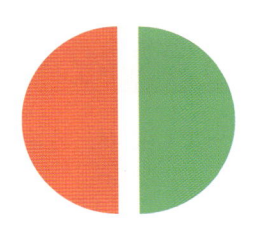

No.1 の検査表の左右の
半円の大きさが同じ
↓
不等像なし

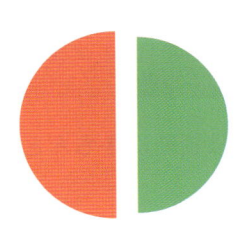

緑の半円が大きく見える
↓
No.3 で左右半円の
大きさが同じ
右眼：＋ 3%

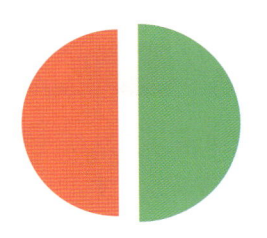

緑の半円が小さく見える
↓
No.5′ で左右の半円の
大きさが同じ
右眼：－ 5%

## 使用目的

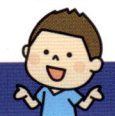

　New Aniseikonia Test（はんだや）は、不等像視の程度を調べる検査法です。左右で屈折値に差がある目のことを不同視といい、左右の屈折度数の差が 2.00D 以上の目のことを示します。

9章 両眼視機能検査

不等像視は、両眼で知覚される網膜像の比であり単位は％で表します。一般的に左右差が5％を超えると両眼視の障害や抑制、眼精疲労などを生じるとされています。

　赤緑眼鏡を装用して、弧が外側になるように並んだ2つの半円の間に5mmの間隔が設けてある図形を見せて、その大きさを直接比較して評価します。

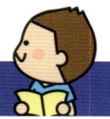

## 使用手順

**手順①** 屈折異常が大きいと考えられる方の目に赤色レンズを通して、緑色の半月が見えるように赤緑眼鏡を装用します。

**手順②** 検査表は患者さんの前額面に平行に保ち、40cmの距離で呈示します。

**手順③** 最初に検査表 No.0 の両半円を見てもらい、両者とも大きさが同じであれば不等像はなし（0％）と判定します。

**手順④** No.0 の半円を見て、緑色の半円の方が大きく見えると答えた場合は、No.1、No.2 と順番に半円を見てもらいます。また、緑色の半円の方が小さく見えると答えた場合は、No.1′、No.2′ と順番に半円を見てもらいます。

**手順⑤** 結果の判定は、半円が大きく見える場合は「＋」、小さく見える場合は「－」として、両半円が同じ大きさに見える No. の数値を、不等像の値（％）として記載します。

　得られた結果は、赤色の半円に対する緑色の半円の大きさとなります。

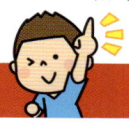

## ⚠ 扱う際のポイント・注意点 ⚠

**検査表の呈示方法に注意する**：検査前にきちんと補色になっているか、左右をカバーして確認します。

　検査表は患者さんの前額面に平行に保ち、40cmの距離で呈示します。視線に対して下方の位置で検査表を呈示した場合、屈折の左右差によりレンズのプリズム効果が生じます。その場合は、両半円の中央に融像を促す十字視標があります。また、必要に応じてプリズムを用いて両眼単一視を行い検査します。

● 引用・参考文献
1）栗屋忍ほか．新しい不等像視検査表 "New Aniseikonia Tests" の開発とその臨床的応用について．日本眼科学会雑誌．86（2），1982，217-222．
2）岡真由美．"不等視検査"．視能訓練士スキルアップ：これこそ座右の書．東京，文光堂，2022，86，（新篇眼科プラクティス，6）．

（冨士登謙司）

# 1 色覚検査表

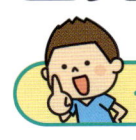

**一言で表すと…先天色覚異常を検出するための検査表**

## 検査器具と各部位の紹介

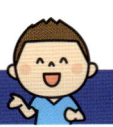

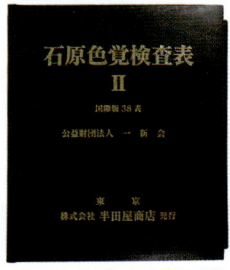

石原色覚検査表II国際版 38 表（はんだや）

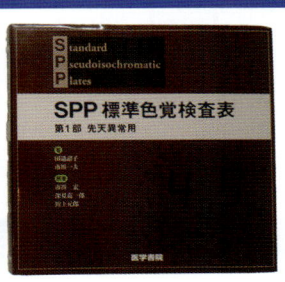

SPP 標準色覚検査表　第 1 部先天異常用（医学書院）

## 検査結果例

### 石原色覚検査表II国際版 38 表

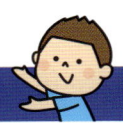

患者さんの読みを記載する。

環状表は、各施設であらかじめ正答の向きを決定しておく。

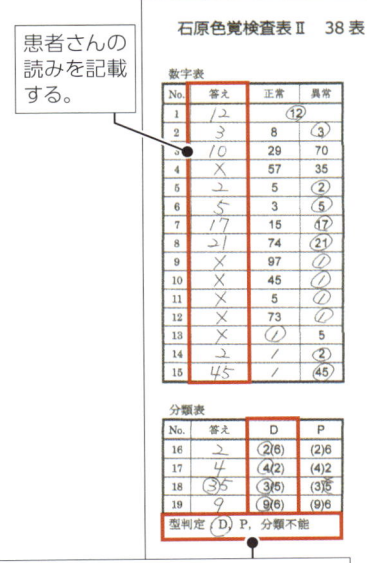

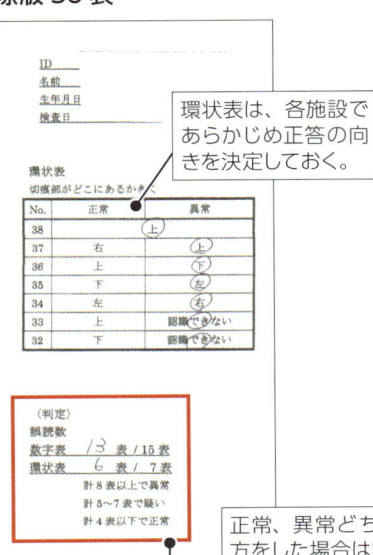

2桁の数字のどちらが読みやすいか、多数決で型判定を行う。
この場合、D（2型色覚）と判定する。

正常、異常どちらでもない読み方をした場合は誤読と考える。
この場合、数字表と環状表の合計の誤読数が 19 表となるため、色覚異常ありと判定される。

## 標準色覚検査表　第1部先天異常用

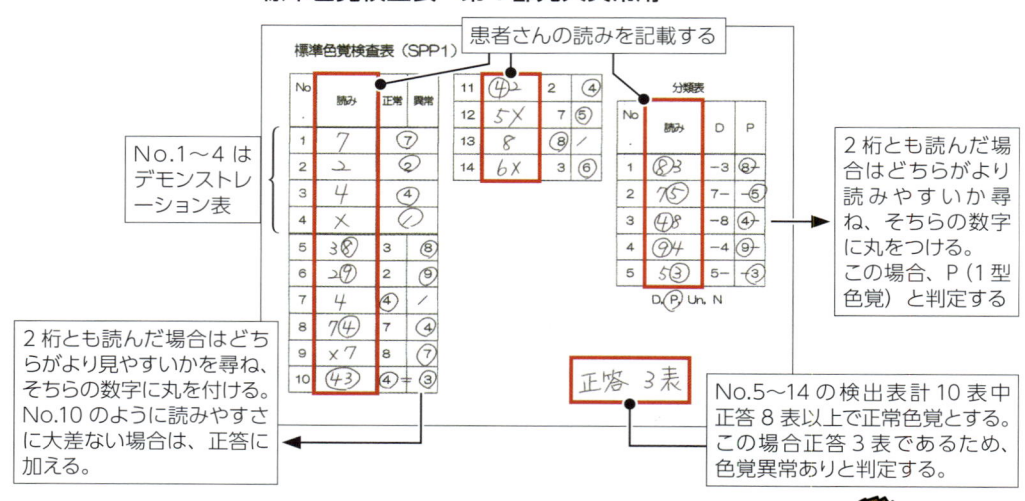

- No.1〜4 はデモンストレーション表

患者さんの読みを記載する

2桁とも読んだ場合はどちらがより読みやすいか尋ね、そちらの数字に丸をつける。この場合、P（1型色覚）と判定する

2桁とも読んだ場合はどちらがより見やすいかを尋ね、そちらの数字に丸を付ける。No.10 のように読みやすさに大差ない場合は、正答に加える。

正答　3表

No.5〜14 の検出表計 10 表中正答 8 表以上で正常色覚とする。この場合正答 3 表であるため、色覚異常ありと判定する。

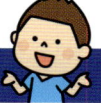
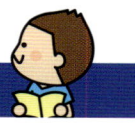

## 使用目的

・先天色覚異常を検出します。
・1型色覚と2型色覚を分類します。
　型分類に関しては、確定ではなく参考程度とします。

## 使用手順

**石原色覚検査表Ⅱ**（検査距離は 75cm で行います）

**手順❶** 患者さんには数字が1つまたは2つ書いてあるもの、何も書いてないものがあることを説明し、読める数字があったら答えるように伝えます。

**手順❷** 数字表から始め、次に環状表を検査します。環状表は最終ページより逆に進めていきます。購入時、環状表はすべて切痕部が上向きになっているため適宜向きを変えておきます。

**手順❸** 患者さんが読んだとおりに記録用紙に記載していきます。

**手順❹** 分類表で数字を2つとも読んだ場合は、どちらがより読みやすいかを尋ねます。

**手順❺** 曲線表は数字の読めない患者さんの場合に使用します。

**手順❻** 検出表の数字表と環状表の合計誤読数で色覚異常の有無を判定します。

**手順❼** 分類表で1型もしくは2型のどちらの数字を多く答えたかをもとに型判定します。

## 標準色覚検査表第1部先天異常用（SPP1）（検査距離は75cmで行います）

**手順①** 患者さんには数字が1つまたは2つ書いてあるもの、何も書いてないものがあることを説明し、読める数字があったら答えるように伝えます。

**手順②** 患者さんが答えたとおりに記録用紙に記載していきます。

**手順③** 検出表・分類表ともに数字を2つとも読んだ場合は、どちらがより見やすいか尋ねます。

**手順④** 正答が8表以上で色覚正常と判定します。

**手順⑤** 分類表で1型もしくは2型のどちらの数字を多く答えたかをもとに型判定します。

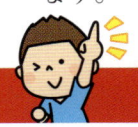

### ❗ 扱う際のポイント・注意点 ❗

　照明は北向きの窓からの自然光、または昼白色か昼光色の蛍光灯下で行います。部屋の隅など暗いところでは行わないようにします。

　検査表は、手で直接触ると変色の原因となるため、確認で表をなぞってもらうときには筆を使用します。当院では、検者は手袋をして検査します。

　検査距離75cmを守ります。

　矯正眼鏡がある場合は、装用して検査を行います。

　露光による変色を避けるため、検査表を使用しないときは閉じて保管します。

　じっくり見ながら時間をかけて答えたか、すらすら迷わず答えたかなどその様子をコメントに残すことも大切です。

### よくあるトラブルと対処法

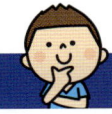

- 色が変わっているところがあるのは認識できるけれど数字には見えない、といった場合は、筆でその場所をなぞってもらいます。患者さんは自信がなくて言い出せない場合もあります。筆でなぞることで数字がわかることがあります。
- 石原色覚検査表の環状表は近づきすぎるとわかりづらいことがあるため、検査距離をしっかりと守ります。

● 引用・参考文献
1）村木早苗. わかる・できる・伝わる 先天色覚異常の診療ガイダンス. 東京, 三輪書店, 2017, 38-57.
2）中村かおる. 眼科検査ガイド. 第3版. 根木昭監. 東京, 文光堂, 2022, 212-219.

（伊藤智子・村木早苗）

10
章

色覚検査

# 2

# パネル D-15 テスト

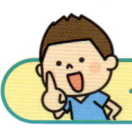 **一言で表すと…先天色覚異常の程度を分類する検査**

## 検査器具と各部位の紹介

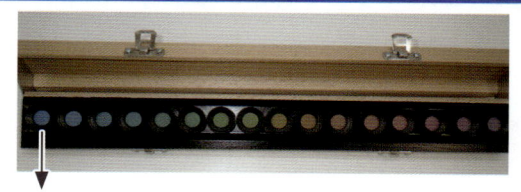

箱に固定された基準色票 (Luneau Technology)

基準となる固定されたひとつの色票と移動が可能な15 個の色票の合計 16 個で構成されている。
色票の裏にはそれぞれ 1 から 15 の数字が印字されている。

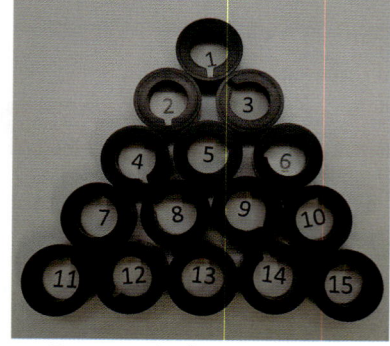

Farnsworth パネル D-15 テスト
(Luneau Technology)

## 検査結果例

強度の色覚異常（1 型色覚）

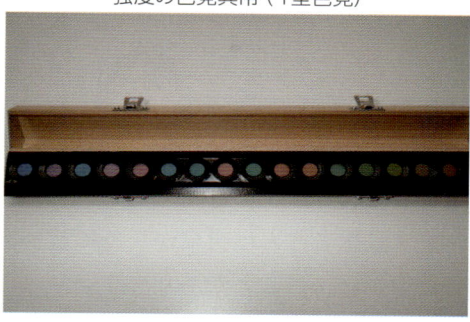

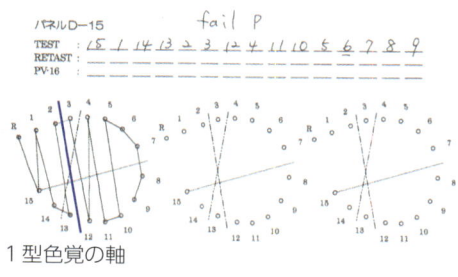

1 型色覚の軸

1 型色覚の軸に沿った横断線が 2 本以上みられることからフェイル、程度は強度、型は 1 型色覚と判定する。

強度の色覚異常（2型色覚）

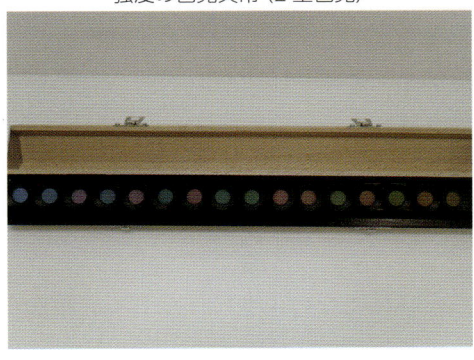

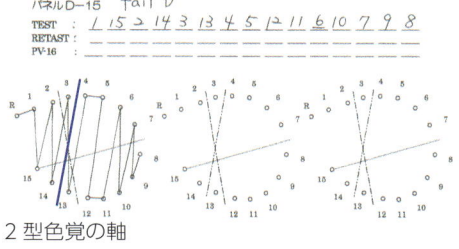

2型色覚の軸

2型色覚の軸に沿った横断線が2本以上みられることからフェイル、程度は強度、型は2型色覚と判定する。

中等度以下の色覚異常

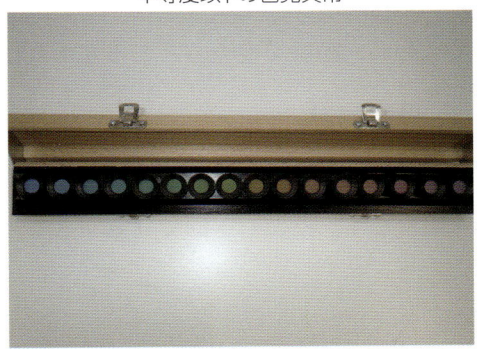

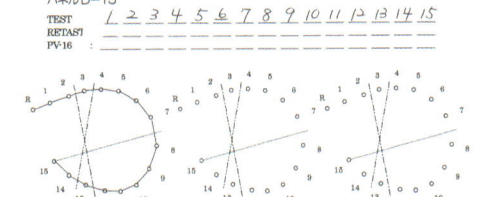

1～15まで順番に並べられた場合はパスとみなし、色覚異常の程度は中等度以下と判定する。

パネルD-15テストをパスするのは、正常色覚と中等度以下の色覚異常であることに留意する。
つまり、パス＝正常色覚ではない。

minor errors

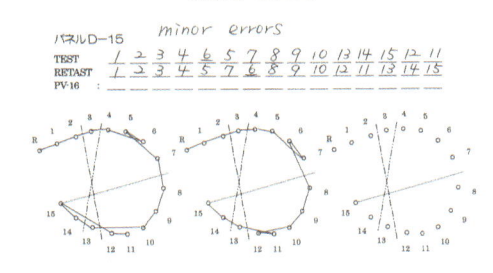

色票の近い番号で順番が入れ替わるものを minor errors という。
横断線となっていない限り、パスとみなす。

one error

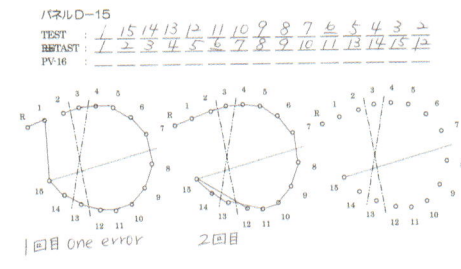

1本の横断線がみられ、そこからは順に並べていくものを one error という。
横断線が2本以上になっていない限り、パスとみなす。また minor errors を伴うこともある。

　＊ minor errors/one error ともに再検査する。

10
章

色覚検査

## 使用目的

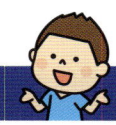

・先天色覚異常の程度を中等度以下と強度に分類します。
・程度が強度の場合、型判定を行うことができます。

## 使用手順

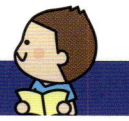

**手順 1** 色票の裏に書かれている数字が患者さんに見えないように注意して、箱から色票を取り出しバラバラに混ぜます。

**手順 2** 固定されている基準の色票に一番近い色から、順番に選んで並べてもらいます。

**手順 3** すべての色票を並べ終えたら見直してもらい、順番を変えるところがあれば変えていきます。

**手順 4** 確認できたら色票が落ちないように気をつけて箱を裏返し、並んだ番号を検査用紙に記入し、線でつないでいきます。

**手順 5** 検査は 2 回施行し、軽い結果の方を採用します。ただし 1 回で判定できる場合は 2 回目を行う必要はありません。

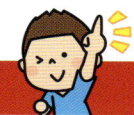

## ❗ 扱う際のポイント・注意点 ❗

・色票の色部分を素手で触ると変色の原因となるため、直接触らないよう伝えます。
・当院では色票の黒キャップ部分を筆で触るようお願いしています。患者さんに手袋をしてもらってもよいでしょう。

● 引用・参考文献
1) 村木早苗. わかる・できる・伝わる 先天色覚異常の診療ガイダンス. 東京, 三輪書店, 2017, 64-74.
2) 村木早苗. 眼科検査ガイド. 第 3 版, 根木昭監. 東京, 文光堂, 2022, 220-222.
3) ルノー. FARNSWORTH パネル D-15 テスト取扱説明書.

（伊藤智子・村木早苗）

検査編

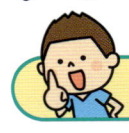

# 3 アノマロスコープ

## 一言で表すと…先天色覚異常の型を確定診断する器械

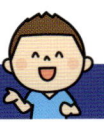

## 検査機器と各部位の紹介

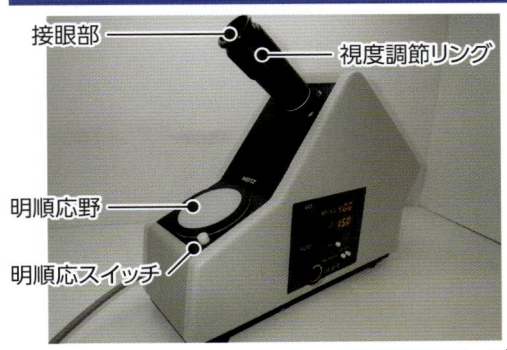

接眼部
視度調節リング
明順応野
明順応スイッチ

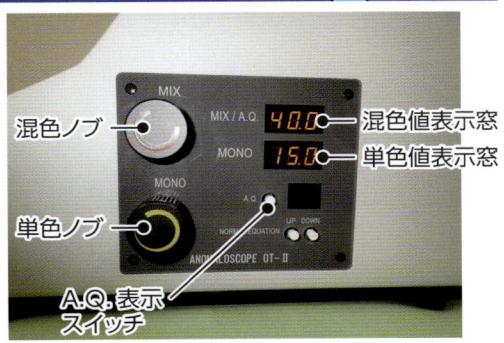

混色ノブ
単色ノブ
A.Q.表示スイッチ
混色値表示窓
単色値表示窓

アノマロスコープ OT-II（ナイツ）

## 検査結果例

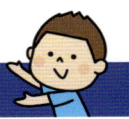

### 1型2色覚

アノマロスコープ
均等：R・G/Y= P（0-73）

40/15=

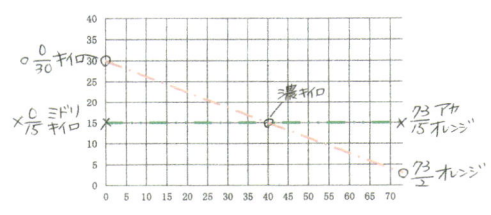

1型2色覚のチェックポイントである、0/30（混色/単色）・40/15・73/2付近で等色を確認できたことから、1型2色覚と判定した。
2型2色覚のチェックポイントで等色しないことも確認する。

### 1型3色覚

アノマロスコープ
均等：R・G/Y= PA（60-68）

40/15=

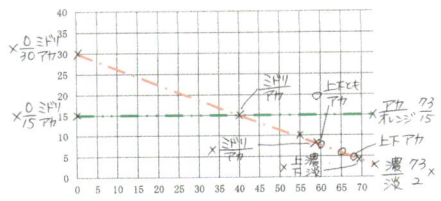

正常等色（40/15付近）で等色が成立せず、第1レイリー（1型3色覚で最も等色が見られる位置）で等色していることから、1型3色覚と判定した。

10章

色覚検査

### 2型2色覚

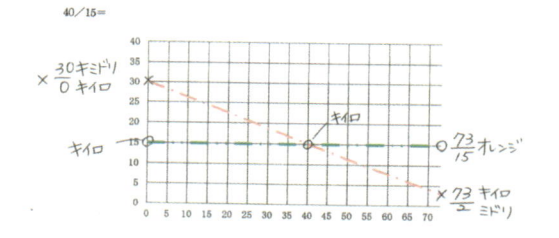

2型2色覚のチェックポイントである、0/15（混色／単色）・40/15・73/15付近で等色を確認できたことから2型2色覚と判定した。1型2色覚のチェックポイントで等色が成立しないことも確認する。

### 2型3色覚

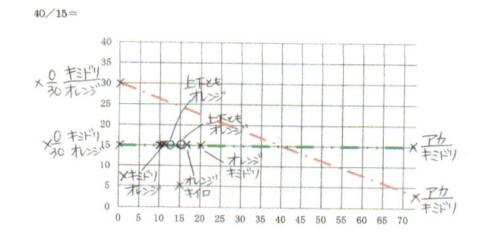

正常等色（40/15付近）で等色が成立せず、第2レイリー（2型3色覚で最も等色が見られる位置）で等色していることから2型3色覚と判定した。

## 使用目的

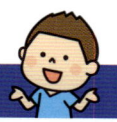

　先天色覚異常の1型・2型の型分類および2色覚か異常3色覚かの確定診断をするために使用します。

## 使用手順

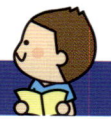

**手順 ❶** 接眼部をのぞいてもらい、円が上半分と下半分に分かれていることを理解してもらいます。

**手順 ❷** 患者さんには、上と下の半円の色が似ているか、違う場合はどのように違うのか教えてもらうよう伝えます。ずっと接眼部をのぞき続けていると色順応してしまうため、明順応スイッチを押して一旦明順応野を見てから、再び接眼部をのぞいて答えるように伝えます。

**手順 ❸** 色が似ていると答えるたびに明順応してもらい、絶対等色を確認しながら記録します。

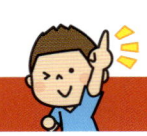

## ❗ 扱う際のポイント・注意点 ❗

　患者さんが答える色は正常者の色とは異なる可能性があります。またこの時、色ではなく明るさの違いで答える患者さんもいます。明るさの感覚は、赤・オレンジ・緑・黄の順で明るくなっていくので、これを参考に混色ノブと単色ノブをそれぞれ動かして上下が一致するところを探します。

患者さんの答え（混色／単色）

- ・オレンジ／黄　　であれば→混色値を下げて、上半分の赤の要素を減らす
- ・緑／黄　　　　　であれば→混色値を上げて、上半分の緑の要素を減らす
- ・明／暗　　　　　であれば→単色値を上げて、下半分を明るくする
- ・暗／明　　　　　であれば→単色値を下げて、下半分を暗くする

　このように考えて動かしていきます。

　ただし、等色位置は従来の1型2色覚および3色覚、2型2色覚および3色覚の等色値から大きく外れることはめったにありません。従来の等色値を参考に目盛を動かしてください。

　患者さんに検査の説明をする際、はじめにあえて等色しないところを見せて円が上下半分に分かれていることを理解してもらうとスムーズにいきます。

● 引用・参考文献

1）村木早苗. わかる・できる・伝わる　先天色覚異常の診療ガイダンス. 東京, 三輪書店, 2017, 77-88.
2）田中芳樹ほか. 眼科検査ガイド. 第3版. 根木昭監. 東京, 文光堂, 2022, 230-235.
3）ナイツ. ナイツアノマロスコープOTによる色覚検査法.

（伊藤智子・村木早苗）

**10**
章

色覚検査

# 1 ヘススクリーンテスト

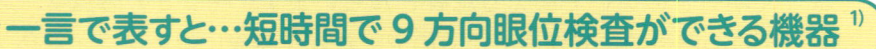

一言で表すと…短時間で9方向眼位検査ができる機器[1]

## 検査機器と各部位の紹介

当院のヘスコージメーターは特注しており、通常検者用指示灯（赤）はありません。

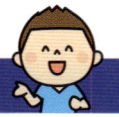

赤緑フィルタ（写真は右眼検査時）可動式（前後にも動く）　　額あて調節ねじ

指示灯（緑「↑」患者さん用）　　指示灯（赤「●」検者用）※特注

スイッチボックス側面に昇降台昇降スイッチあり

投影機（赤色格子）

指示灯スイッチ・メインスイッチ

額あて
顎台
顎台調節ねじ

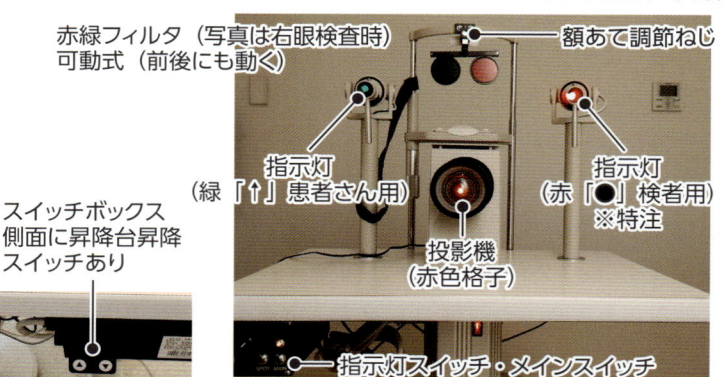
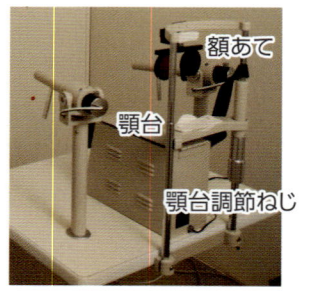

Hess チャートプロジェクタ HE-183B（はんだや）

## 検査結果例

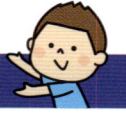

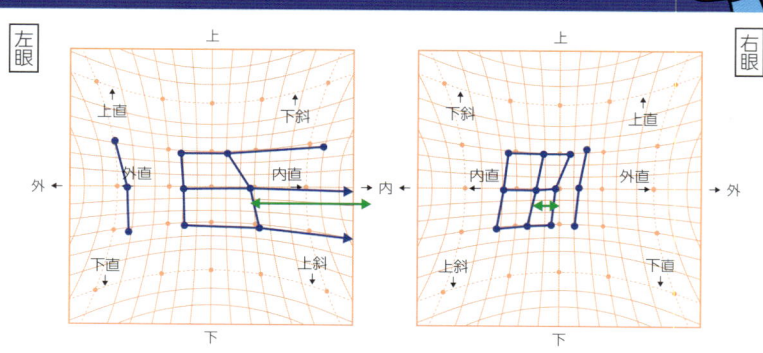

右眼外転神経麻痺のヘスチャート[2] です。ともむき筋同士、ペアで読み取ります。「相対的に」右眼Ⅵ外転神経支配領域である外直筋の作用方向が「小さく」「遅動」であり、そのともむき筋である左眼内直筋作用方向が測定範囲を超えるほど「大きく」「過動」となっていることを示唆します。

　仮に右眼外直筋作用方向と左眼内直筋作用方向に同等の眼球運動制限があったと

したら、結果は正常となってしまいます。理解しておかねばならないヘススクリーンテストの弱点の一つです[1]（**機器を扱う上でのポイント・注意点参照**）。

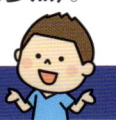

## 使用目的

網膜正常対応を有する、主に麻痺性斜視などが疑われる患者さんの眼位・眼球運動検査として用います。眼球運動制限を起こしている外眼筋の特定、または麻痺している眼運動神経の推測に利用されることが多いです[1]。

## 使用手順

**手順 ①** 昇降台の高さを合わせます（**検査機器写真参照**）。

**手順 ②** 顎台の高さを合わせます（**検査機器写真参照**）。

**手順 ③** 額あてを調節します（**図1**）。

**手順 ④** デモンストレーションを行います。緑の矢印の先端を操作し、赤丸に重ねるよう指示します。視標を追う際に顔を動かさず、目だけで視標を追うように指示します。

**手順 ⑤** 麻痺眼から検査を行います。右眼が麻痺眼であれば右眼に緑フィルタが来るようにします。赤緑フィルタは前後に調節ができるので、頂間距離を調整し、セットします（**図1**）。

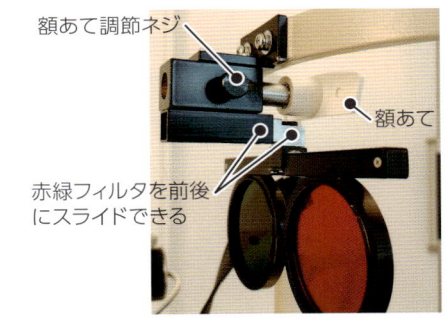

額あて調節ネジ
額あて
赤緑フィルタを前後にスライドできる

**図1●額あて、赤緑フィルタの調節**

**手順 ⑥** 同時視ができているか確認します。中心の（●）から開始します。まず遅動が予測される方向へ15°進み、順に15°測定地点の8点（●）をぐるっとプロットします。当院は磁石でプロットしています（**図2**）。

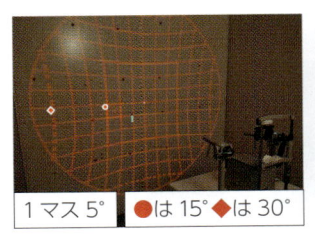
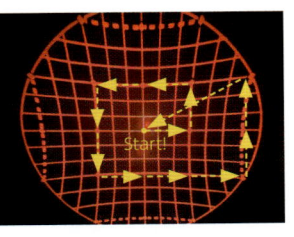

| 1マス5° | ●は15° | ◆は30° |

**図2●測定順序（例：右外転神経麻痺）**
（右眼測定時）右Ⅵ外転神経麻痺が疑われる場合に推奨される測定順。

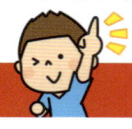

**手順 7** 次いで30°測定地点の3点（◆）をプロットします（**図2**）。

**手順 8** 中心に戻り、再現性を確かめます。変動があれば、再測定します。

**手順 9** 記録用紙に記録し、ヘスチャートを作成したら赤緑フィルタを回転、左右逆にし、他眼も同様に測定、記録します。

## ❗扱う際のポイント・注意点❗

　必ず直視下での眼球運動検査などをした上で行いましょう[1,2]。**図3**は中脳背側症候群症例のヘスチャートで、A型外斜偏位を呈する以外に著明な遅動は認められませんが、実際は上方注視麻痺を呈しています。また、この症例は顎を上げていました。A型の外斜偏位を有するのであれば顎を引くはずです。この矛盾にも、事前に頭位異常の観察をしていないと気が付くことはできません。

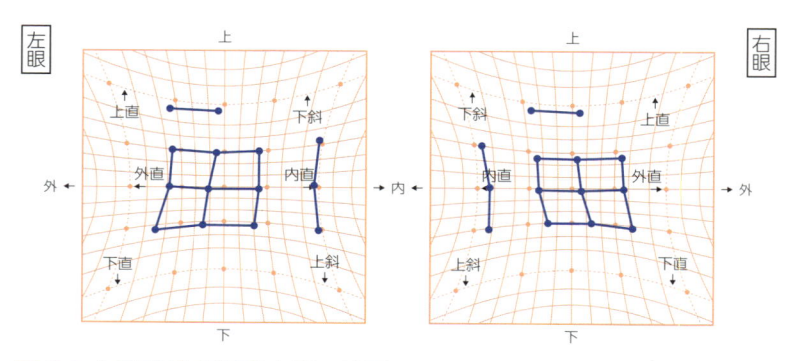

**図3●中脳背側症候群症例の結果**
直視下の衝動性眼球運動観察では上方視の成功率が低い。滑動性追従運動は準正常である。

　上記を行い、結果が予測できる状態で測定に入るのがベストです。

　赤緑フィルタを装用させる前にデモンストレーションを行いましょう。**図4**のように、患者さんによって合わせ方が微妙に異なってしまうことがあり、事前に把握したうえでプロットをする必要があります。

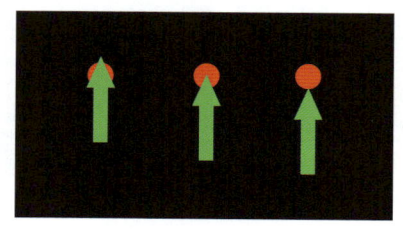

**図4●視標の重ね方の違い**

　検査中は患者さんにも目を配りましょう。額や顎が額あてや顎台から離れたり、face turn や head tilt などをしていたりしないか注意します。

　特に 30°測定時に赤緑フィルタの外から見ていないか注意します。理にかなわない箇所への指示灯操作に気が付けるよう、事前の眼球運動検査から結果を予測し考えて測定をするようにします。

● 引用・参考文献
1）臼井千惠. Hess 赤緑試験. 日本視能訓練士協会誌. 28, 2000, 81-92.
2）浅川賢ほか. Hess 検査, 大型弱視鏡, 複像検査の手順と見かた. 臨床眼科. 67（1）, 2013, 58-62.

（登澤達也）

# 2

# Hertel 氏眼球突出計

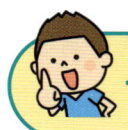

一言で表すと… **命に関わることもある眼窩内疾患の超重要所見「眼球突出」を数値化**

## 検査機器と各部位の紹介

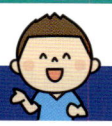

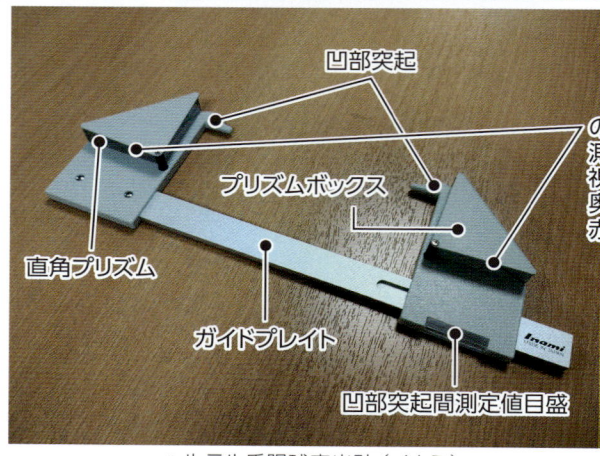

凹部突起

プリズムボックス

のぞくと眼球突出距離測定値目盛と、中心固視ライン（手前に1本、奥に1本、計2本の赤い縦線）が見える

直角プリズム

ガイドプレイト

凹部突起間測定値目盛

ヘルテル氏眼球突出計（イナミ）

　1本のガイドプレイトに一対のプリズムボックスがあり、スケールとプリズムが取り付けられています。左プリズムボックスは、ガイドプレイトの端に固定されており、右プリズムボックスは、左右に調整できます。眼窩外縁にそれぞれのプリズムボックス先端にある凹部突起を合わせて測定に入ります。眼窩外縁間距離は凹部突起間測定値目盛（機器写真参照）に示されます。プリズムボックス内に角膜頂点と眼球突出距離測定値目盛が映り、眼球突出度を測定できます。

## 検査結果例

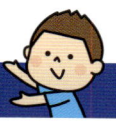

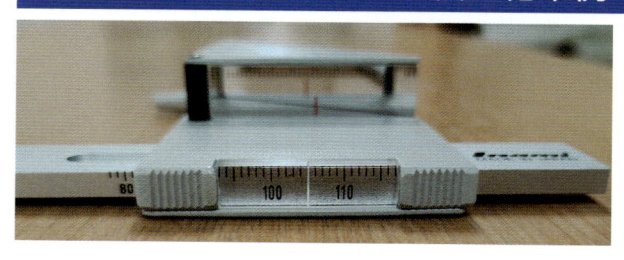

眼窩外縁間距離＝ 105mm
RE=15mm　＊R Enophthalmos
LE=15mm

　バセドウ病などの基礎疾患がある場合は16mm以上で眼球突出を疑い、18mm以上を眼球突出ありと判定します[1]。成人正常群における左右差については、97％が1.5mm未満で、2.5mm以上は認められず、臨床的には1.5mm以上を左右差ありと考えて利用することが推奨されています[2]。

## 使用目的

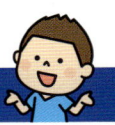

　眼球突出症（proptosis）、眼球陥凹症（enophthalmos）が疑われた時や、その経過観察をする際に定量を行うことが目的です。眼球突出症を来す代表的な眼窩内疾患に甲状腺眼症があり、外眼筋や上眼瞼挙筋、脂肪に炎症が起きる自己免疫疾患です[1]。ほかにも細菌や真菌の感染、腫瘍、血管異常などがあります。ことに真菌の感染症は、急激に進行しやすいこと、頭蓋内に進展すると多発性脳梗塞や脳炎などで死亡する可能性が高いことを把握しておく必要があります[3]。

## 使用手順[1]

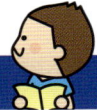

**手順①** 患者さんに後頭部と背を壁にぴったりとつけた状態で座ってもらいます。

**手順②** 検者は、高さの調節できるいすを使用し、患者さんと同じ目線の高さになるように座ります。

**手順③** 患者さんの外眼角の少し外側を指でしっかり押すように触り、眼窩外縁の骨の位置、深さを感触で覚えます**（図1）**。プリズムボックスをスライドし、凹部突起間をやや大きめと思われる程度に設定します。

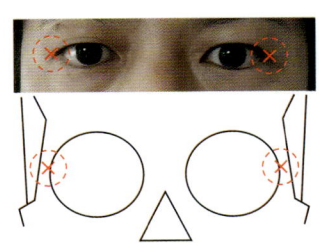

**図1● 眼窩外縁の測定位置**

**手順④** 母指、示指、中指でHertel氏眼球突出計本体を支えます**（図2）**。

**手順⑤** 環指を患者さんの頬部にあて、ぐらつきを押さえます**（図2）**。凹部突起を眼窩外縁部にあてながら、プリズムボックスをスライドし、凹部突起間を少しずつ狭め、眼窩内容物を圧迫しない範囲で可及的に狭く設定します。

＊この時の凹部突起間測定値目盛に示された値を眼窩外縁間距離として記録しておきましょう。**（図2の赤色囲み部分）**

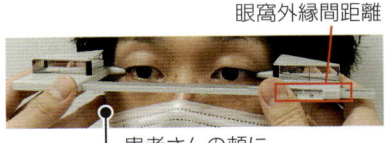

眼窩外縁間距離

患者さんの頬に環指を当てて支える

**図2● 凹部突起の当て方と測り方**

11章

そのほかの検査

**手順 ⑥** 患者さんには正面を見てもらい、検者の動きを目で追わないように伝えます。しっかり凹部突起を眼窩外縁部に押しあてた状態で計測に入りましょう。

**手順 ⑦** 検者の右眼で患者さんの左眼を、検者の左眼で患者さんの右眼を測定します（片眼は閉瞼する）。

**手順 ⑧** プリズムボックスをのぞくと、2本の中心固視ライン（手前に1本、奥に1本、計2本の赤線）と眼球突出距離測定値目盛が見えます **（図3）**。まず2本の中心固視ラインが重なるように検者が左右・上下に動き調整します。

左眼

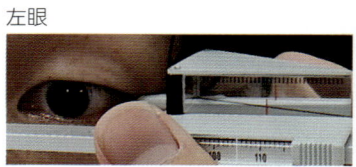
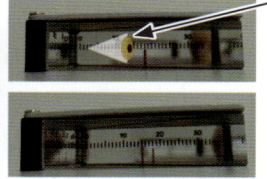

ここの値を読み取る（赤線である中心固視ラインを読まないように注意）

**図3 ● 眼球突出距離測定値目盛りの読み取り方**

**手順 ⑨** 2本の中心固視ラインが揃っていることを確認し、プリズムボックス内に映った角膜頂点の像と一致する眼球突出距離測定値目盛を読み取ります。誤って赤線である中心固視ラインの値を読まないように注意してください**（図3）**。

**手順 ⑩** 3〜4回測定し、平均を取ります。

　筆者は上下、正面から顔全体が映るような写真も撮影しています。必要に応じ、暗所・明所で瞳孔も一緒に撮影しています。フラッシュをたきますが、赤目補正モードはオフにしておきましょう。

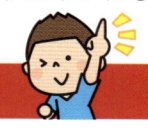

## ❗ 扱う際のポイント・注意点 ❗

　凹部突起をしっかりと眼窩外縁に押しあてて固定します。結果がばらつく大抵の原因は固定不足によるものです。

　初回の凹部突起間測定値である眼窩外縁間距離は、その後のフォローアップでも使用しますので大変重要です。変更する場合は、変更前と後の両方の眼窩外縁間距離で眼球突出度を測定し、変更の旨を記載しましょう。

● 引用・参考文献
1）後藤公子. 眼球突出の定量的評価と画像診断. 臨床眼科. 54（11）増刊号, 2000, 37-39.
2）中山智彦ほか. 今日の日本人の眼球突出度について. 臨床眼科. 46（7）, 1992, 1031-1035.
3）木村亜紀子. 眼窩先端部症候群（CCF など）. 眼科. 51（10）, 2009, 1379-1384.

（登澤達也）

# 3 調節機能解析装置

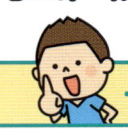

一言で表すと…調節力を他覚的に測定する機器

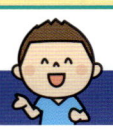

## 検査機器と各部位の紹介

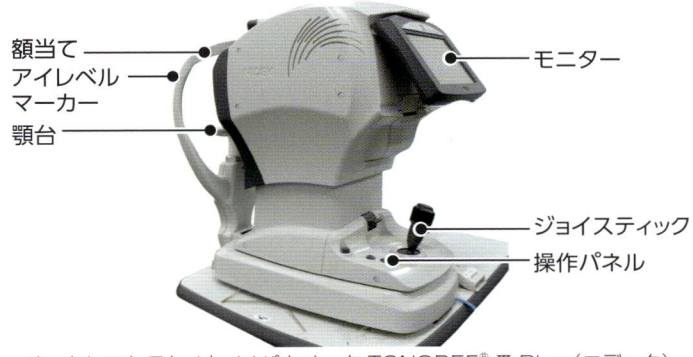

額当て
アイレベル
マーカー
顎台

モニター

ジョイスティック
操作パネル

オートレフケラト / トノ / パキメータ TONOREF® Ⅲ Plus（ニデック）

## 検査結果例

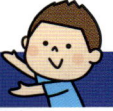

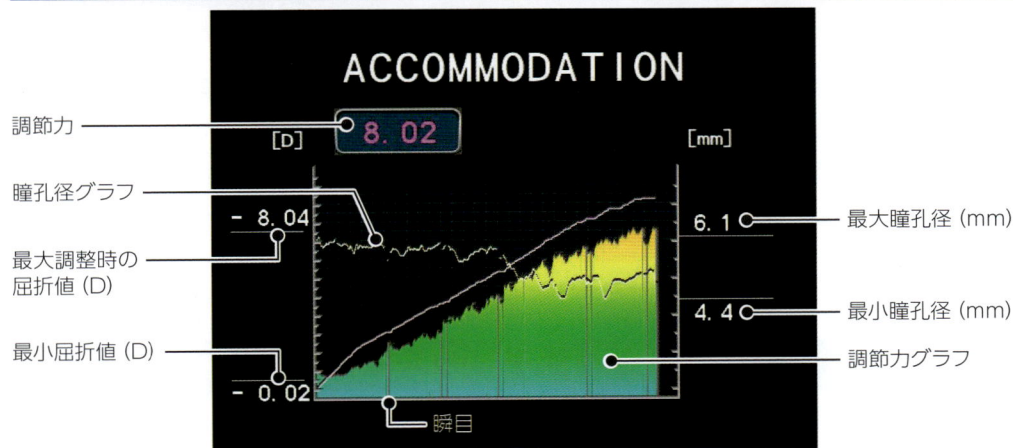

調節力
瞳孔径グラフ
最大調整時の
屈折値（D）
最小屈折値（D）

最大瞳孔径（mm）
最小瞳孔径（mm）
調節力グラフ

瞬目

正常値　24歳

11
章

そのほかの検査

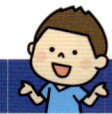

## 使用目的

　調節けいれん、調節緊張、老視、遠視、自律神経失調症など、調節異常を来し調節評価が必要な疾患の他覚的検査として有用です。眼精疲労を訴える VDT 作業者などに行うと、調節が眼精疲労の一因となっているか判断できます。

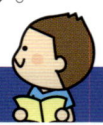

## 使用手順

**手順①** 電源スイッチを ON にします。

**手順②** 球面・円柱度数の屈折度単独測定レフモードを選択します。

**手順③** 患者さんの準備をします。額を額当てに軽く当て、顎を顎台に乗せます。患者さんに視標をぼんやりと眺めるよう説明します。

**手順④** オートレフで無調節時の屈折値を測定します。これが初期値となります。

**手順⑤** レフ測定画面の右上のアイコン押して、アコモドメータ機能に切り替えます。

**手順⑥** 患者さんに視標がぼやけること、ぼやけた視標に焦点を合わせてしっかり見る努力をするよう説明します。

**手順⑦** ジョイスティックの測定開始ボタンを押すと記録が開始されます。

**手順⑧** 最大 30 秒間測定されますが、調節が不十分で屈折値や瞳孔径に変化のない状態が続くと自動で終了します。

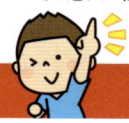

## ❗ 扱う際のポイント・注意点 ❗

　操作は比較的簡単ですが、患者さんとのコミュニケーションに配慮が必要です。患者さんの理解・努力が必要であり、調節機能に問題のない患者さんでも説明が不十分な場合は異常値が出ることがあります。測定前に十分な説明を行い、測定中も「頑張って気球を見てください。力を入れてしっかり見てください」など声掛けをしましょう。

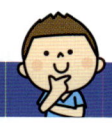

## よくあるトラブルと対処法

**瞬目**：瞬目は自然にしてよいですが、瞬目過多や 1 回の瞬目時間が長いと検査が自動で停止する場合があります。

**上眼瞼**：上眼瞼および睫毛が瞳孔にかかる場合はエラーが出やすくなります。目を大きく開けるように促すか上眼瞼を挙げて測定しましょう。

**涙液**：涙液が不整、あるいは破綻してマイヤーリングに乱れが生じていると正しく記録されません。適宜瞬目を促しましょう。

● 引用・参考文献

1）梶田雅義．"調節検査"．視能検査学．和田直子ほか編．東京，医学書院．2018，102-109，（視能学エキスパート）．
2）川守田拓志ほか．"他覚屈折"．眼のバイオメトリー：眼を正確に測定する．大鹿哲郎編．東京，文光堂，2009，247-251，（眼科プラクティス，25）．

（石谷せりか）

# 4

# フリッカー値測定器

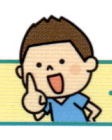

一言で表すと…視神経の働きを調べる機器

## 検査機器と各部位の紹介

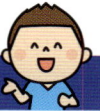

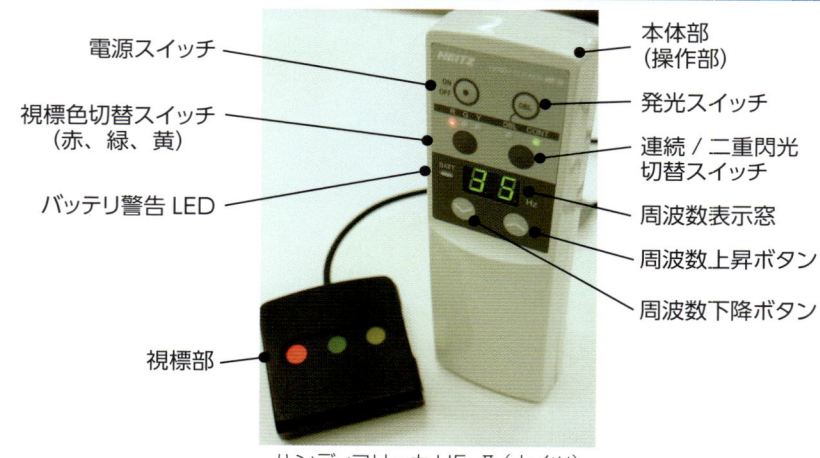

電源スイッチ

視標色切替スイッチ
（赤、緑、黄）

バッテリ警告 LED

視標部

本体部
（操作部）

発光スイッチ

連続／二重閃光
切替スイッチ

周波数表示窓

周波数上昇ボタン

周波数下降ボタン

ハンディフリッカ HF-Ⅱ（ナイツ）

　ハンディフリッカ HF-Ⅱは片手で簡単に限界フリッカ値（critical flicker fusion frequency：CFF）を検査でき、病棟患者さんのベッドサイドで行うことも可能で、操作性と携帯性に優れています。CFF は刺激光に一過性に応答して伝導速度が速い magnocellular pathway（M 系経路）が強く関与します。周波数は 1〜79Hz で、1Hz 刻みでの設定が可能です。周波数の設定は押しボタンによる up／down 方式で行います。視標の発光は、「連続／二重閃光」を切り替えることができます。「CONT.」では設定された周波数で連続的に発光し、「DBL」では発光スイッチを押した時だけ 2 回続けて発光します。視標の波長は「赤 660nm、緑 555nm、黄 570nm」、視標サイズは直径 8.7mm の円で、検査距離 25cm では視角 2°に相当します。

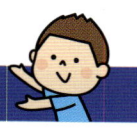

## 検査結果例

　一般的に中心 CFF は 35Hz 以上が正常、26〜34Hz は要精査、25Hz 以下が異常

| 右眼 | 黄 | | 緑 | | 赤 | |
|---|---|---|---|---|---|---|
| | 上昇法 | 下降法 | 上昇法 | 下降法 | 上昇法 | 下降法 |
| ① | 19 | 17 | 19 | 19 | 18 | 17 |
| ② | 19 | 16 | 19 | 17 | 18 | 16 |
| ③ | 18 | 17 | 19 | 18 | 17 | 16 |
| 平均 (Hz) | 18.7 | 16.7 | 19.0 | 18.0 | 17.7 | 16.3 |

| 左眼 | 黄 | | 緑 | | 赤 | |
|---|---|---|---|---|---|---|
| | 上昇法 | 下降法 | 上昇法 | 下降法 | 上昇法 | 下降法 |
| ① | 37 | 36 | 37 | 36 | 36 | 35 |
| ② | 36 | 36 | 35 | 36 | 35 | 35 |
| ③ | 36 | 36 | 36 | 35 | 35 | 36 |
| 平均 (Hz) | 36.3 | 36.0 | 36.0 | 35.7 | 35.3 | 35.3 |

**右眼視神経炎における CFF の結果**

と判定します。正常・異常の判定は、CFF の絶対値だけでなく左右差にも注意を払います。ハンディフリッカを用いた正常眼における視標の色別では、黄 40.5 ± 5.4Hz、緑 40.6 ± 5.0Hz、赤 38.0 ± 4.3Hz で、赤は黄および緑よりも低い値になります[1]。

　右眼視神経炎の結果を示します。赤視標では、右眼は上昇法で 17.7Hz、下降法で 16.3Hz、左眼は上昇法および下降法で 35.3Hz、と右眼で異常がみられ、黄や緑の視標でも同様の結果です。

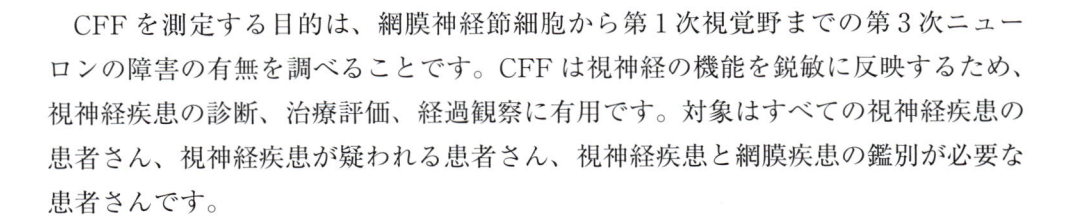

## 使用目的

　CFF を測定する目的は、網膜神経節細胞から第 1 次視覚野までの第 3 次ニューロンの障害の有無を調べることです。CFF は視神経の機能を鋭敏に反映するため、視神経疾患の診断、治療評価、経過観察に有用です。対象はすべての視神経疾患の患者さん、視神経疾患が疑われる患者さん、視神経疾患と網膜疾患の鑑別が必要な患者さんです。

## 使用手順

**手順 ①** 患者さんに「視神経の働きを調べる検査をします」と検査の説明を行います。比較暗室にして数分間の暗順応を行い、一眼を遮閉して必ず視力のよい方の目から始めます。CFF は屈折異常や中間透光体混濁の影響を受けにくいため、厳密な近見矯正は必要ありません。

**手順 ②** 網膜に対して常に2度の光刺激を投影できるように、コードの赤いマークを目印として測定眼と視標の検査距離を一定に保ちます**（図）**。視標の色を選択し、視標部に視線がおよそ直角になるようにします。

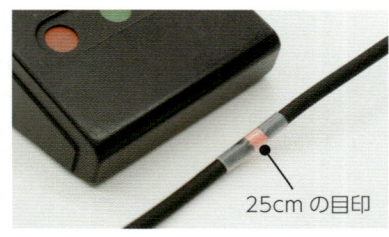

25cm の目印

図 ● ハンディフリッカ HF- Ⅱ における検査距離の目印

**手順 ③** 低い周波数（20Hz 程度）の視標を呈示して「ちらつき」を感じるかを確認します。押しボタンで 1Hz／秒の間隔で周波数を徐々に上げていき、「ちらつき」を感じなくなった時点で合図をしてもらいます（上昇法）。

**手順 ④** 高い周波数（60Hz 程度）に設定し「ちらつき」がないことを確認します。周波数を徐々に下げていき、「ちらつき」が始まった時点で合図をしてもらいます（下降法）。測定は上昇法、下降法の両方で各3回ずつ測定し、その平均値を算出します。

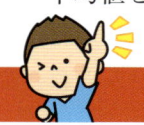

## ❗ 扱う際のポイント・注意点 ❗

　初めて検査を受ける患者さんでは「点滅が止まった」と答えた場合でも、完全に止まっておらず、点滅を感じることがあります。「点滅が完全に止まったら教えてください」と再度説明を行うとより正確な結果が得られます。

　視神経疾患の患者さんでは CFF が大きく低下していることが予想されるため、確実にちらつきを感じる周波数の視標を呈示することで検査の理解が得られやすくなります。CFF の低下は視神経疾患の存在が疑われますが、網膜疾患や緑内障でも CFF は低下します。そのため、視神経障害の有無の判断は CFF だけでなく対光反射やほかの検査所見を組み合わせて行います[2]。また、視力良好例でも軽度の CFF 低下や両眼の左右差、中心視力と中心 CFF の解離[3] がみられることがあるため、正確な検査を行うことを心掛けます。

　CFF は視標の輝度、面積、色、順応状態や瞳孔径、年齢、網膜部位に影響を受

け、加齢、縮瞳、疲労で低下します[3]。そのため、治療効果の判定や経過観察などの前回値と比較する場面では、検査条件や使用機器を一定にして検査を行う必要があります。

## よくあるトラブルと対処法

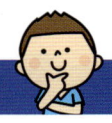

視神経疾患では中心暗点によって視標が見えず、検査が困難なことや測定値がばらつくことが多くみられます。中心視野での測定が難しい場合は、中間周辺部の視野で測定を行います。その際は、非測定眼の隙間から視標が見えないようにガーゼなどでしっかりと遮閉します。CFF は中心視野で測定する「中心 CFF」よりも中間周辺部で測定する「周辺 CFF」の方が高い値を示す傾向があるため、どちらの結果であるかをカルテに記載します。測定値のばらつきが大きい場合は、4〜5 回などの複数回測定による結果の再現性を確認しておきます。

● 引用・参考文献
1) 中村紀孔ほか. 各種中心フリッカー値測定装置の比較. 眼科臨床医報. 94（1），2000，12-14.
2) 後藤克聡ほか. 急性期および寛解期での経過観察・検査. 臨床眼科. 77（2），2023，187-195.
3) 松本長太. 中心フリッカー値・フリッカー視野. 眼科. 48（10），2006，1467-1474.

（後藤克聡）

# 5

# レンズメータ

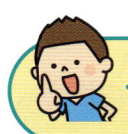

一言で表すと… **眼鏡レンズの種類の自動検出、さまざまな度数の測定などができる**

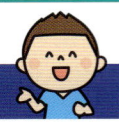

## 検査機器と各部位の紹介

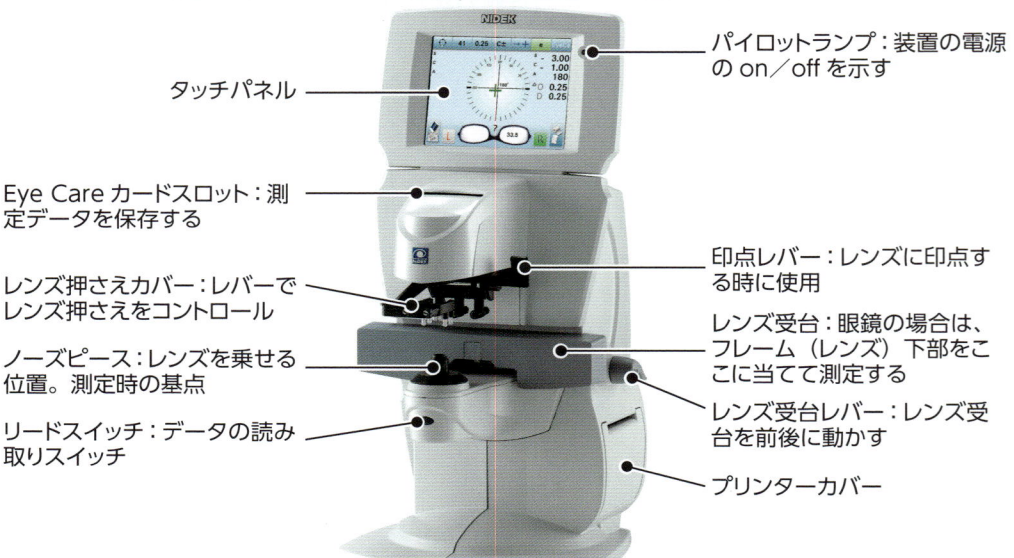

パイロットランプ：装置の電源の on／off を示す

タッチパネル

Eye Care カードスロット：測定データを保存する

レンズ押さえカバー：レバーでレンズ押さえをコントロール

ノーズピース：レンズを乗せる位置。測定時の基点

リードスイッチ：データの読み取りスイッチ

印点レバー：レンズに印点する時に使用

レンズ受台：眼鏡の場合は、フレーム（レンズ）下部をここに当てて測定する

レンズ受台レバー：レンズ受台を前後に動かす

プリンターカバー

オートレンズメータ（LM-1800P、ニデック）

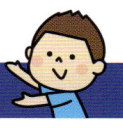

## 検査結果例

```
     RIGHT              LEFT
   - 2.50     SPH     - 3.50
   - 1.50     CYL     - 1.00
       10°    AXS      180°
   I 3.00     PSM    I 3.00
   U 0.00            U 0.00
   + 2.50     ADD    + 2.50
       NIDEK  LM-1800P
```

| | RIGHT | | LEFT |
|---|---|---|---|
| ① | − 2.50 | SPH | − 3.50 |
| ② | − 1.50 | CYL | − 1.00 |
| ③ | 10° | AXS | 180° |
| ④ | I 3.00 | PSM | I 3.00 |
| | U 0.00 | | U 0.00 |
| ⑤ | + 2.50 | ADD | + 2.50 |

　測定を終了し、結果をプリントアウトすると、このように印字されます。これらの数値は、①球面度数、②円柱度数、③円柱軸、④プリズム度数（基底内方：I、

基底外方：O、基底上方：U、基底下方：D で表示される）、⑤加入度数のデータが表示されています。

## 使用目的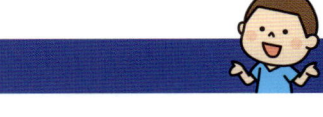

レンズメータには、望遠鏡式、投影式、オートレンズメータがあります。本稿では、主流であるオートレンズメータについて説明します。

レンズメータは、眼鏡レンズの近視、遠視、乱視、プリズムの度数、その他は機器によりますが、眼鏡の PD 測定、可視光や紫外線の透過率、プラスチックレンズのゆがみなどが測定可能な機器です。LM-1800P では、**表**の項目の測定が可能となっています。

臨床での主な目的は、眼鏡の度数の確認です。処方された眼鏡の度数が処方箋の度数と合っているか、現在装用している眼鏡の度数は、現在の眼の状態に合っているか、などの確認をします。

**表 ● 測定項目と測定可能範囲**

| 測定項目 | 測定可能範囲 |
| --- | --- |
| 球面屈折力[*1] | −25.0D〜＋25.0D |
| 柱面屈折力 | 0〜±10.0D |
| 乱視軸角度[*2] | 0〜180° |
| 加入度数 | 0〜＋10.0D |
| プリズム屈折力 | 0〜20△ |

＊1 球面屈折力、柱面屈折力、加入度数、プリズム屈折力は、0.01/0.06/0.12/0.25 ごとの計測に変更可能
＊2 乱視軸角度は、1°ごとに計測可能
（株式会社ニデック製品カタログより一部抜粋）

## 使用手順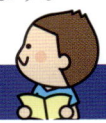

**手順 1** 眼鏡に除去可能な汚れなどがあるかを確認します（可能であれば除去する）。

**手順 2** レンズメータに眼鏡をセットし、眼鏡枠（もしくはレンズそのもの）の下の部分を機器（レンズ受台）にしっかりと付けます **（図1）**。

**手順 3** 眼鏡枠の下は機器にしっかりと付けた状態で光学中心（オートで測定する場所）を合わせ、度数を読み取ります。累進屈折力レンズの場合は、遠近両用、中近両用ではレンズ下方、近々両用ではレンズ上方の加入度数の部分を続けて測定します。

**手順 4** 測定した結果をプリントアウト、もしくはカルテにデータを送信し終了です。

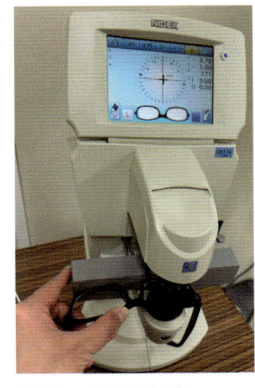

図1 ● 測定方法

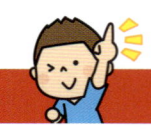

## ！ 扱う際のポイント・注意点 ！

　眼鏡の枠の下の部分を両側ともしっかりと機器に当てた状態で計測します。しっかりと両側が当たっていないと、乱視軸やプリズムの基底方向が変わってしまい、眼鏡の正しい度数を読み違えてしまいます（**図2**）。

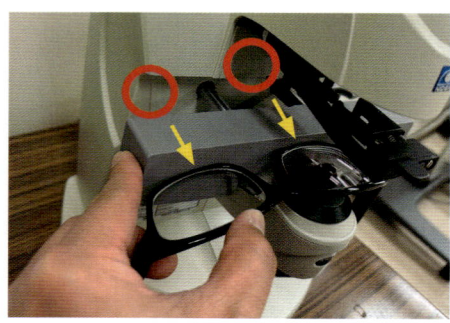
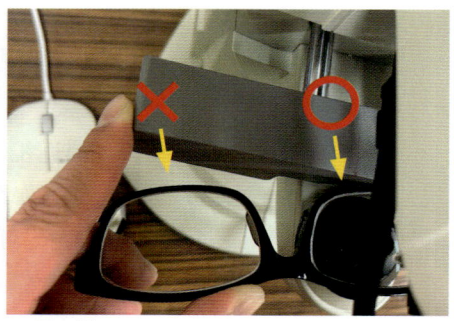

○ よい例
レンズ受台に両眼とも眼鏡の下縁がついている。

× 悪い例
レンズ受台に左眼の眼鏡の下縁がついていない。

**図2● 要注意ポイント**

　累進屈折力レンズ（遠近、中近両用）では、遠用部を測定してから近用部を測定するため、レンズ上方→下方の順で測定します。近々両用では、近用部を測定してから、少し遠くが見える部分を測定するため、レンズ下方→上方の順に測定します。

## よくあるトラブルと対処法

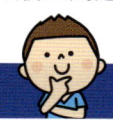

　レンズメータでの測定前に眼鏡のレンズの汚れを除去する際、レンズのコーティングが剝げていないかの確認が必要となります。

　コーティングが剝げている場合は、拭くほどに剝げてしまうため、そのままで測定します。また、砂塵などがついている状態のまま拭いてしまうと、砂塵を擦り付けてしまうことになります。まずは、レンズを水で流す、もしくはティッシュなどでサッとレンズ面をはらいましょう。

（山寺克英）

# 6 瞳孔間距離測定器

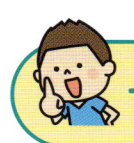

一言で表すと…機器を額、鼻に当てた状態で、瞳孔間距離の測定ができる

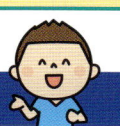

## 検査機器と各部位の紹介

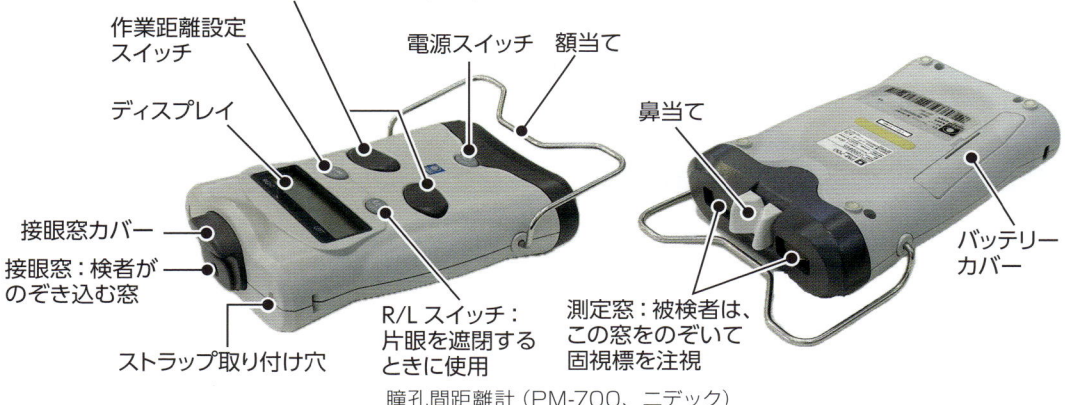

左右 PD 測定スイッチ：接眼窓から見たときに左右眼に表示されるヘアライン（縦線）を動かすスイッチ

作業距離設定スイッチ

電源スイッチ　額当て

ディスプレイ

鼻当て

接眼窓カバー

接眼窓：検者がのぞき込む窓

バッテリーカバー

ストラップ取り付け穴

R/L スイッチ：片眼を遮閉するときに使用

測定窓：被検者は、この窓をのぞいて固視標を注視

瞳孔間距離計（PM-700、ニデック）

## 検査結果例

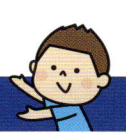

測定が終わるとディスプレイの部分に数値などが表示されています。

鼻根部から右眼の瞳孔中心までの距離（mm）

両眼の瞳孔間の距離（mm）

鼻根部から左眼の瞳孔中心までの距離（mm）

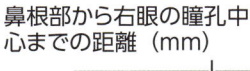

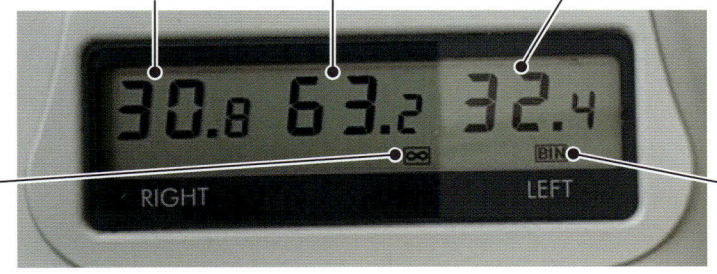

測定した作業距離（図の場合は、無限遠）

測定モード（図の場合は、両眼開放での測定）

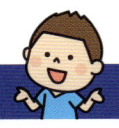

## 使用目的

　患者さんの瞳孔間距離（左右眼の瞳孔中心間の距離）を測定する際にこの機器を用います。測定値は、眼鏡を合わせるときや、現在装用している眼鏡の光学中心間の距離と比較する時に用います。

　また、片眼を遮閉することで、片眼ずつの距離の測定も可能です。この場合には鼻根部から一方の瞳孔中心までの距離を測定します。**図1**は、片眼ずつの測定時に計測する部分です。現在ではデジタル表記のものが多くを占めており、本稿ではデジタル表記の機器について解説します。

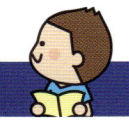

図1● **片眼ずつ測定するときの計測部（黄色矢印部分）**

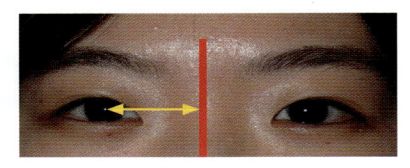

## 使用手順

**手順 1** 電源を入れます。

**手順 2** 作業距離の設定を行います。PM-700では、30cm、35cm、40cm、50cm、65cm、1m、2m、∞（無限遠）の8段階の選択が可能です。

**手順 3** 額当てと鼻当てを患者さんにそっと当てます（**図2**）。

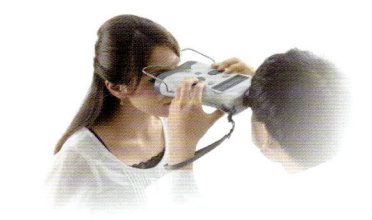

図2● **測定時**

**手順 4** 患者さんに、内部の固視標（光）を注視するように指示します。

**手順 5** 次に瞳孔間距離の測定を行います。**図3**は、検者側から見た患者さんの目です。

　①がヘアラインで、この線を②の輝点に合わせることで測定ができます。

　片眼を遮閉しての測定が必要であれば、片眼ずつ測定します。

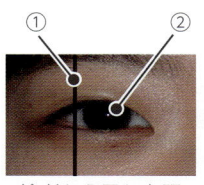 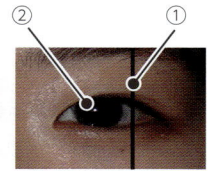

検者から見た右眼　　検者から見た左眼

図3● **瞳孔間距離の測定**

**手順 6** 最後にディスプレイに表示された数値を読み取って終了です。

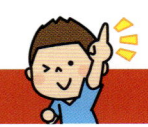

## ❗ 扱う際のポイント・注意点 ❗

　斜視があるかどうか、中心固視ができているかどうかを確認し、斜視があるもしくは疑わしい、中心固視ができていないもしくはできているか疑わしい場合には、片眼ずつ遮閉して測定を行います。

　機器が患者さんの顔に対して真っすぐになっているか、額当て、鼻当てが真っすぐに当たり、測定ができているかを確認します。額当てを出さずに測定することも可能ですが、ずれた場所からの測定になる可能性があります。

　固視不良や眼位異常などがある場合、小児の測定の場合など、うまく測定ができているかわからない場合には、何度か測定する、もしくは検者を交代したり、定規の瞳孔計を用いたりと、ダブルチェックすることも重要です。

　角膜疾患の症例など、前眼部の光がわかりにくい場合は、定規の瞳孔計を用いて角膜輪部間で測定するなどほかの方法での確認も有用です。

（山寺克英）

# 7 コントラスト感度測定装置

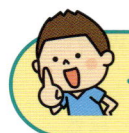

一言で表すと… **視力だけでは表せないコントラストの感度を計測**

## 検査機器と各部位の紹介

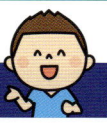

高コントラスト視標 ◀━━━▶ 低コントラスト視標（見えれば高コントラスト感度）

低空間周波数

視標

グレア光源

リモコン受光部

高空間周波数

グレア内蔵型コントラスト感度測定器 CSV-1000HGTi（GOOD-LITE、ニコンソリューションズ）

## 検査結果例

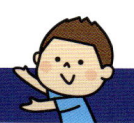

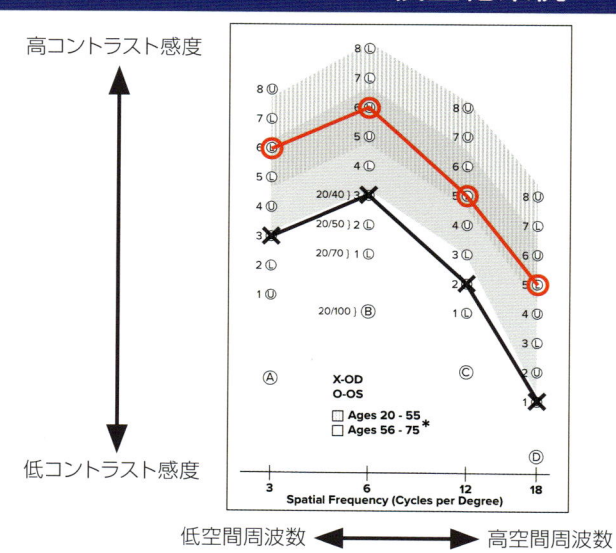

高コントラスト感度

低コントラスト感度

低空間周波数 ◀━━━▶ 高空間周波数

右眼のコントラスト感度はすべての空間周波数帯で低下しており、視覚の質の低下がみられる。左眼は、正常範囲である。

## 使用目的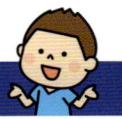

　コントラストとは、明暗の対比（明るい部分と暗い部分の比）のことで、コントラスト感度はどこまで低いコントラスト（薄い白黒の縞）を識別できるかといった指標となります。コントラスト感度はコントラスト閾値の逆数で、その値が高いほど、視覚の質が高いことを示します。

　使用目的は、白内障などの眼疾患の評価や、屈折矯正手術眼、眼内レンズ挿入眼などの視覚の質を評価することにあります。視力がよいのに見えにくいといった患者さんの評価や新しい眼内レンズの生体での性能評価の指標となります。グレア下コントラスト感度計測という強い照明を当てた状態での検査も可能です。

## 使用手順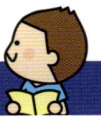

**手順 1** 測定機器のスイッチを入れます。

**手順 2** 患者さんを機器の前に誘導し、検査距離を保った状態で検査説明を行います。

**手順 3** 片眼を遮閉し、検査距離に応じた屈折矯正を行い、検査を始めます。

**手順 4** 低い空間周波数から高い空間周波数、高いコントラストから低いコントラストの順に検査していきます。

**手順 5** もう片眼を計測します。必要に応じて、両眼コントラスト感度検査、薄明・夜間コントラスト感度検査、グレアコントラスト感度検査を行います。

**手順 6** 検査用紙に記載したプロットを線でつなぎ、結果を解析します。その際、正常範囲を確認します。

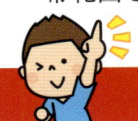

## ⚠ 扱う際のポイント・注意点 ⚠

　部屋の明るさ（照度）や機器の明るさ（輝度）を機器の推奨に合わせて計測を行います。機器の設置場所には、直射日光が当たっていたり、照明の反射が強くなっていたりしていないことを確認してください。光の計測条件が悪いとコントラスト感度の結果が低く出てしまいます。

　正答の方向は機種によって異なり、たとえば縞が左に傾く（left）、右に傾く（right）、真っすぐで傾いていない（top）、わからない場合のブランク（blank）などで判定しますが、説明が不足すると特に高齢の患者さんでは誤って認識した状態で先に進んでしまうことがあり注意が必要です。

　コントラスト感度の対数をとり、log コントラスト感度とすることでより正確な

評価につながったり、log コントラスト感度関数下の面積（area under log contrast sensitivity function；AULCSF）を評価したりすることで、視覚の質の変化を捉えやすくなります。正常値は、機種によって異なり、メーカーが持っている正常値や論文で公表されている平均や下限、上限などを把握して比較することがポイントです。

## よくあるトラブルと対処法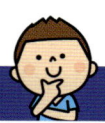

　屈折矯正をしていないと特に老視の影響を受けて悪く出てしまうことがあります。乱視により網膜で水平方向に「ぼけ」がある場合、結果が悪く出ます。多焦点眼内レンズ挿入眼などでは意図的に裸眼視下や遠方矯正下、薄明下で計測することがありますが、結果がばらつく原因になるため、計測の手順はしっかりと確認しておく必要があります。検査距離は、機器の推奨距離に合わせるようにしてください。

　コントラスト感度検査機器は照明光や経年劣化で黄ばみやすいので、使わない時はカバーをかけて遮光するなど、保管状態をよくすることが重要です。また、ボードや視標を油分の多い指で直接触らないように気を付けて取扱いましょう。

（川守田拓志）

# 処置・手術編

# 1 ドレープ

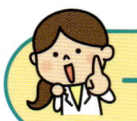 一言で表すと… 感染から術野を守るシート。
皮膚との密着を確認

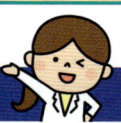

## 器具と各部位の紹介

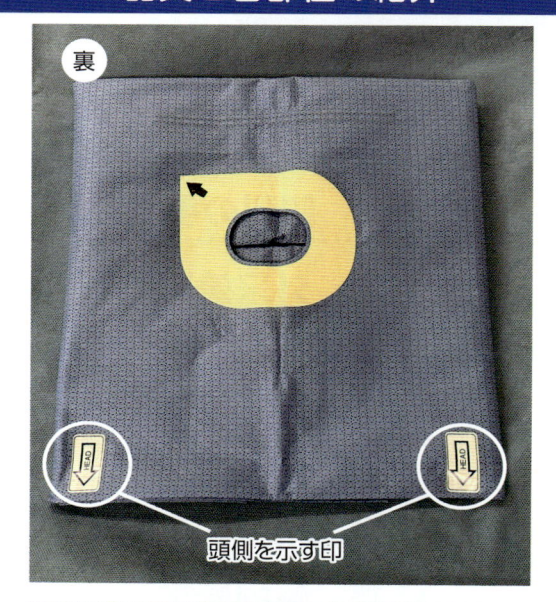

裏

頭側を示す印

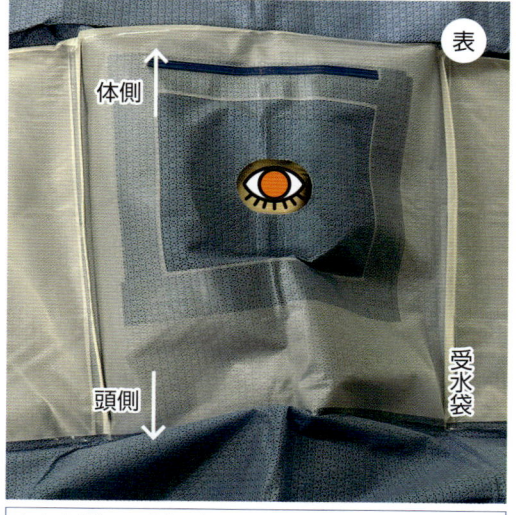

表

体側

頭側

受水袋

穴あきドレープ（日本メディカルプロダクツ）

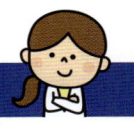

## 使用目的

　手術中に清潔野を作るための滅菌シートです。正しいドレーピングは手術のスムーズな進行と成功、安全、特に感染予防にたいへん役立ちます。手術部位の保護だけでなく、無菌領域を広げることで術者やスタッフがその上に清潔な器具を置けるというメリットがあります。

　眼科で使う「穴あきドレープ」は術野部分だけに穴が開いています。ドレープには向きがあります。上下左右、表と裏、頭側と体側など正しく設置することで安全に術野を確保できるようになっています。

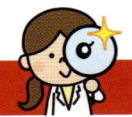

## ⚠ 扱うときのポイント・注意点 ⚠

### 皮膚との密着が大切！
　裏面の粘着テープで目のまわりの皮膚に密着固定します。消毒後に水分をよく拭き取って、ドレープが浮かないようにします。

### 患者さんへのケア
　手術中は、ドレープに覆われて患者さんの表情が見えないので、モニターや体動などで患者さんの状態を常に観察します。

### はがすときの注意
　ドレープをはがすときは皮膚が引っ張られて痛いです。鼻や頬骨の硬い部分からはがしていくと皮膚が引っ張られません。最後の不快感が手術そのものの印象を決めることもあるので、ていねいにはがします。はがした勢いで付着している汚れや液体が飛び散らないように気をつけます。

（宇井牧子・宇井理人）

処置・手術編

1章

眼科の手術に使用する基本器具

# 2 開瞼器

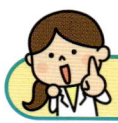

一言で表すと…まぶたを確実に開いた状態に保ちます

## 器具の紹介

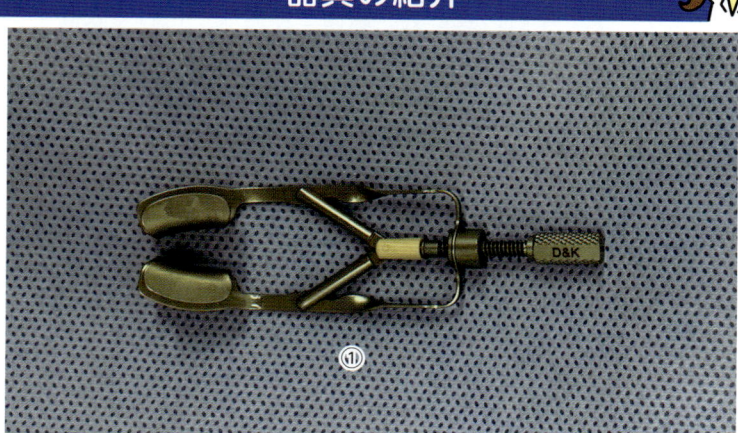

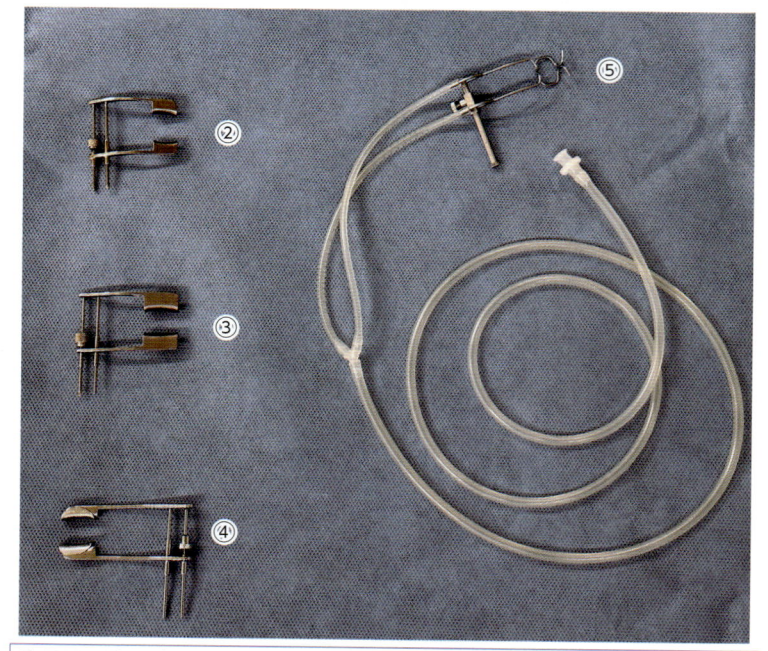

①DK開瞼器（エムイーテクニカ）②バンガーター氏開瞼器右眼用（プレート型、小、イナミ）③バンガーター氏開瞼器右眼用（中、イナミ）④バンガーター氏開瞼器左眼用（大、イナミ）⑤調節式開瞼器吸引孔付（アールイーメディカル）

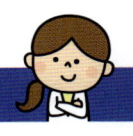

## 使用目的

　眼瞼が閉じないように開けておくために使います。まぶたにひっかける鈎の部分はプレート型とワイヤー型があります。プレート型は眼瞼をより強く開けることができますが、手術器具がぶつかりやすいので、白内障手術ではワイヤー型を使うことが多いです。開瞼器の固定方法には、スライド式、ネジ式、ばね式があります。術式や術者の好みで使い分けます。

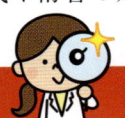

## ❗ 扱うときのポイント・注意点 ❗

### 使用前の注意

　使用前には開瞼器が開くかだけでなく、確実に閉じるかを確認する必要があります。サビやゆがみが原因で閉じなければ、眼瞼から取り外せなくなるため危険です。術者には閉じた状態で渡すとスマートです。

### 使用中の注意

　開瞼器は形が複雑なため、いろいろなものが引っかかりやすいので注意してください。眼瞼にかかったままで開瞼器が引っ張られると、眼瞼が切れたり眼球のけがにつながることがあります。

### 取り外しの際の注意

　取り外しは慎重かつていねいに行い、確実に取り外されるまで患者さんが顔を動かさないように注意して、事故の予防に努めましょう。

（宇井牧子・宇井理人）

処置・手術編　1章　眼科の手術に使用する基本器具

# 3

# 注射針・シリンジ

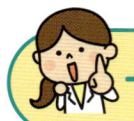

一言で表すと…薬を目的の場所に正確・確実に届けます。針刺しに用心を

## 器具の紹介

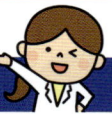

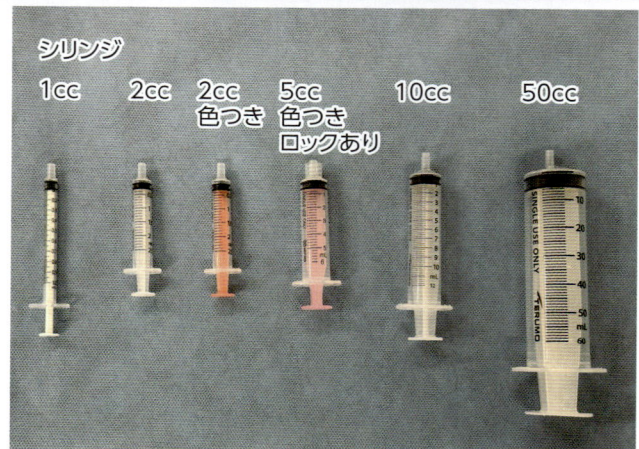

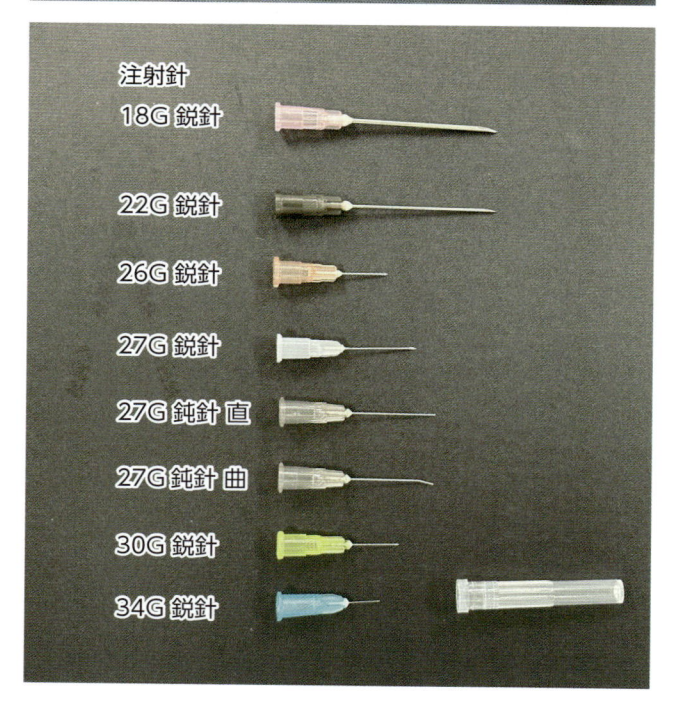

## 使用目的

　シリンジに薬やガスを入れ、取り付けた注射針で目的の場所に注入します。注入だけでなく、前囊切開（ぜんのうせっかい）など手術操作の道具として利用したり、検体の吸引採取にも使われます。

　注射針は太さや長さ、鋭針（えいしん）と鈍針（どんしん）で分類されます。注射針の太さはG（ゲージ）で表され色分けされています。数字が大きいほど細い針です。シリンジは容量や色、ロックの有無で分けられます。

　注射針・シリンジは施設や術者ごとに使い分けが決まっているので覚えましょう。

## 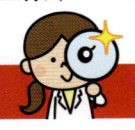 ⚠ 扱うときのポイント・注意点 ⚠

　ビーエスエスプラス™500 眼灌流液 0.0184% は透明のシリンジ、麻酔薬は赤のシリンジなど、色で区別すると誤注入の事故を防げます。注射針が抜け落ちないようにロック式が理想です。事前にシリンジや注射針の中の空気を抜きますが、このエア抜きのときに液体が目や顔に飛び散らないよう気をつけてください。シリンジの外側が濡れているときは、滑って落とさないよう拭いておきます。注射針を受け渡すときや廃棄時には針から目を離さず、針刺し事故の予防に努めます。注射針が器械台の清潔カバーに刺さると容易に貫通して不潔になるので注意します。

（宇井牧子・宇井理人）

# 4

# 鑷子
せっし

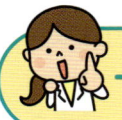一言で表すと… **細かい作業に適したピンセット。先端が命！**

## 器具の紹介

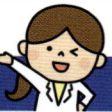

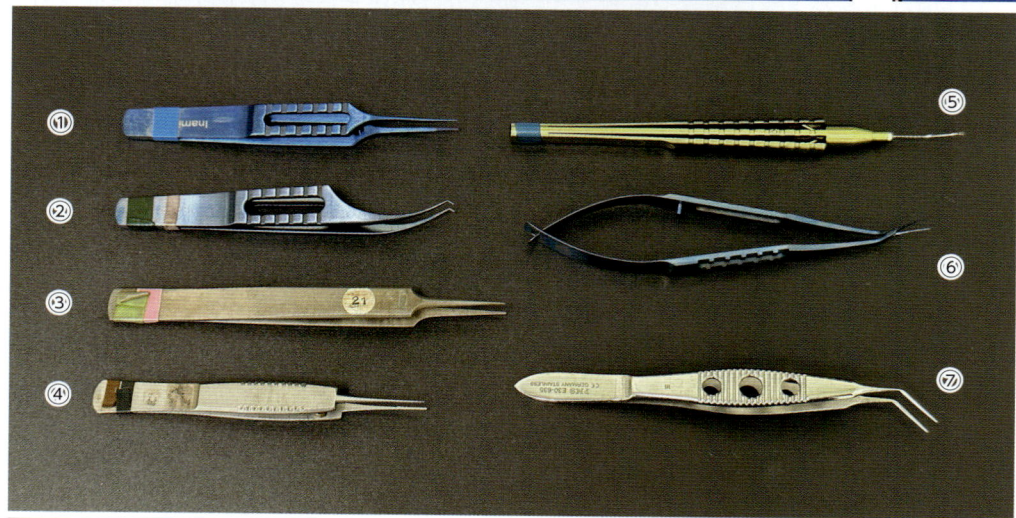

①有鈎鑷子（イナミ）②コリブリ型鑷子（イナミ）③21番鑷子（イナミ）④縫合鑷子（イナミ）⑤池田氏マイクロカプスロレキシス鑷子（エムイーテクニカ）⑥稲村氏カプスロレキシス鑷子（エムイーテクニカ）⑦IOL（眼内レンズ）鑷子（テイエムアイ）

## 使用目的

鑷子は、組織や糸などをつかむための器具です。有鈎鑷子と無鈎鑷子があります。皮膚や強膜など点でつかむときは先端が鈎になっている有鈎を使い、結膜や糸など傷つけたくないものを面で持つときは無鈎を使います。眼内で使う鑷子は、小さい創口から眼内に入れられるように細い形をしていてデリケートです。施設・術者・術式ごとに使う鑷子が決まっています。

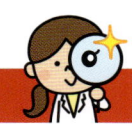

## ⚠ 扱うときのポイント・注意点 ⚠

　先端のかみ合わせがズレると何もつかめません。取り扱いには十分気をつけます。鑷子の色を有鈎と無鈎で分けて、器械台に置く位置も手前と奥に分けるなど決めておくと便利です。硝子体鑷子など硝子体手術で使うものは、部屋の電気が消された状態で受け渡しを行うため、探さなくてもいいように、決まった場所で待機させます。本体が濡れていると、滑って使いづらいので拭いておきます。先端に付着した組織片や血液は湿らせたガーゼでやさしく拭き取ります。その際、ガーゼの繊維が引っかかったまま術野に持ち込まれないように気をつけます。術者が鑷子を利き手で持つのか、反対の手で持つのかまで考えて手渡せると素晴らしいですね。鑷子は常に使用する器具なので、バックアップの保管場所を把握しておきましょう。

（宇井牧子・宇井理人）

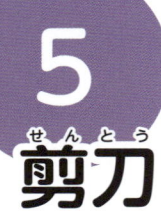

# 5

せんとう
# 剪刀

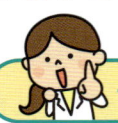

一言で表すと…細かい作業が得意な眼科用のハサミ

## 器具の紹介

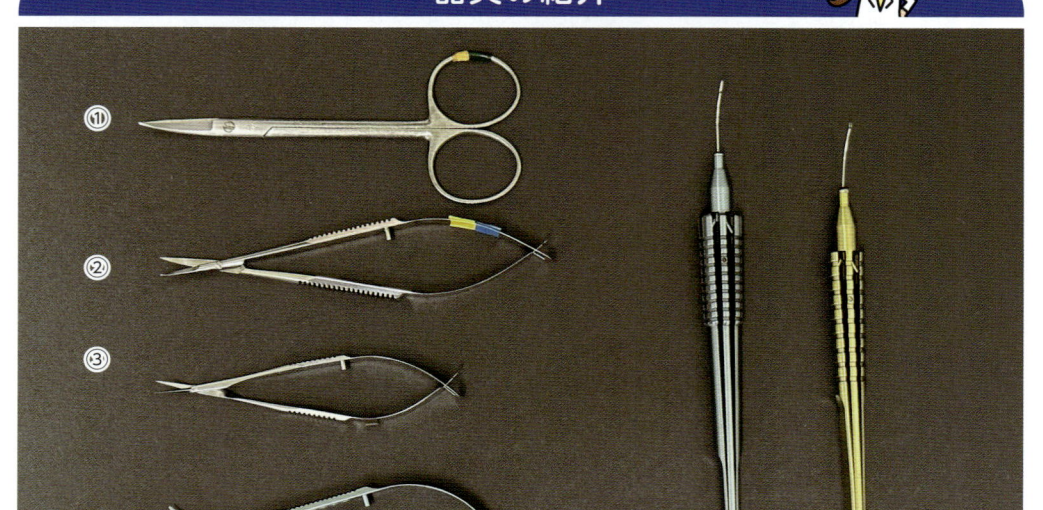

①眼科剪刀（鋭、イナミ）②スプリングハンドル式剪刀（鋭、イナミ）③ヴァナス氏剪刀（イナミ）④ IOL（眼内レンズ）カッターチタニウム（イナミ）⑤八重剪刀®（イナミ）（右は池田氏マイクロカプスロレキシス鑷子。形が似ているので色で区別している）

## 使用目的

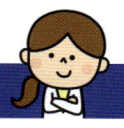

　透明フィルムや糸などの手術素材や組織を切断したり、組織同士を剥離するために使われます。先端の形によって、とがっている「鋭（えい）」となめらかな「鈍（どん）」に分けられます。たとえば、斜視手術で外眼筋を切る場面では、強膜を傷つけないように鈍の剪刀が使われます。

　よく使われるのはスプリングハンドルですが、切るものによって専用の剪刀が用いられます。八重式マイクロ剪刀、眼内レンズ剪刀、硝子体剪刀、角膜移植用剪刀などがあります。

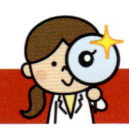

## ❗ 扱うときのポイント・注意点 ❗

　血液などの汚れが付着すると切れ味が悪くなるので、湿らせたガーゼでやさしく拭き取ります。手術中は、術者が顕微鏡から目を離すことなく受け渡しできるよう、先端を下にしてそのまま術者が使えるように渡すのが理想です。刃物ですから、受け渡しのときのけがには十分気をつけてください。たとえば、スプリングハンドルなどは刃先が開いた状態が基本なので、誤って刃のあたりを持ったまま術者に手渡すと、術者が握ったと同時に刃が閉じるのでたいへん危険です。八重式マイクロ剪刀など先が細くて小さい剪刀は大変デリケートで高価です。待機中や使用後は、シリコンマットやキャップカバーで刃先を保護しておきます。マイクロ鑷子とマイクロ剪刀は非常に似ているので、本体の色やテープの色で区別しておくとよいでしょう。

（宇井牧子・宇井理人）

# 6

# ナイフ

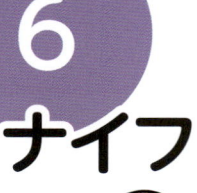

一言で表すと…メスともいう。切れ味重視！

## 器具と各部位の紹介

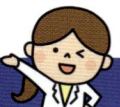

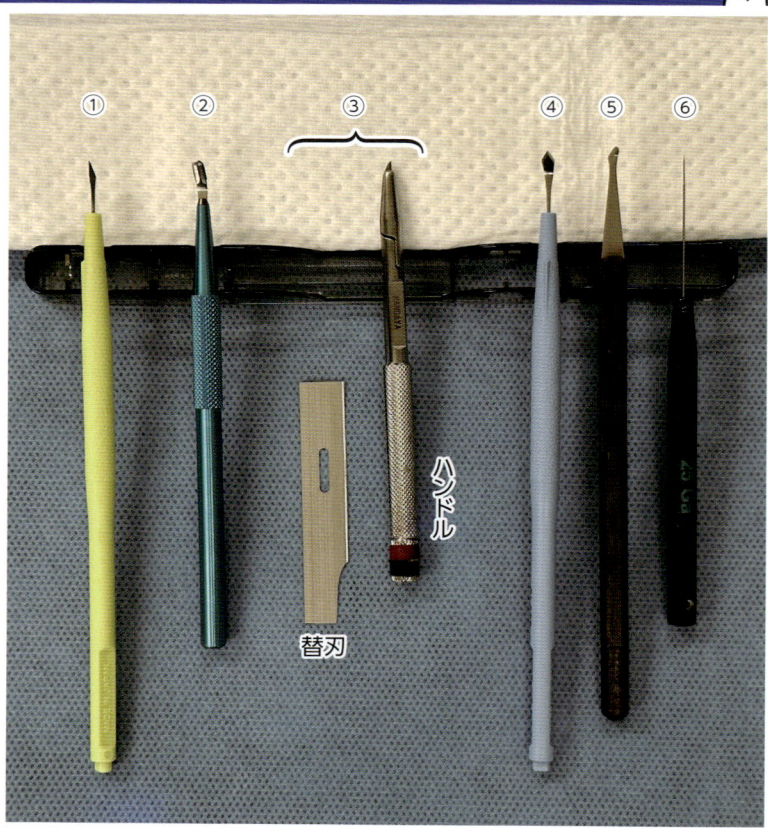

① 22.5°ストレートナイフ（カイインダストリーズ）②クレセントナイフ曲（ベベルアップ、イナミ）③フェザー替刃式眼科カミソリ（はんだや）④ 2.4mm スリットナイフ（カイインダストリーズ）⑤ゴルフ刀（アルコン）⑥ MVR ナイフ（V ランス、アルコン）

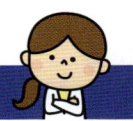

## 使用目的

　剪刀が組織や手術素材を切断するのに対し、ナイフは切開をするための器具です。よく使用されるのは、ストレートナイフ、クレッセントナイフ、スリットナイフ、Ｖランスです。同じ形のナイフでも、刃先の幅や角度によってたくさんの種類があります。使うナイフは術式や術者の好みで異なり、定番の手術では使用順序もほぼ決まっています。多くのナイフはディスポーザブル製品です。ダイヤモンドメスなど、再滅菌によってリユースするナイフもあるので安易に捨ててはいけません。

　そのほか、替刃式メスやゴルフ刀、眼瞼の手術で使う炭酸ガスレーザーメス、電気メスなどがあります。

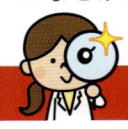

## ❗ 扱うときのポイント・注意点 ❗

　刃がほかのものに当たると切れ味が悪くなります。切れ味の悪いナイフで無理に組織を切ろうとすると、力が入り過ぎてしまって組織を挫滅（ざめつ）するなど、思わぬ合併症をひき起こします。特に刃物をケースから取り出す時は慎重に行います。刃先がケースに接触しないように刃先の方から取り外します。術者に手渡す際は、刃先から一番遠い部分を持ち、刃先を下に向けて渡します。使用後は直接受け取らず、シリコンマットなどに置いてもらうと安全です。切れ味重視のため、刃先が血液で汚れてもガーゼで拭かずにそのままにしておきます。たいへんよく切れるので、けがには十分気をつけましょう。

（宇井牧子・宇井理人）

処置・手術編

1章

眼科の手術に使用する基本器具

# 7

# 持針器

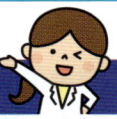

一言で表すと… **縫ったり曲げたり活躍します。
針の正しい持ち方を覚えましょう**

## 器具の紹介

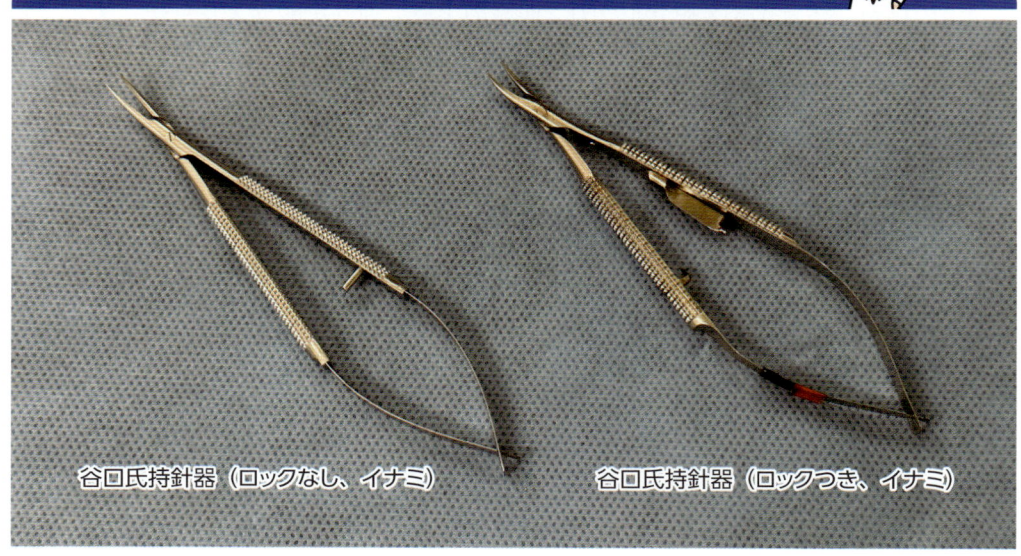

谷口氏持針器（ロックなし、イナミ）　　谷口氏持針器（ロックつき、イナミ）

## 使用目的

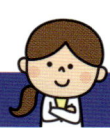

　縫合するときに針糸をつかむための器具です。鑷子とセットで使います。前嚢切開用のチストトームなどを作るため、注射針の先を曲げる用途もあります。「ロックつき」は持ち手をゆるめても針をつかんだ状態を維持できます。

　「ロックなし」は角膜移植の連続縫合など、次々と縫っていくときに便利です。

　比較的小さいマイクロ持針器は、7-0 から 10-0 のような細い針糸を扱うときに使います。カストロビエホ氏持針器のような大きめの持針器は眼瞼手術や斜視手術、バックリング手術など太い針糸で縫うときに使います。

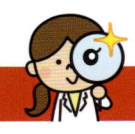

## ❗ 扱うときのポイント・注意点 ❗

### 使用前の確認

　ロックつき持針器の使用前には、確実にロックがかかり、確実にロックが解除できるかをチェックします。

### 針の付け替え

　持針器で針を持ったときに、針先が術者の方を向く持ち方を「順針」、反対を向く持ち方を「逆針」と呼びます。術者の指示通りに針を付け替えます。針は、針先から3分の2の場所をつかむと扱いやすくなります。

### 手渡す際の注意

　針をつかんだ状態で持針器を手渡すときは、糸が術者の手に握りこまれないように、自分の手背側に糸を垂らすようにして渡します。このとき、術者がしっかり持針器を握るまで、自分の手を緩めないように注意します。

（宇井牧子・宇井理人）

**8**

# 縫合糸

一言で表すと… 縫合・縫着・牽引、いろいろ使える。とにかく細い！

## 器具と各部位の紹介

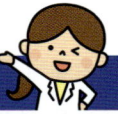

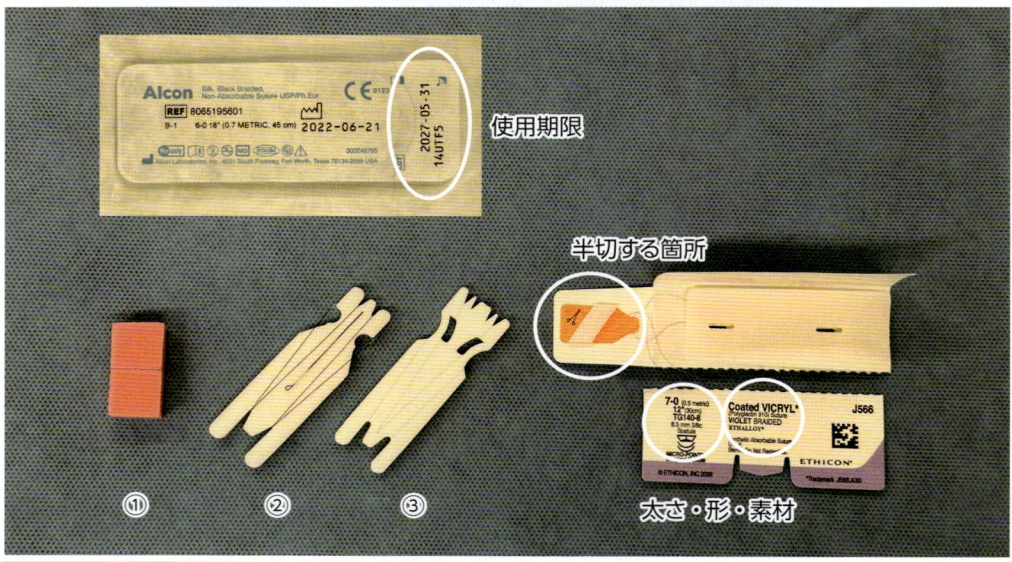

使用期限

半切する箇所

太さ・形・素材

① ⑪ ② ③

①針カウンター ② 6−0 シルク糸 ③ 10−0 ナイロン糸

## 使用目的

　針糸（はりいと）とも呼びます。目的は、創口を縫い合わせる「縫合」、手術材料を縫い付ける「縫着」、組織を引っ張って固定する「牽引」などです。糸を使って切開する緑内障手術もあります。

　糸の細さは、5-0、10-0 と数字が大きくなるほど細い糸を表します。デリケートな箇所を縫うときは細い糸を使います。素材は絹（シルク）と合成繊維があり、糸の強度、感染に対する強さが異なります。針の形には丸針、角針、ヘラ針、直針などがあり、たとえば硬い強膜を通すときはヘラ針が好まれます。

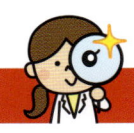

# ！ 扱うときのポイント・注意点 ！

　使用前にはパッケージを見て糸の種類と使用期限を確認します。基本は糸の真ん中で半切して準備しますが、眼内レンズ縫着用の糸や、斜視手術の筋縫着用の糸など、半切してはいけない糸もあるので、術者に確認します。持針器のところで述べたように、正しい針の向きとつかむ場所を意識してください。角膜移植や緑内障の強膜弁縫合のときなど、急いで縫合をする場面もあり、針糸を素早く準備するのはたいへんです。しかし、慌てすぎて糸を切ってしまったり、落としたり、針刺し事故を起こすとかえって時間のロスになるので、慎重さとていねいさを優先してください。眼科の糸は非常に細く、紛失すると肉眼で探すのは困難です。最も落下・紛失しやすいのは、糸をスポンジから取り出すときや針糸の受け渡しのときです。使用後は、針カウンターを使って紛失を予防します。万が一紛失を疑うときは、その場ですぐ術者に報告してください。

（宇井牧子・宇井理人）

# 9

# カリパー

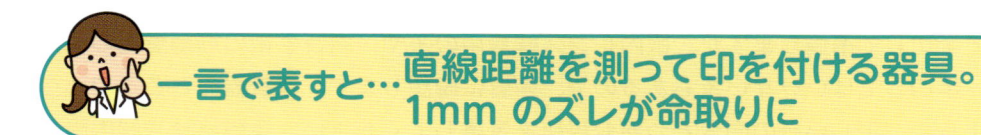

一言で表すと… 直線距離を測って印を付ける器具。
1mm のズレが命取りに

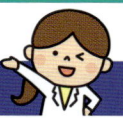

## 器具と各部位の紹介

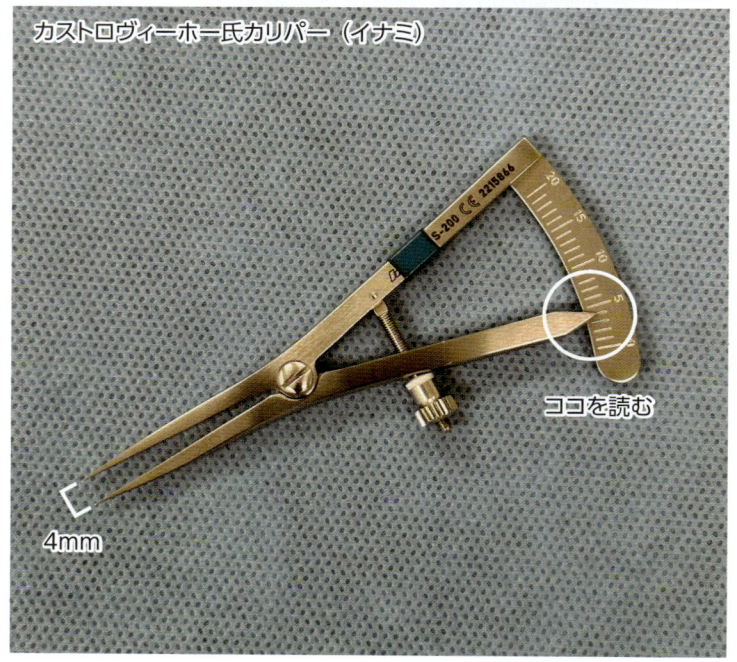

カストロヴィーホー氏カリパー（イナミ）

ココを読む

4mm

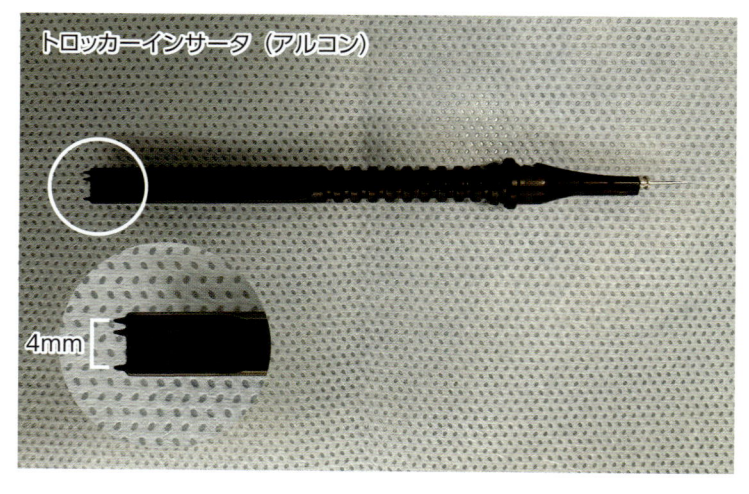

トロッカーインサータ（アルコン）

4mm

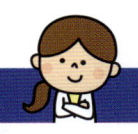

## 使用目的

　組織上の切開や注射をする位置、手術材料を固定する位置を決めてマーキングしたり切開創の幅を計るために用います。白内障手術、斜視手術、角膜移植、緑内障手術、硝子体手術、硝子体注射などさまざまな手術で使用されます。

　カリパーにはネジ式のものだけでなく、硝子体手術で使うトロッカーインサータにもカリパーがついており、トロカールカニューラの挿入部の場所をマーキングできるようになっています。カリパーではありませんが、21番鑷子の後ろにも定規がついており、長さを測れるようになっています。

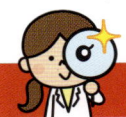

## ❗ 扱うときのポイント・注意点 ❗

　使用する際は、指定された長さに目盛りを合わせて、「3mmです」のように数値を伝えながら術者に渡します。指定された数値や測定結果の数値は記録しておきます。手渡すときにネジの部分を持つと数値が変わってしまうので、持たないように注意します。先端は比較的とがっているので、けがに注意してください。

　斜視手術では外眼筋を移動させる距離を測定します。1mmの狂いで手術成績が変わることがあるため、数値の設定は正確に行う必要があります。

（宇井牧子・宇井理人）

# 10

# 綿棒・吸水スポンジ M.Q.A.

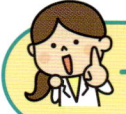

一言で表すと…術野の掃除、手術操作の補助に使います。便利な小道具

## 器具と各部位の紹介

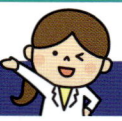

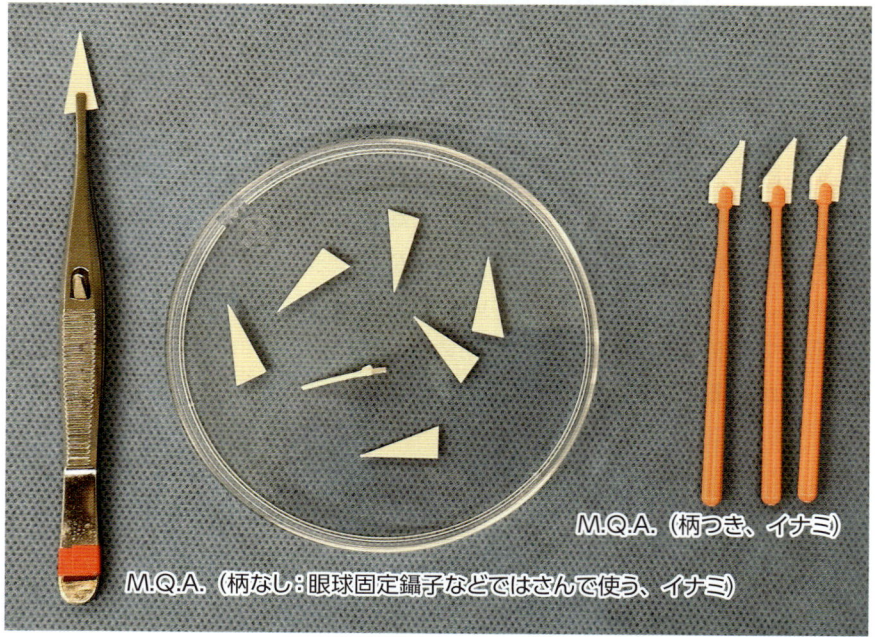

M.Q.A.（柄つき、イナミ）

M.Q.A.（柄なし：眼球固定鑷子などではさんで使う、イナミ）

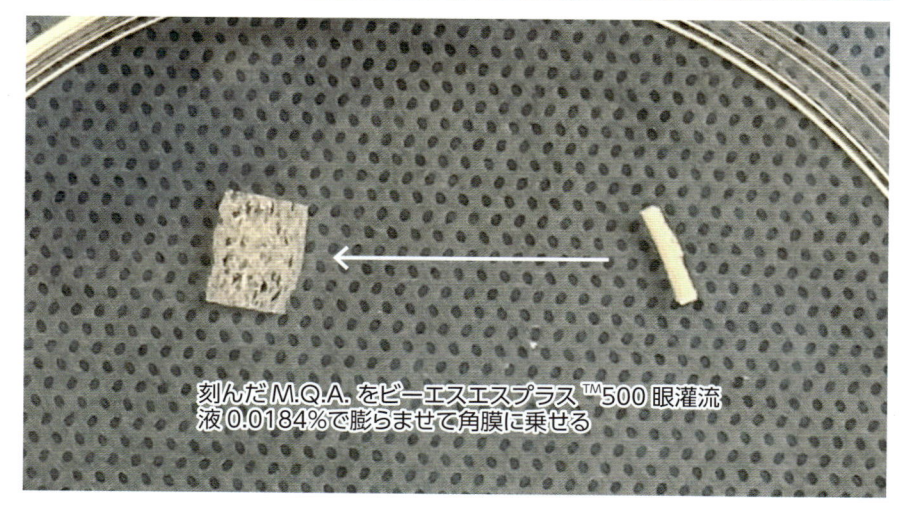

刻んだM.Q.A.をビーエスエスプラス™500眼灌流液0.0184％で膨らませて角膜に乗せる

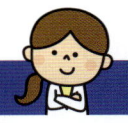

## 使用目的

　綿棒、給水スポンジ M.Q.A. は術野の水分や血液を吸収する器具です。手術操作の補助、検体採取にも役立ちます。

　綿棒は、鑷子よりも優しく眼球を支えることができて無駄な出血を予防します。斜視手術やバックリング手術では外眼筋を露出するときに使い、霰粒腫の手術では内容物を綿棒でからめ取ります。

　M.Q.A. は大量の水を吸収して術野の確保に大きく貢献します。水を吸わせてスポンジ状になった M.Q.A. を角膜の上に乗せて、角膜の乾燥予防や、顕微鏡による光障害から網膜を守る遮光材としての用途もあります。緑内障手術のマイトマイシン C 塗布や、硝子体脱出に対するスポンジビトレクトミー、むくんだ角膜上皮の剥離、眼軟膏の点入など、幅広く利用できて非常に便利です。柄なしの M.Q.A. は眼球固定鑷子などの鑷子でつかんで使用します。

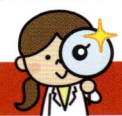

## ⚠ 扱うときのポイント・注意点 ⚠

　未使用の M.Q.A. に液体がかかると使用できなくなるため注意が必要です。M.Q.A. を細かく切って使用した場合は、数をカウントして術野に残さないように気をつけます。また、綿棒は術野に細い繊維が残ることがあるため、使用後は術野をよく観察します。

（宇井牧子・宇井理人）

# 11

# 滅菌器

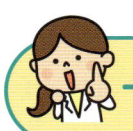 一言で表すと… 滅菌用の圧力釜。正しく使って微生物に勝つ！

## 機器の紹介

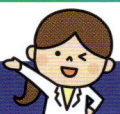

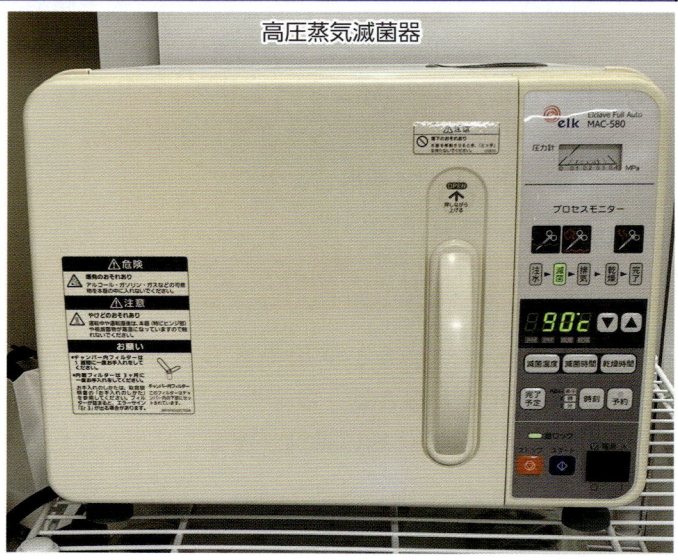

高圧蒸気滅菌器

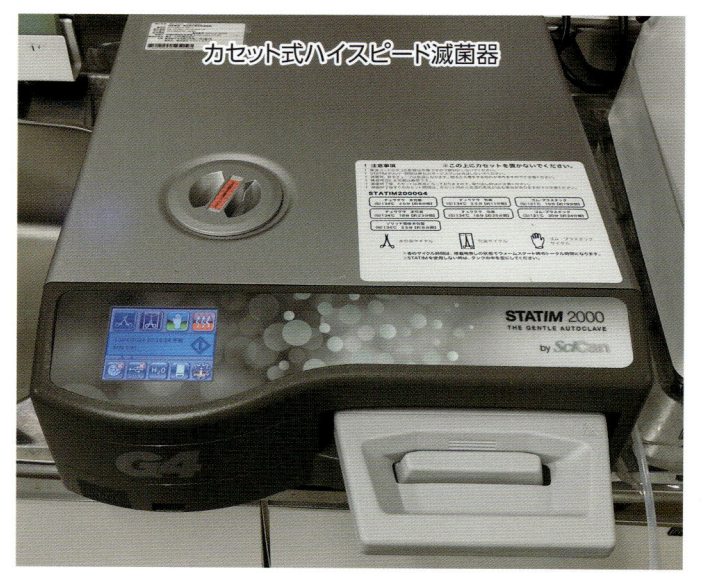

カセット式ハイスピード滅菌器

## 使用目的

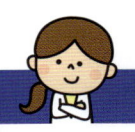

　手術で使用する器具を滅菌する機器です。「滅菌」とは菌やウイルスといった微生物の数を限りなくゼロに近づけることです。種々の滅菌法のなかで、クリニックでよく採用されているのは高圧蒸気滅菌器「オートクレーブ」です。高温の水蒸気を使った、昔からある信頼性の高い滅菌方法です。滅菌にかかる時間やコストが比較的少なく、滅菌後に有害な物質が残らないので安心です。また、幅広い種類の器具に使えるのが特徴です。ただし、高温や高湿に耐えられない器具には使えません。

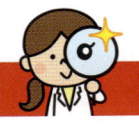

## ⚠️ 扱うときのポイント・注意点 ⚠️

　とにかく滅菌前の洗浄が重要です。眼科の器具には筒状や複雑な形のものが多く、不十分な洗浄では滅菌の効果が発揮されず、危険な術中感染を招きます。眼科手術器具は繊細なので、誤った滅菌や乱暴な扱いをすると器具の摩耗や破損、変形を来します。刃物や先のとがった器具によるけがや、滅菌直後の火傷には十分気をつけましょう。

　フラッシュ滅菌（ハイスピード滅菌）した器具は、滅菌済みとして保管してはいけません。

（宇井牧子・宇井理人）

# 1

# 洗眼・持続洗眼

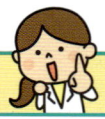

一言で表すと…水や薬液で目を洗うこと

## 器具の紹介

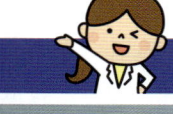

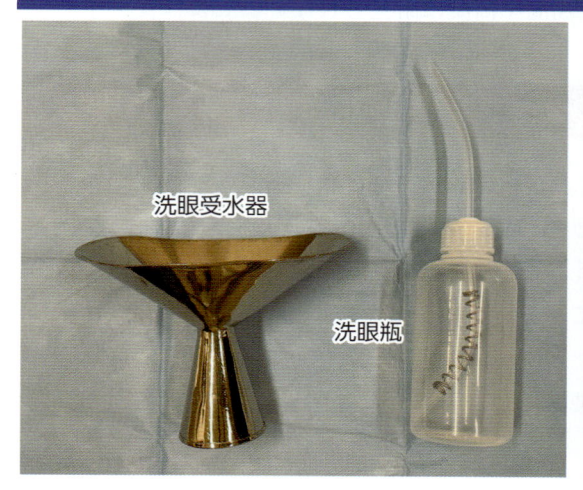

洗眼受水器

洗眼瓶

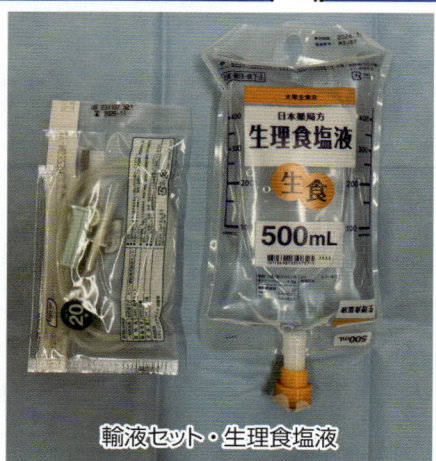

輸液セット・生理食塩液

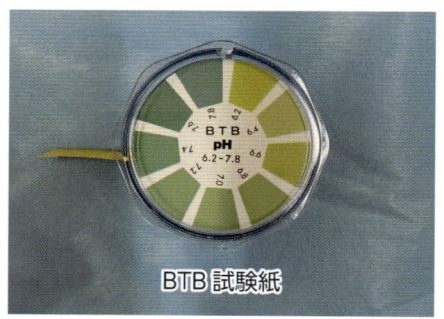

BTB試験紙

## 使用目的

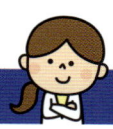

　洗眼受水器は洗い流した水を受けるのに使用します。

　洗眼瓶は容器に生理食塩液または眼内灌流液（ビーエスエスプラス™500眼灌流液0.0184％；BSS）を満たし使用します。

## 処置・手術の手順

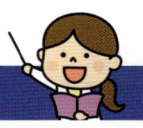

**手順 ①** 病状を把握した後、患者さんに処置台で仰臥位になってもらい、点眼麻酔後に生理食塩液や眼内灌流液で洗眼します。

**手順 ②** 洗眼時は上下左右の4方向を注視してもらいながら行い、角膜のみならず上下の結膜嚢も翻転してよく洗い流します。

**手順 ③** 化学薬品を洗い流す場合には生理食塩液3〜4L程度で持続洗眼します。その場合、輸液セットを接続して洗眼するとやりやすいです。鉄粉などであれば500mL程度で行います。

**手順 ④** 化学薬品を洗い流す場合、BTB試験紙で洗顔前と洗顔後のpHを測定し、ほぼ中性になったことを確認できれば終了です。通常の涙液はpH 7.5程度です。

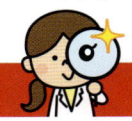

## ❗ 扱うときのポイント・注意点 ❗

洗浄液が多いときは受水器のみならずバケツなどを用意しましょう。

● 引用・参考文献
1) 臼井智彦. "角膜処置：化学外傷". 眼科外来処置・小手術クローズアップ. 江口秀一郎編. 東京, メジカルビュー社, 2014, 134-136.

（中野花菜）

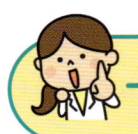

# 2

# 睫毛抜去

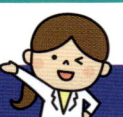

一言で表すと… **睫毛乱生や眼瞼内反症の対症療法として睫毛を抜去すること**

## 器具の紹介

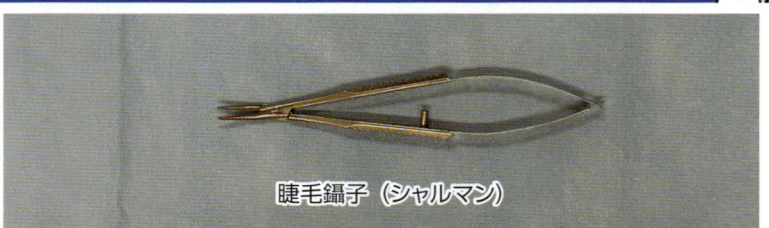

睫毛鑷子（シャルマン）

## 使用目的

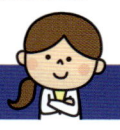

睫毛鑷子は睫毛をつかむ際に使用します。

## 処置の手順

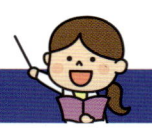

**手順 1** 細隙灯顕微鏡を低倍率にして行います。あればディフューザーを使います。

**手順 2** 利き手で睫毛鑷子を持ち、逆の手で瞼縁を露出させ固定します。

**手順 3** 睫毛が切れないよう、先端ではなく根部の近くをつかみます。

**手順 4** 抜去する睫毛が多い場合、介助者がつかない場合は、施術者が鑷子を持つ逆の手でコットンやガーゼを持ち、抜去した睫毛を鑷子から拭き取ります。

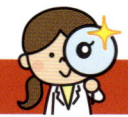

## ⚠ 扱うときのポイント・注意点 ⚠

　介助に入る場合は、頭部固定の悪い患者さんの場合は後頭部を保持しましょう。また、同時にコットンやティッシュペーパーを持ち、施術者が抜去した睫毛を拭き取るとよいでしょう。

● 引用・参考文献

1）江口秀一郎ほか. 外来小手術：外眼部手術 達人への道 江口秀一郎編. 東京，メジカルビュー社，2010，110，112-113，（新 ES NOW, 2）.

（中野花菜）

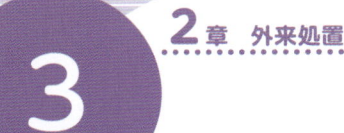

# 3 涙洗（涙嚢造影）

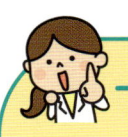

一言で表すと… 涙洗は涙道を洗浄したり通水の有無を確認したりすること
涙嚢造影は涙道に造影剤を注入し閉塞の有無とその部位を調べること

## 器具の紹介

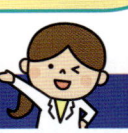

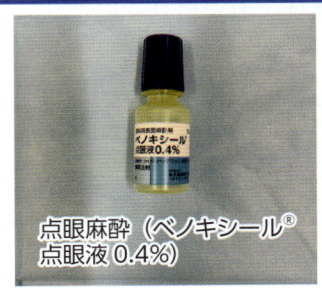

点眼麻酔（ベノキシール®点眼液0.4%）

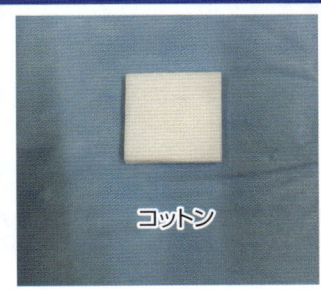

コットン

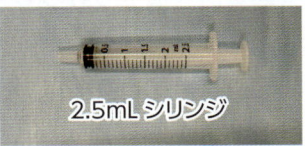

2.5mL シリンジ

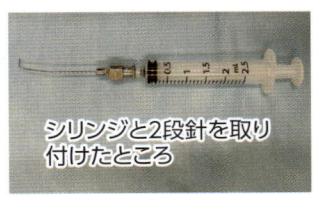

シリンジと2段針を取り付けたところ

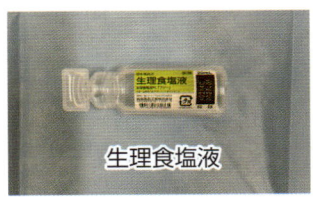

生理食塩液

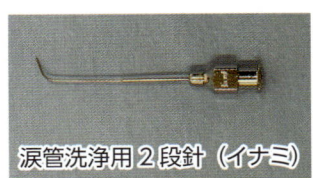

涙管洗浄用2段針（イナミ）

## 使用方法

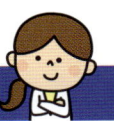

　涙管洗浄用2段針は涙点より挿入します。涙小管の形状に沿って湾曲しています。

## 処置・手術の手順

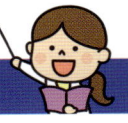

**涙洗**

手順❶ 十分に点眼麻酔を行います。耳に水が垂れ込まないように、コットンやティッシュペーパーを当てます。

手順❷ 生理食塩液を入れた2.5mLシリンジに涙管洗浄用2段針を取り付けます。

手順❸ 逆の手で涙点を露出させ、涙点より2段針を挿入します。

**手順 4** 通水針の先端が涙小管水平部に挿入された時点で水圧をかけて、液を注入します。患者さんが鼻や喉の奥に液を自覚できたら検査は陽性です。

**手順 5** 涙点は上下にあるためそれぞれ通水テストを施行し、閉塞の有無、逆流と眼脂の有無を確認します。

### 涙嚢造影

**手順 1** 涙道洗浄の要領で上涙点から造影剤を注入します。

**手順 2** 注入後は速やかに頭部 X 線撮影（正面・側面）を行います。

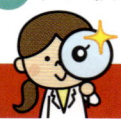

## ❗ 扱うときのポイント・注意点 ❗

　器具の準備でシリンジと通水針を取り付ける際は、水圧で針が外れないようにしっかり取り付けましょう。

　涙道造影を行う際はヨードアレルギーの有無を確認しましょう。

● 引用・参考文献

1）大江雅子ほか．"涙道手術，処置：涙洗，涙道造影，涙小管結石除去"．眼科外来処置・小手術クローズアップ．江口秀一郎編．東京，メジカルビュー社，2014，164-167．

（中野花菜）

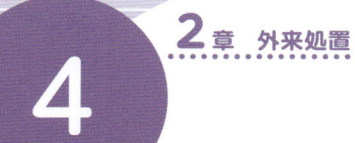

# 4 角膜（鉄片）異物の除去

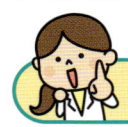

一言で表すと…眼表面に飛入した異物を除去すること

## 器具の紹介

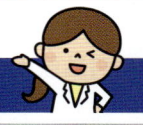

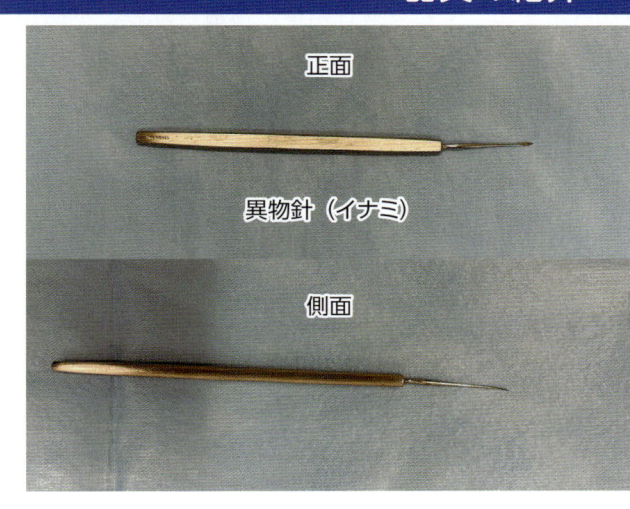

正面

異物針（イナミ）

側面

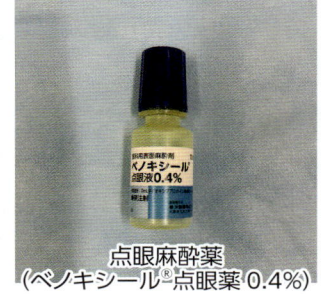

点眼麻酔薬
（ベノキシール®点眼薬 0.4%）

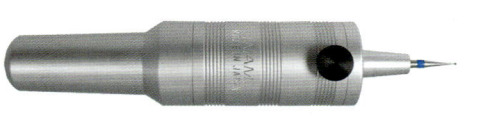

電動ドリル（イナミ）

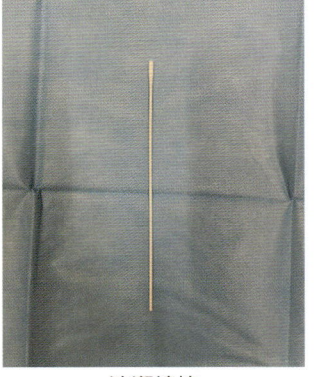

清潔綿棒

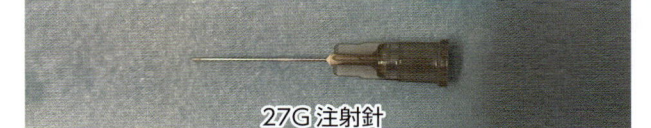

27G 注射針

## 使用目的

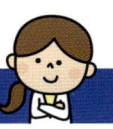

異物針と電動ドリルは角膜表層の異物を除去する際に使用します。

## 処置・手術の手順

**手順 ①** 異物を認めたら、細隙灯顕微鏡でその部位の深さを確認します。ごく小さな粉などの異物であれば眼洗浄で除去されますが、多くは洗眼では除去できないため、十分に点眼麻酔した上で異物除去を試みます。異物の種類、部位、特に角膜での深さの確認は重要です。

**手順 ②** 角結膜上皮の障害も確認します。フルオレセイン染色で角膜障害の深さを確認し、異物が深層にあり角膜穿孔している場合には、前房、虹彩、水晶体もより念入りに確認します。

### 表層の異物の場合

**手順 ③** 異物針ではじき出すように除去します。

**手順 ④** 鉄さびについては、ドリルがあれば少し押し付ける感じで固定してから回転させます。ドリルは常備されていない施設もあり、その際は清潔綿棒を利用します。それでも完全に鉄さびが除去できない場合は、あまり掻爬すると混濁が強まったり穿孔したりすることもあるため、2〜3日後に再受診してもらいます。鉄さびによる炎症が継続しているようなら再度除去します。

### 深層の異物の場合

異物が細かな場合で炎症を惹起される恐れがなければ、しばらく様子を経過観察することもあります。また、異物が深く大きい場合には処置ではなく手術での除去が必要となります。

**手順 ⑤** 異物が大きい場合は切創を少し拡大させます。

**手順 ⑥** その創から先端を折り曲げた27G注射針で異物の端、下方に引っ掛けるように上方へ移動させ、除去します。

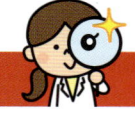

## ⚠ 扱うときのポイント・注意点 ⚠

重要なのは頭部の固定です。固定が十分でないと除去にも時間がかかり、安全に除去することが困難になります。点眼麻酔薬を用いて十分に表面麻酔を行っていることを患者さんに伝え、頭位を固定し、しっかりと開瞼するよう指示しましょう。

● 引用・参考文献
1）江口秀一郎ほか. 外来小手術：外眼部手術 達人への道. 江口秀一郎編. 東京, メジカルビュー社, 2010, 91-92, （新 ES NOW, 2）.

（中野花菜）

# 5 結膜結石の除去

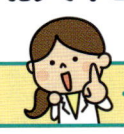

一言で表すと…結膜上に突出した結石を除去

## 器具の紹介

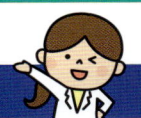

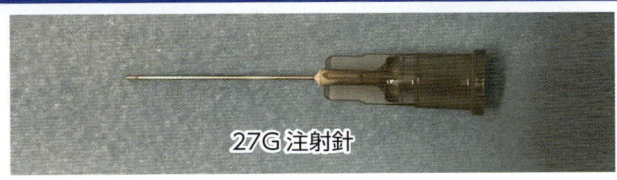

27G 注射針

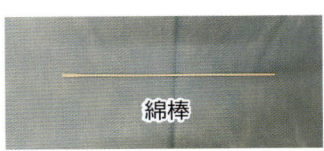

綿棒

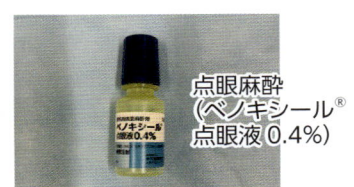

点眼麻酔
（ベノキシール®
点眼液 0.4%）

## 使用目的

結膜上に突出し、角膜を傷つけている結石を取り除く際に使用します。

## 処置・手術の手順

**手順 ①** 点眼麻酔を施行します。

**手順 ②** 27G 注射針、綿棒で結石を掘り出すように除去します。

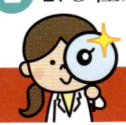

## ❗ 扱うときのポイント・注意点 ❗

　頭部を固定しましょう。

　結石の表面を薄い膜が覆っている場合には、27G 注射針の先端で粘膜を破るようにします。

● 引用・参考文献

1）江口秀一郎ほか. 外来小手術：外眼部手術 達人への道. 江口秀一郎編. 東京，メジカルビュー社，2010，93（新 ES NOW，2）.

（中野花菜）

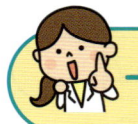

# テノン嚢下・球後麻酔注射：麻酔針

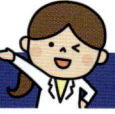

一言で表すと…　眼球の後ろ（球後）、結膜下の眼球周囲（テノン嚢下）へ麻酔するための針

## 器具の紹介

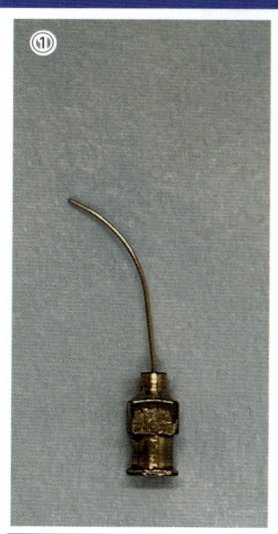
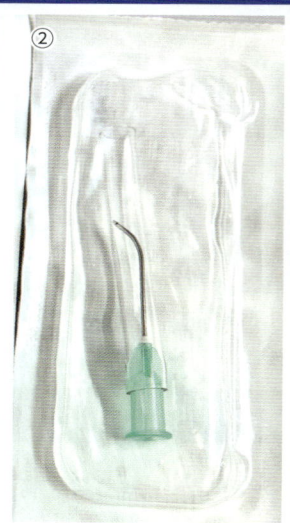
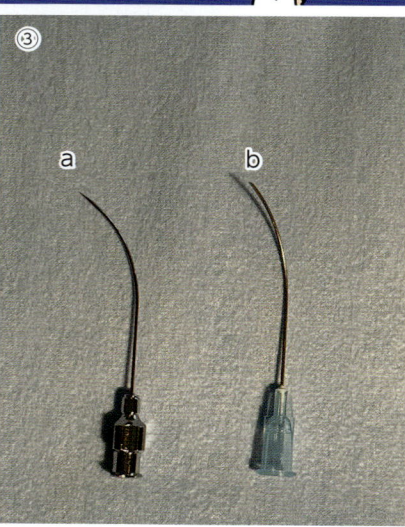

テノン嚢下麻酔針（①リユース、イナミ、②ディスポーザブル、イナミ）
球後麻酔針（③ a リユース イナミ、b ディスポーザブル、ニプロ）

## 使用目的

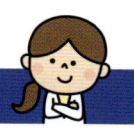

　テノン嚢下麻酔針は眼球結膜、テノン嚢の下に薬液を注入するための針です。
球後麻酔針は眼球後方の筋円錐内に麻酔薬を注入するための針です。

## 処置・手術の手順

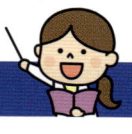

**テノン嚢下麻酔針**

**手順1**　眼周囲の消毒を実施し、滅菌下、顕微鏡下で操作します。

**手順2**　点眼麻酔下に開瞼器を装着します。開瞼後、キシロカイン®点眼液4％（リ

ドカイン塩酸塩）を点眼します。

**手順③** 外眼筋を避けた位置から行います。下耳側から行う場合は患者さんには上鼻側を固視するよう伝えます。

**手順④** 角膜輪部から5mm程度離した位置で結膜をスプリング剪刀で小さく切開します。

**手順⑤** テノン嚢下麻酔針を装着した1mLまたは2mLシリンジを用い、剝離されたテノン嚢下から針先で強膜をなぞるように進め、薬液を注入します。

## 球後麻酔針

眼瞼皮膚から行う経皮法と、結膜から行う経結膜法があります。ここでは経皮法を紹介します。

**手順①** 眼周囲の消毒を実施し、滅菌下で操作します。

**手順②** 右手で注射器を持つ場合は、左手の親指で眼窩下縁を触診し刺入部位を決めます。皮膚刺入直後は曲針がたわむように約1cm垂直に刺入します。

**手順③** その後、眼窩に沿わせるように進めながら注射器をゆっくり立てていきます。

**手順④** 薬液の注入前には一度注射器の内筒を引き、血流の逆流がないことを確かめてから行います。

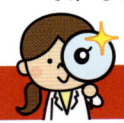

## ⚠ 扱うときのポイント・注意点 ⚠

球後麻酔は一般的な内眼手術では3mL程度注入します。注入量が多い場合には硝子体内の圧の上昇が起こるため、眼球マッサージを十分行い、硝子体圧を下げてから手術を開始します。

球後麻酔が適切に行われると、動眼神経麻痺によって眼瞼下垂が生じます。

● 引用・参考文献
1) 崎元暢. "注射：結膜下注射, Tenon嚢下注射". 眼科外来処置・小手術クローズアップ. 江口秀一郎編. 東京, メジカルビュー社, 2014, 70-71.
2) 江口秀一郎ほか. 外来小手術：外眼部手術 達人への道. 江口秀一郎編. 東京, メジカルビュー社, 2010, 110, 112-113, (新ES NOW, 2).

（中野花菜）

# 1

# OPMI Lumera® シリーズ／眼底観察システム Resight®

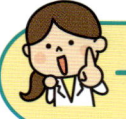 一言で表すと… 硝子体手術の際に眼底を広く観察できる

## 機器と各部位の紹介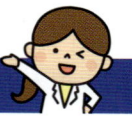

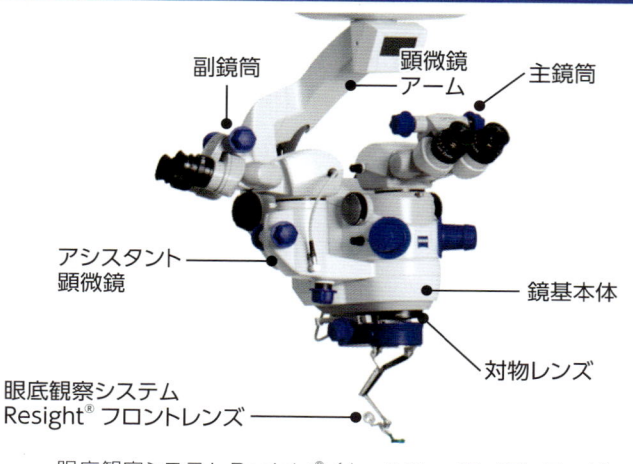

副鏡筒
顕微鏡アーム
主鏡筒
アシスタント顕微鏡
鏡基本体
対物レンズ
眼底観察システム Resight® フロントレンズ

眼底観察システム Resight®（カールツァイスメディテック）
（写真提供：カールツァイスメディテック）

## 使用目的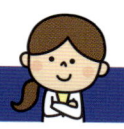

　眼科手術は非常に繊細であり、術野がよく見えるということは非常に重要です。OPMI Lumera® シリーズは stereo coaxial illumination（SCI）という独自の照明システムにより完全同軸照明を可能とし、従来の顕微鏡と比較してより良好な徹照と立体感を両立しています。また赤、緑、青の色収差を補正したアポクロマートレンズを光学系に使用しており、色の滲みがなく、高い解像度の鮮明な術野を得ることができます。

　Resight® は Lumera シリーズに装着する広角眼底観察システムであり、硝子体手術に使用します。128D と 60D の 2 種類のフロントレンズがあり、128D レンズ

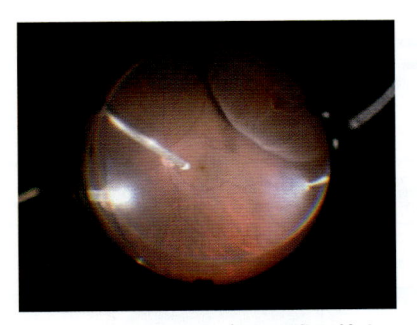

図1● 128Dレンズ下で硝子体を切除している様子

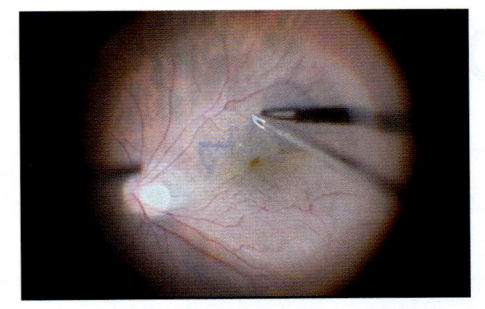

図2● 60Dレンズ下で黄斑上膜を剥離している様子

は広角眼底観察用で鋸状縁付近まで観察することができ、硝子体切除や周辺部の確認を行う際に使用します**（図1）**。60Dレンズは後極観察用で黄斑上膜の剥離など後極部操作の際に使用します**（図2）**。2種類のレンズはレンズリボルバーを回転させることで術中に簡単に交換することができます。以前は60Dレンズでの立体感が弱いといわれていましたが、現在のVer.2.0ではリダクションレンズの青色の色収差が補正されコントラストがよくなったことで、問題なく後極部操作を行うことができます。

## ❗ 扱うときのポイント・注意点 ❗

　適切な画角の術野を得るためにフロントレンズと角膜頂点の距離が重要です。128Dレンズでは5mm程度、60Dレンズでは2cm程度となります。

　フロントレンズが曇ると視認性が低下してしまうので、しっかりと眼周囲のドレーピングを行い、患者さんの呼気が術野に漏れないようにすることも重要です。

　角膜の乾燥も視認性の低下の原因となります。角膜に粘弾性物質を塗布したり、乾燥予防のコンタクトレンズを角膜に設置したりすることで防ぐことができます。

（五島雄一郎）

処置・手術編

**4**章

手術用顕微鏡

# 2

# OMS-800・OFFISS®

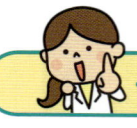

一言で表すと…手術用顕微鏡と広角観察システム

## 機器と各部位の紹介

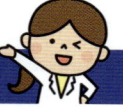

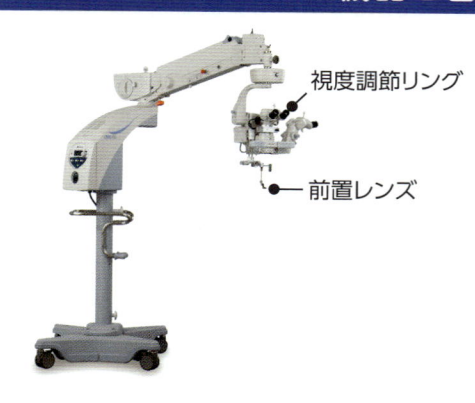

視度調節リング

前置レンズ

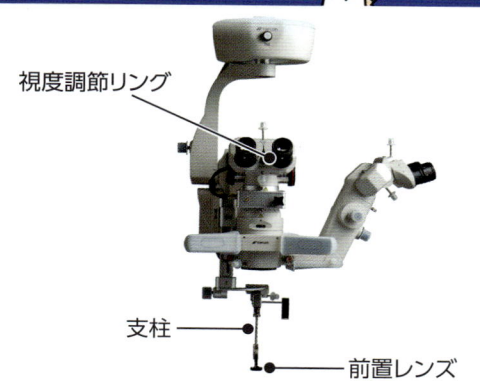

視度調節リング

支柱

前置レンズ

OMS-800 OFFISS®（トプコン）

（写真提供：トプコン）

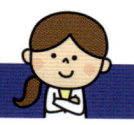

## 使用目的

　OMS-800 はトプコン社の手術用顕微鏡です。独自の3方向同時照明方式を採用することで、低照度でありながら立体感と徹照反射をバランスよく両立させており、良好な術野を実現しています。

　OFFISS® は広角観察システムで Resight® と同様に硝子体手術時に使用します。Optical fiber free intravitreal surgery system の略称であり、その名の通り 40D のフロントレンズでは顕微鏡照明で眼底を観察することができ、ライトガイドやシャンデリア照明を使わずに双手法で手術できることが最大の特徴です。その他に40D、小径 40D、80D、120D、小径 120D の5種類のフロントレンズがあることも特徴として挙げられます（**図1**）。40D レンズは血管アーケード領域を観察できます。また、先程述べたようにライトガイドを使用せずに顕微鏡照明下で眼底の観察ができるので、双手法での手術が可能です。小径 40D レンズも血管アーケード領域の観察ができ、またレンズ径が小さくなっているので手術器具がフロントレンズ

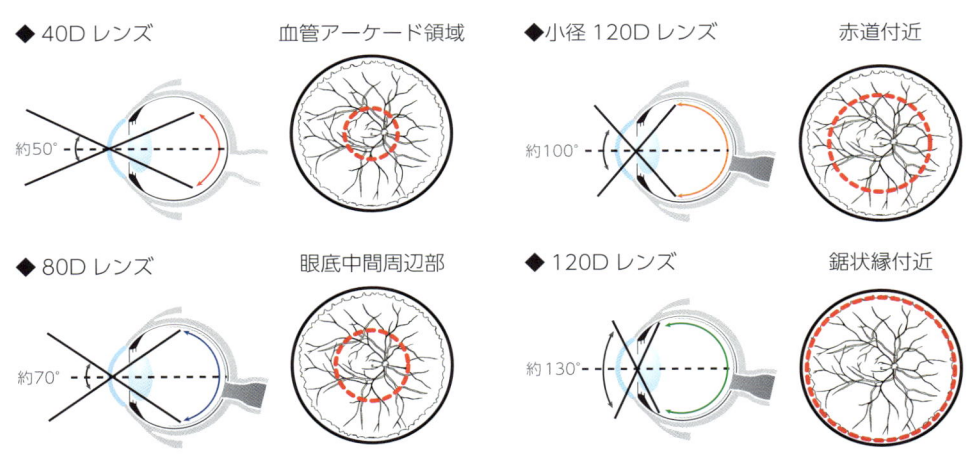

**図1** ● **フロントレンズの観察範囲**（提供資料：トプコン）

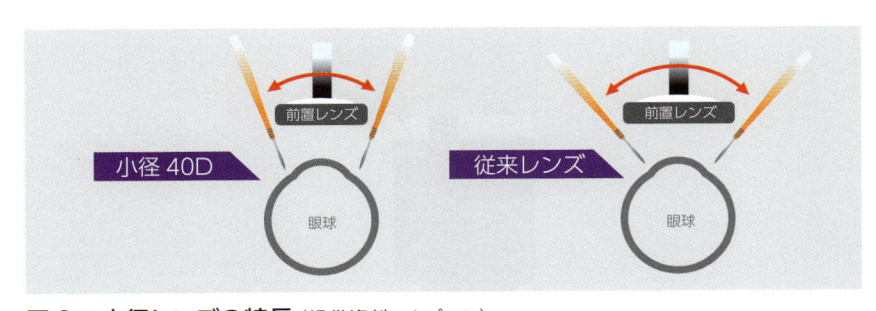

**図2** ● **小径レンズの特長**（提供資料：トプコン）
小径レンズはレンズ径が小さく、挿入器具とレンズが干渉しにくくなっている。

と干渉しにくくなっており、鉗子での黄斑上膜剝離などの後極部作業に有用です**（図2）**。80Dレンズは眼底中間周辺部までの観察が、120Dレンズは鋸状縁付近までの観察ができます。小径120Dは赤道付近までの観察ができ、またレンズ径が小さくなっているので、小径40Dと同様に手術器具とフロントレンズが干渉しにくくなっています。

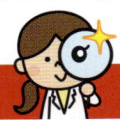

## ❗ 扱うときのポイント・注意点 ❗

OPMI Lumera® シリーズ／Resight® 広角観察と同様に、フロントレンズと角膜の距離、適切な眼周囲のドレーピング、角膜の乾燥に気を付けて視認性のよい術野で手術を行うことが重要です。

（五島雄一郎）

# 3

# 3D- ビデオシステム（ヘッドアップサージェリー）

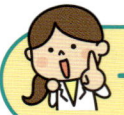 一言で表すと… 顕微鏡をのぞかず、モニターを見ながら行う手術システム

## 機器の紹介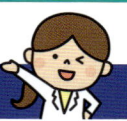

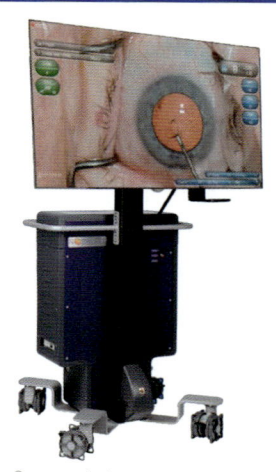

NGENUITY® 3D ビジュアルシステム（日本アルコン）

## 使用目的

　従来の眼科手術は顕微鏡をのぞきながら行うのが一般的でした。ヘッドアップサージェリーは専用の偏光眼鏡をかけ、顔を上げて大型モニターを見ながら行う、全く新しい手術システムです（**図1**）。現在国内では NGENUITY®（日本アルコン）と ARTEVO800®（カールツァイスメディテック）の2

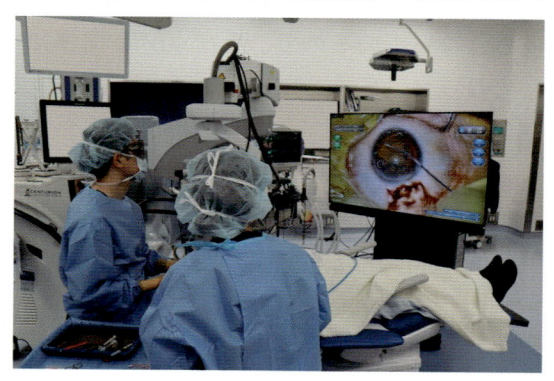

**図1**● 当院でのヘッドアップサージェリー

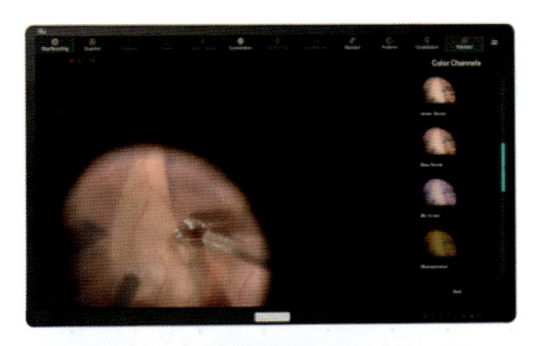

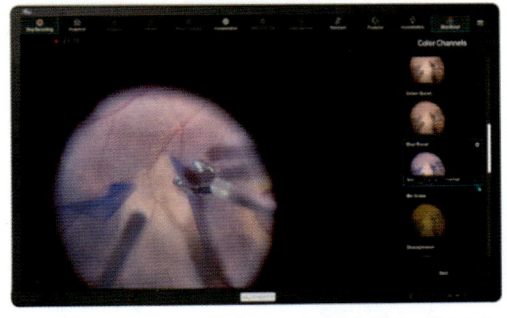

**図2●ブリリアントブルーGで内境界膜を剥離している様子**（画像提供：日本アルコン）

下の図ではBlue Boostにより青色を強調し内境界膜の視認性がよくなっている

種類が広く普及しています。

ヘッドアップサージェリーのメリットとして、まずはモニター画像を加工できることです。たとえば、モニターの明度を上げることで顕微鏡の光量を減らし、少ない光量で手術を行うことができ、患者さんのまぶしさを軽減し、さらに光による網膜障害を軽減することができます。また色相や彩度を調整することにより見たい部位を強調し、より安全に正確に手術を行うことができます（**図2**）。

次に顔を上げて手術することで首への負担を減らすことができます。従来の顕微鏡下での手術では顕微鏡をのぞき込むため、首を前屈する姿勢になり頸椎に負担がかかり、長時間の手術や多くの件数を手術した後には、かなりの疲労がありました。顔を上げてモニターを見ることで首を前屈する必要はなく、術者の姿勢の自由度が増し疲労を軽減することができます。

最後に手術室のスタッフと術者が同じ映像をリアルタイムで共有できることがあります。手術室のスタッフが手術の状況を把握しやすく、術中にスタッフと術者の連携がとりやすくなり、よりスムーズに手術を行うことができます。また、大型モニターで術者の見ている映像をリアルタイムに共有することで、今までは手術助手に付かなければできなかった手術学習がモニターを通してでき、手術教育に非常に有用です。

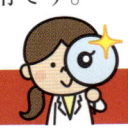

## ❗扱うときのポイント・注意点❗

大型モニターの設置が必要なため、手術室にスペースが必要です。術者とモニターの距離（1.2～1.5mが最も立体感が強い）や、入口から手術台までの患者さんの動線を考えるなど、レイアウトも重要です。

（五島雄一郎）

# 1 水晶体乳化吸引術 (PEA)

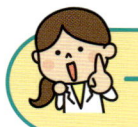

一言で表すと…**水晶体を超音波によって細かく破砕し吸引して取り除く手術**

## 機器・器具と各部位の紹介

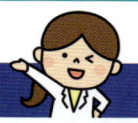

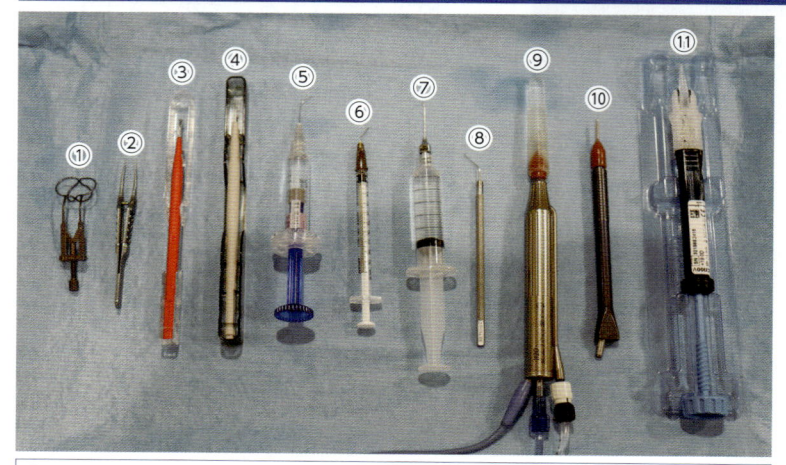

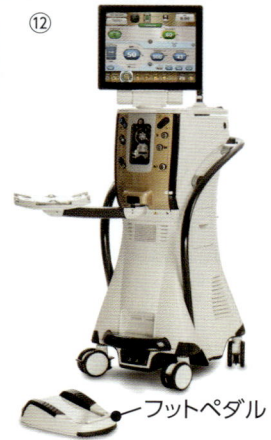

フットペダル

フェイコマシーン
(CENTURION®
VISION SYSTEM、
日本アルコン)

①開瞼器 (エムイーテクニカ)　②有鉤鑷子 (エムイーテクニカ)　③スリットナイフ (マニー)　④ MVR ナイフ (MSL24、マニー)　⑤粘弾性物質　⑥チストトーム　⑦ハイドロダイセクションカニューラ (エムイーテクニカ)　⑧永原式核分割フック (エムイーテクニカ)　⑨ US ハンドピース (日本アルコン)　⑩ IA ハンドピース (日本アルコン)　⑪眼内レンズ挿入器 (ジョンソン・エンド・ジョンソン)

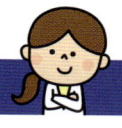

## 使用目的

　開瞼器で眼瞼を広げてまばたきができないようにします（**写真①**）。有鉤鑷子で眼球を保持します（**写真②**）。

　スリットナイフ、MVR ナイフは角膜に創を作製するために使用します（**写真③④**）。

　チストトームは水晶体の前嚢を円形に切開するために使用します（**写真⑥**）。この切開を CCC（continuous curvilinear capsulorhexis）といいます。チストトームの代わりに鑷子を使う場合もあります。

　ハイドロダイセクションカニューラは眼内灌流液を満たしたシリンジに接続し使用します（**写真⑦**）。鈍針で代用できます。針先を水晶体内に注入し、その水流に

よって水晶体核と皮質の分離（ハイドロダイセクション）、水晶体皮質と水晶体囊の分離（ハイドロデリニエーション）を行います。

永原式核分割フックは水晶体乳化吸引術（phacoemulsification and aspiration；PEA）のときに核を分割する際に使用します（**写真⑧**）。

US ハンドピースはフェイコマシーンで超音波を発振させて水晶体を破砕乳化する際に使用します（**写真⑨⑫**）。

IA ハンドピースはフェイコマシーンで水晶体残存皮質を吸引する際に使用します（**写真⑩⑫**）。

眼内レンズ挿入器は眼内レンズを眼内に挿入する際に使用します（**写真⑪**）。

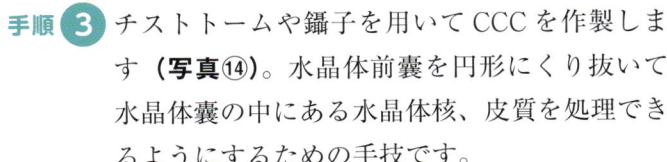

## 処置・手術の手順

**手順 ❶** スリットナイフで約 2mm 幅で角膜切開し、MVR ナイフでサイドポートを作製します（**写真⑬**）。

**手順 ❷** 主成分がヒアルロン酸からなるジェル状の粘弾性物質をサイドポートから前房内に注入します。前房に膨らみを与えて、安全に手術操作ができるようになります。

**手順 ❸** チストトームや鑷子を用いて CCC を作製します（**写真⑭**）。水晶体前囊を円形にくり抜いて水晶体囊の中にある水晶体核、皮質を処理できるようにするための手技です。

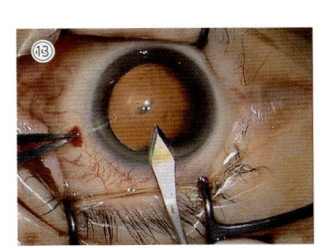

**手順 ❹** ハイドロダイセクション、ハイドロデリニエーションを行います（**写真⑮**）。

ハイドロ針や鈍針を水晶体囊内に入れて、そこから水晶体内に灌流液を注入し、その水流で水晶体核、皮質、水晶体囊を分離します。この操作で次に行う PEA や灌流吸引（irrigation and aspiration；IA）の手技がやりやすくなります。

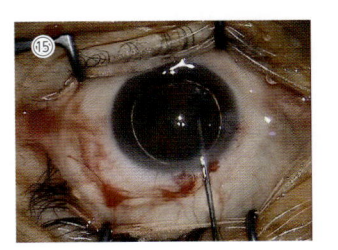

**手順 5** PEA（**写真⑯**）を行います。US ハンドピースの先端から発振される超音波で水晶体核を破砕して吸引する手技です。核分割フックを使い、まず水晶体核を大きく分割します。分割された水晶体核を US ハンドピースで細かく破砕して吸引します。

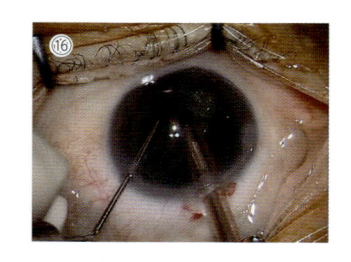

**手順 6** IA ハンドピースで水晶体残存皮質を吸引します（**写真⑰**）。

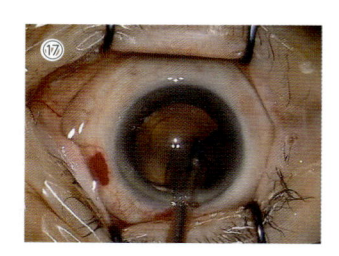

**手順 7** 前房内に粘弾性物質を注入し、眼内レンズのセットされた眼内レンズ挿入器を前房内に挿入し、眼内レンズを水晶体嚢内に固定します（**写真⑱**）。

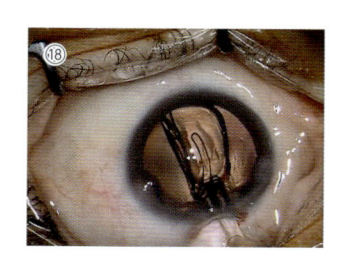

**手順 8** 前房内の粘弾性物質を IA ハンドピースで取り除き、前房内を洗浄します。そして創部を眼灌流液でハイドレーション（創口周囲の角膜に浮腫を起こして創を閉じるテクニック）して創部を閉創します。創部から前房水の漏れがないことを確認して手術を終了します。

（写真提供：はやかわ眼科）

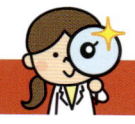

## ❗ 扱うときのポイント・注意点 ❗

　器具の受け渡しは慌てず、メスでお互いが傷つかないように心掛けます。また、刃物や注射器を置く場所を決めて針刺し事故が起きないようにします。

　手術中に角膜が乾いたら、角膜に眼灌流液をかけて角膜の透見性を維持します。術者の手技の邪魔にならない、たとえば超音波をかけていないタイミングや核分割フックで核分割していないタイミングなどを見計らって眼灌流液をかけるとよいでしょう。

（早川公章）

# 2 フェムトセカンドレーザー白内障手術

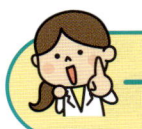

一言で表すと… **安全で正確に角膜切開や CCC、核分割が行える**

## 機器・器具の紹介

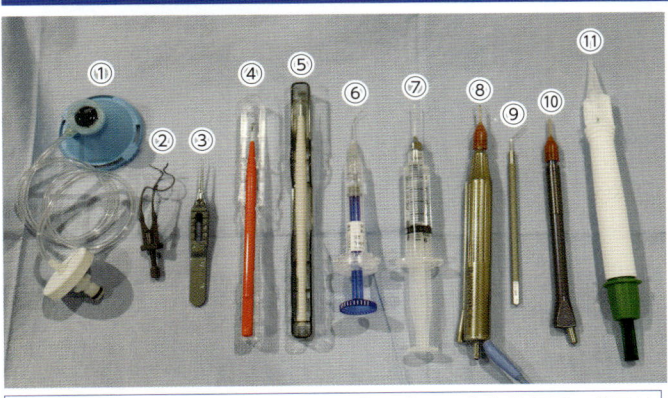
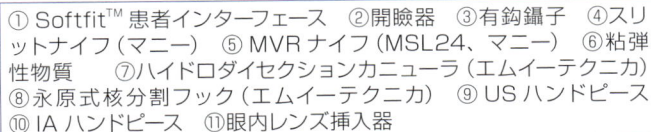

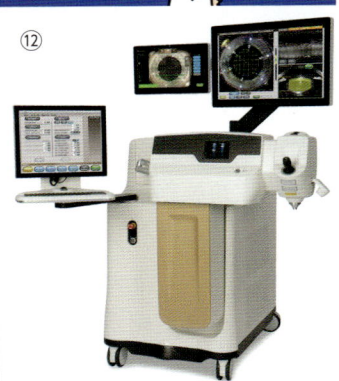

LenSX® Laser（日本アルコン）

① Softfit™ 患者インターフェース　②開瞼器　③有鈎鑷子　④スリットナイフ（マニー）　⑤ MVR ナイフ（MSL24、マニー）　⑥粘弾性物質　⑦ハイドロダイセクションカニューラ（エムイーテクニカ）
⑧永原式核分割フック（エムイーテクニカ）　⑨ US ハンドピース
⑩ IA ハンドピース　⑪眼内レンズ挿入器

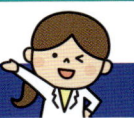

## 使用目的

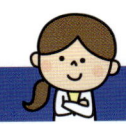

　Softfit™ 患者インターフェースはフェムトセカンドレーザーを用いるときに機器にセットします（**写真①**）。開瞼器で眼瞼を広げてまばたきができないようにします（**写真②**）。有鈎鑷子で眼球を保持します（**写真③**）。スリットナイフ、MVR ナイフはレーザーでの角膜創が不完全な場合に使用します（**写真④⑤**）。

　ハイドロダイセクションカニューラは眼内灌流液を満たしたシリンジに接続し使用します。鈍針で代用できます。針先を水晶体内に注入し、その水流によって水晶体核と皮質の分離（ハイドロダイセクション）、水晶体皮質と水晶体嚢の分離（ハイドロデリニエーション）を行います（**写真⑦**）。

永原式核分割フックは水晶体乳化吸引術（phacoemulsification and aspiration；PEA）で核を分割する際に使用します**（写真⑧）**。

USハンドピースは超音波を発振させて水晶体を破砕乳化する際に使用します**（写真⑨）**。

IAハンドピースは水晶体残存皮質を吸引する際に使用します**（写真⑩）**。

眼内レンズ挿入器は眼内レンズを眼内に挿入する際に使用します**（写真⑪）**。

## 処置・手術の手順

**手順❶** フェムトセカンドレーザー白内障手術装置**（写真⑫）**で角膜切開、CCC作製、核分割を行います。

**手順❷** フェイコマシーンに移動して、フェイコマシーンで引き続き白内障手術を行います。フェムトセカンドレーザーを使った後は、**5章①水晶体乳化吸引術**の手技と基本的に同じです**（→ p221〜222 参照）**。

**手順❸** 角膜創が不完全な場合はスリットナイフで角膜創を修正し、次にハイドロダイセクション、ハイドロデリニエーションを行います。

**手順❹** フェムトセカンドレーザーであらかじめ分割された水晶体核をUSハンドピースで細かく破砕し、吸引します（PEA）。必要に応じて核分割フックを使用します**（写真⑬〜⑮）**。

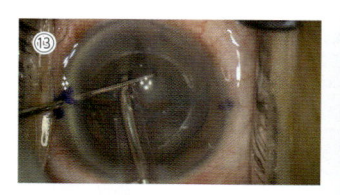
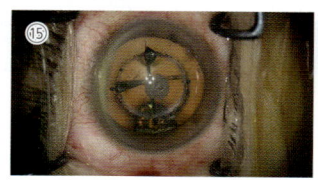
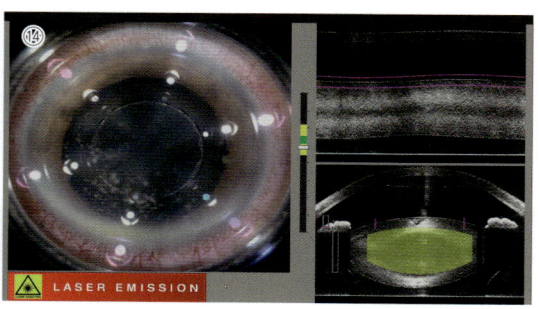

**手順❺** 残存した水晶体皮質を吸引します（irrigation and aspiration；IA、**写真⑯**）。

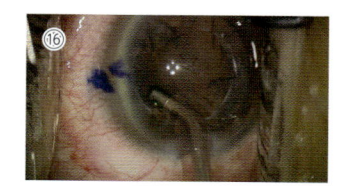

**手順 ⑥** 前房内に粘弾性物質を注入し、眼内レンズを
挿入します（**写真⑰⑱**）。

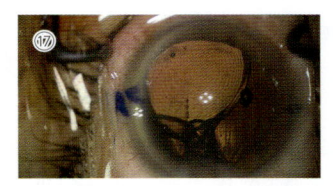

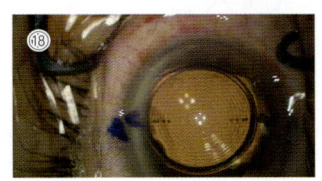

**手順 ⑦** IA で前房内の粘弾性物質を除去し、角膜創
をハイドレーションし、創閉鎖を確認します。

（写真提供：医療法人社団医新会）

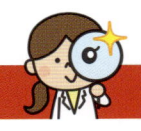

## ⚠ 扱うときのポイント・注意点 ⚠

　手術機器をフェムトセカンドレーザーとフェイコマシーンの 2 つ使用するので、その際に誤って不潔なものに触れないように、清潔者が不潔にならないように注意しましょう。超音波白内障手術のときと同様に、手術中は角膜が乾いたら眼灌流液をかけて角膜の透見性を維持します。術者の手技の邪魔にならない、たとえば超音波をかけていないタイミングや核分割フックで核分割していないタイミングなどを見計らって眼灌流液をかけるとよいです。

（早川公章）

# 3 眼内コンタクトレンズ手術

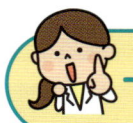

一言で表すと… 眼内にコンタクトレンズを挿入して近視を矯正する手術

## 器具と各部位の紹介

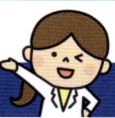

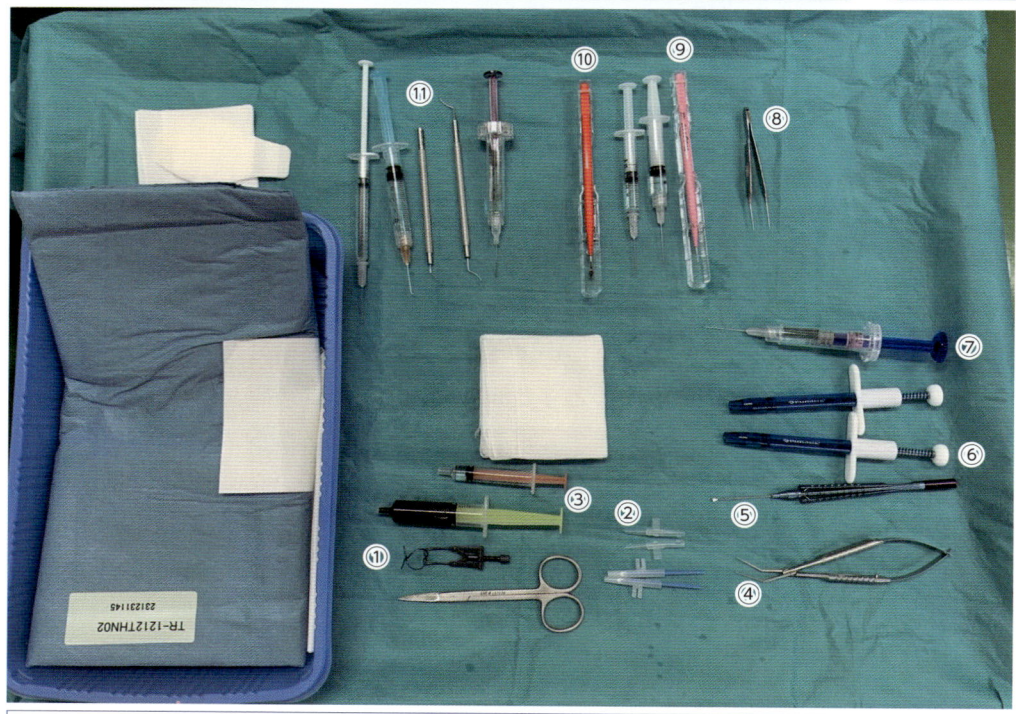

①開瞼器　②フォームチッププランジャー　③ICL カートリッジ　④ICL 鑷子　⑤ICL ローディング/リムーバル鑷子　⑥ICL 挿入器　⑦粘弾性物質　⑧無鈎鑷子　⑨MVR ナイフ　⑩スリットナイフ　⑪ICL マニピュレーター

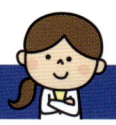

## 使用目的

　開瞼器で眼瞼を広げてまばたきができないようにします**（写真①）**。

　フォームチッププランジャー、ICL カートリッジは、ICL を ICL 挿入器にセットするときに使用します**（写真②③）**。

　ICL 鑷子でカートリッジ内での ICL の位置を調整します**（写真④）**。

　ICL ローディング／リムーバル鑷子は ICL をカートリッジへ装塡したり、眼内から ICL を摘出したりする際に使用します**（写真⑤）**。

　無鈎鑷子で眼球を保持します**（写真⑧）**。

　MVR ナイフ、スリットナイフは角膜に創を作製するために使用します**（写真⑨⑩）**。

　ICL マニピュレーター**（写真⑪）** は眼内での ICL の位置を調整するために使用します。

## 処置・手術の手順

**手順 ❶** MVR ナイフでサイドポートを作製し、主成分がヒアルロン酸からなるジェル状の粘弾性物質**（写真⑦）** をサイドポートから前房内に注入します**（写真⑫）**。前房に膨らみを与えて、安全に手術操作ができるようになります。

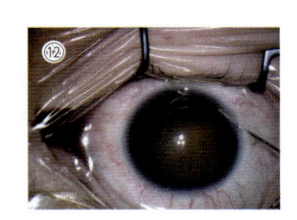

**手順 ❷** スリットナイフで約 3mm 幅の角膜切開をします**（写真⑬）**。

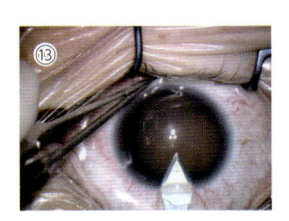

**手順 ❸** ICL 挿入器**（写真⑥）** を前房内に入れて、眼内レンズを虹彩上に挿入します**（写真⑭）**。

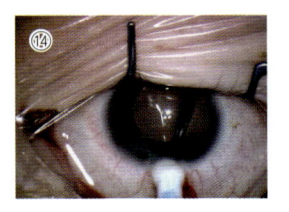

**手順 ④** ICL マニピュレーターを用いて ICL の位置を虹彩と水晶体の間に調整します **（写真⑮）**。

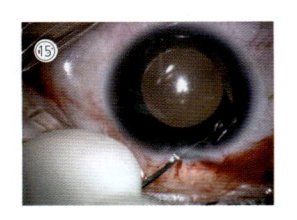

**手順 ⑤** 前房内の粘弾性物質を IA ハンドピースで取り除き、前房内を洗浄します **（写真⑯）**。

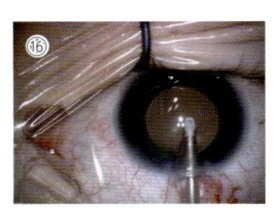

**手順 ⑥** 創部を眼灌流液でハイドレーション（創口周囲の角膜に浮腫を起こして創を閉じるテクニック）して創部を閉創します **（写真⑰）**。創部から前房水の漏れがないことを確認して手術を終了します。

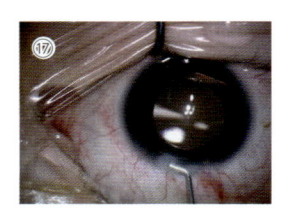

（写真提供：医療法人社団松原眼科クリニック）

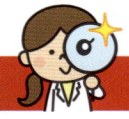

## ❗ 扱うときのポイント・注意点 ❗

　器具の受け渡しは慌てずにメスでお互いが傷つかないように心掛けます。刃物や注射器を置く場所を決めて針刺し事故が起こらないようにします。

　手術中に角膜が乾いたら灌流液をかけて角膜の透見性を維持します。術者の手技の邪魔にならないようなタイミングで灌流液をかけるように意識します。

　繊細な器具を扱うので、器具の先端をゆがめたり、壊したりしないように落ち着いて器具を受け取り、確保しましょう。

（早川公章）

# 1 レーザー虹彩切開術

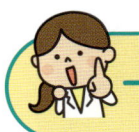

**一言で表すと…虹彩に小さな穴を開けて、隅角が閉じるのを防ぐ**

## 機器の紹介

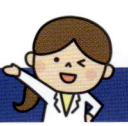

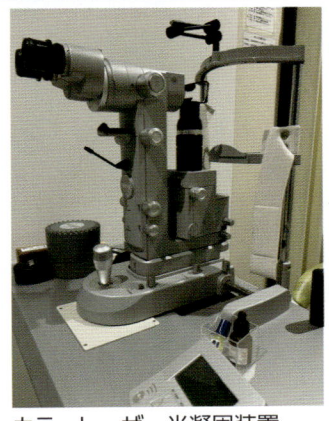
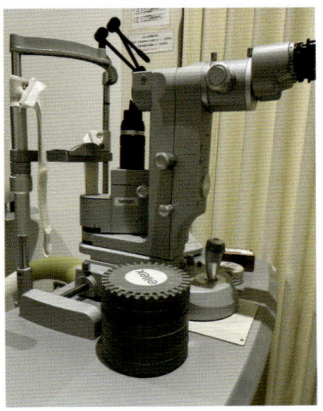

カラーレーザー光凝固装置
インテグラ プロスキャン レーザー光凝固装置（エレックス）

YAG レーザー装置
タンゴプロ オフサルミックレーザー（エレックス）

## 使用目的

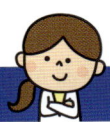

　閉塞隅角では、周辺の前房が狭くなり、前房の出口がふさがってしまうため、眼圧が上昇します。急性に生じた場合、急性閉塞隅角緑内障（通称、緑内障発作）となり眼痛などを伴います。急性発作の状態の解除もしくは発作の予防のために行うレーザー手術です。

## 処置・手術の手順

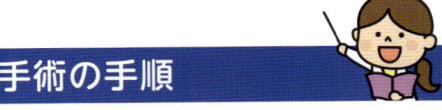

**手順 1** 縮瞳薬サンピロ®点眼液2%（ピロカルピン塩酸塩）で縮瞳させ、アイオピジン®UD点眼液1%（アプラクロニジン塩酸塩）を点入し、一過性眼圧上昇を予防します。

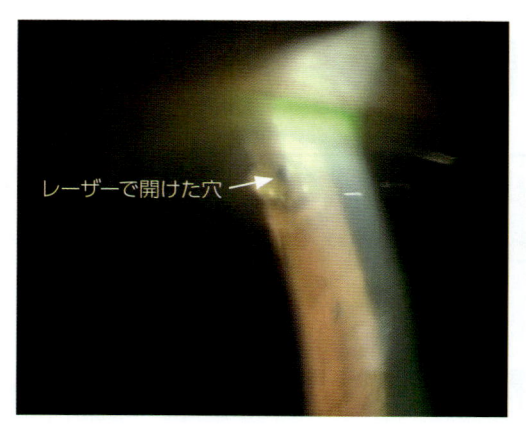

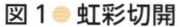

**図1●虹彩切開**

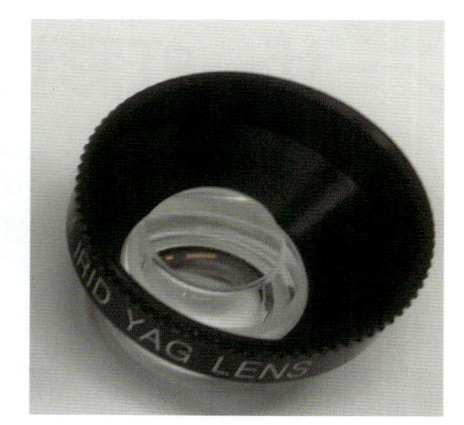

**図2●レーザーレンズ**

**手順 2** 局所麻酔薬ベノキシール®点眼液0.4%（オキシブプロカイン塩酸塩）の点眼を行った後、眼表面に専用のレンズを乗せた状態でレーザー治療を行います。レンズにはスコピゾル®眼科用液を滴下します。

**手順 3** カラーレーザーを用い虹彩を平坦にしたのち、虹彩に穴を掘っていきます（**図1**）。

**手順 4** YAGレーザーで貫通させます。

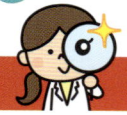

## ⚠ 扱うときのポイント・注意点 ⚠

　前房内炎症が多少出るため、しばらく見づらくなること、また使用した点眼薬で数時間充血が出ることを患者さんに説明します。レーザー用レンズは各種あります（**図2**）。いずれも術後、レーザー用レンズは、患者さんに接眼していた側にはスコピゾル®眼科用液が残っているので流水で洗い流します。医師側のレンズを洗ったり触ったりすると傷が入る可能性がありますので、触らないようにします。患者さんの目にもスコピゾル®眼科用液が残っていますので、洗眼が必要です。

（金森章泰）

# 2 選択的レーザー線維柱帯形成術（SLT）

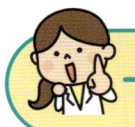

一言で表すと… **線維柱帯に小さな穴をあけ、眼圧を下げる治療法**

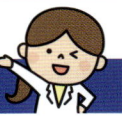

## 機器と各部位の紹介

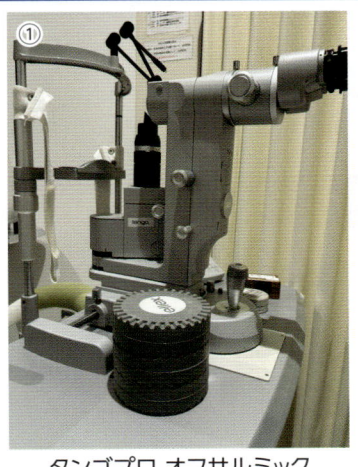

① タンゴプロ オフサルミック レーザー（エレックス）

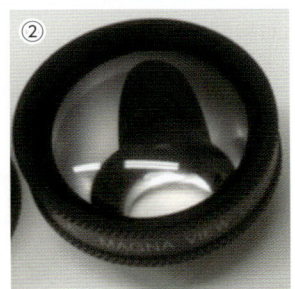

② SLT用レンズ
MagnaView Gonio
（OCULAR）

## 使用目的

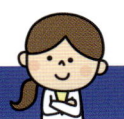

　YAGレーザーにより線維柱帯に目に見えないくらいの小さな穴をあけることで房水の流れがよくなります。それによって眼圧を下げます（**図**）。

## 処置・手術の手順

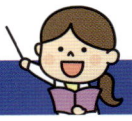

　縮瞳薬で縮瞳させ、アイオピジン®UD点眼液1%をさして一過性眼圧上昇を予防します。局所麻酔薬ベノキシール®点眼液0.4%（オキシブプロカイン塩酸塩）の点眼を行った後、眼表面に専用のレンズを乗せた状態でレーザー治療を行います。レンズにはスコピゾル®眼科用液を滴下します。

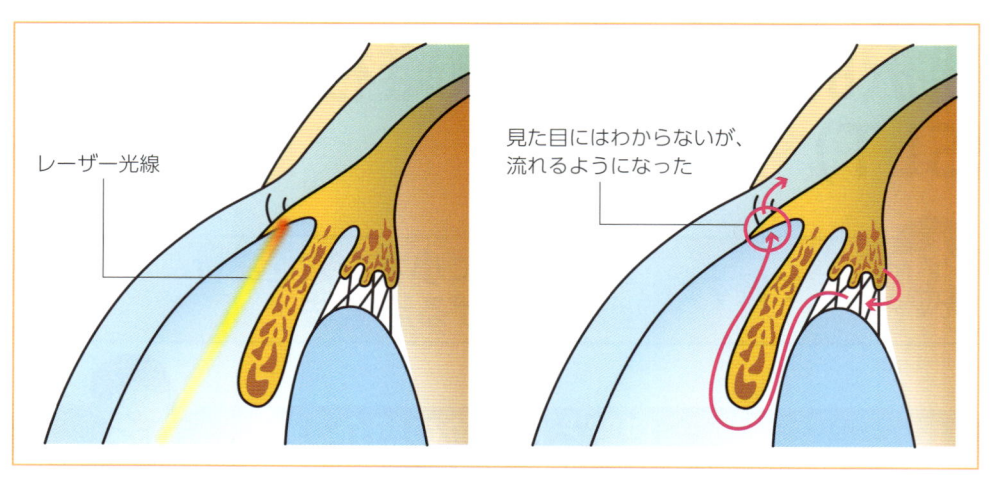

**図 ● SLT による治療法**

（左図）レーザー光線

（右図）見た目にはわからないが、流れるようになった

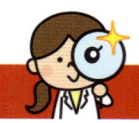

## ⚠ 扱うときのポイント・注意点 ⚠

　前房内炎症が多少出るため、しばらく見づらくなること、また使用した点眼薬で数時間充血が出ることを患者さんに説明します。レーザー用レンズは各種あります。いずれも術後、レーザー用レンズは、患者さんに接眼していた側にはスコピゾル®眼科用液が残っているので流水で洗い流します。医師側のレンズを洗ったり触ったりすると傷が入る可能性がありますので、触らないようにします。患者さんの目にもスコピゾル®眼科用液が残っていますので、洗眼が必要です。

（金森章泰）

# 3

# トラベクロトミー（マイクロフックを使用した場合）

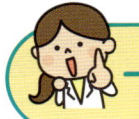

一言で表すと… **線維柱帯を切開し房水の流れをよくする手術**

## 機器・器具と各部位の紹介

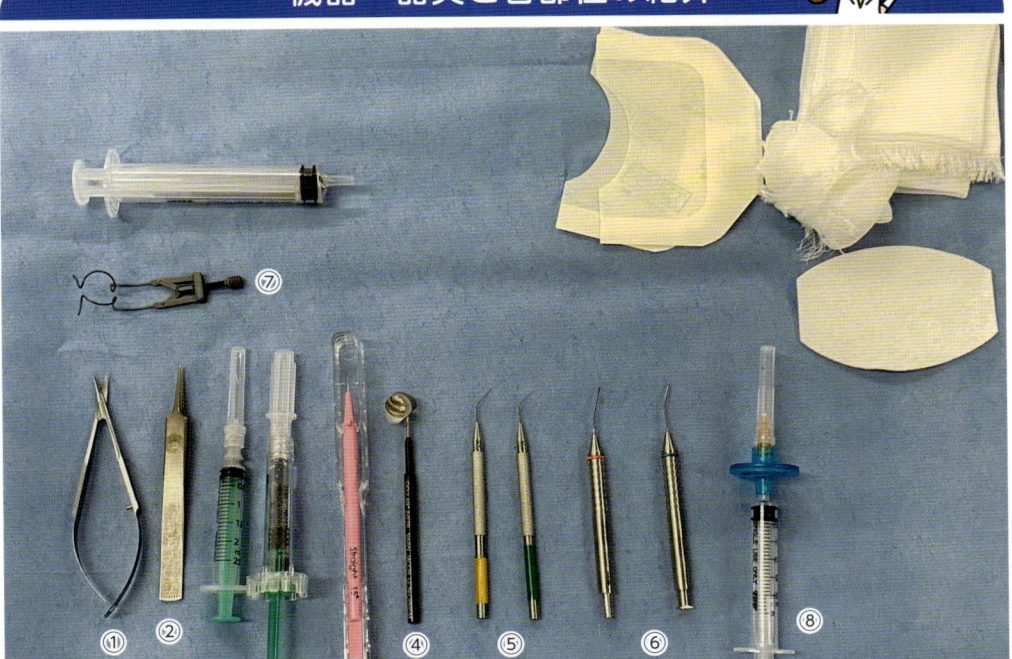

①スプリング剪刀 ②無鈎鑷子 ③15°メス ④隅角鏡 ⑤トラベクロトミーマイクロフック ⑥バイマニュアル ⑦開瞼器 ⑧ビーエスエスプラス™500眼灌流液0.0184%

　緑内障の治療は眼圧を下げることです。線維柱帯切開術（フックロトミー）は眼内からトラベクロトミーマイクロフックを用い線維柱帯を切開し、房水の排出量を多くし眼圧を下げる手術です（**図**の赤色矢印部分が切開する部分）。

　線維柱帯切除術（トラベクレクトミー）に比べると眼圧下降効果は弱いですが、合併症が少ないのが特徴です。症例によってはトラベクロトミーだけでは十分な眼圧下降効果が得られず、追加でトラベクレクトミーが必要になる可能性があると術前に説明しておきます。術中は必ず前房出血が起こるため、術後1～2週間は視力が出にくい傾向があります。

シュレム管
房水が吸収されていくところ
角膜
毛様体
水晶体

**図 ● トラベクロトミー**

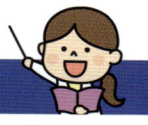

**手順 1** スプリング剪刀で結膜切開しテノン嚢下麻酔をします。

**手順 2** 15°メスでサイドポートを作成し、粘弾性物質を前房内に注入します。

**手順 3** 隅角鏡とマイクロフックを用い、線維柱帯鼻側を上方に60°切開します。この際左向きフックを使用します（**写真⑲**）。

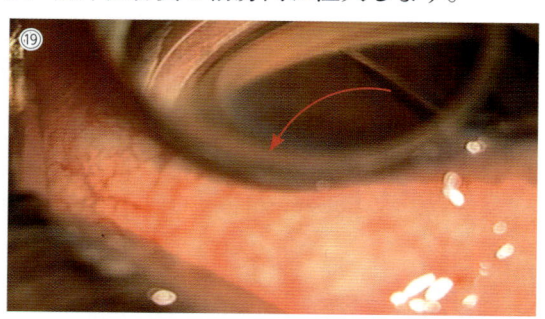

**手順 4** マイクロフックを持ち替え、線維柱帯鼻側を下方に60°切開します。この際は右向きフックを使用します（**写真⑳**）。

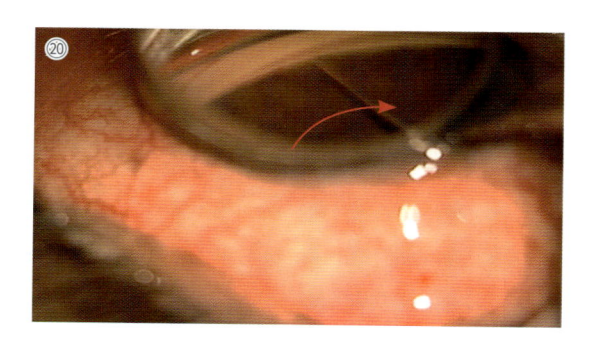

**手順⑤** サイドポートからバイマニュアルで粘弾性物質を除去・眼内の洗浄をします**（写真㉑）**。

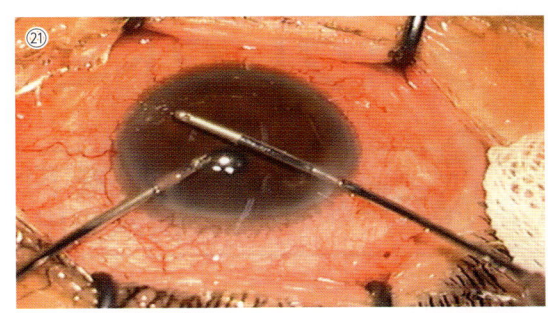

**手順⑥** サイドポートにハイドレーションを行い、傷を閉鎖します**（写真㉒）**。

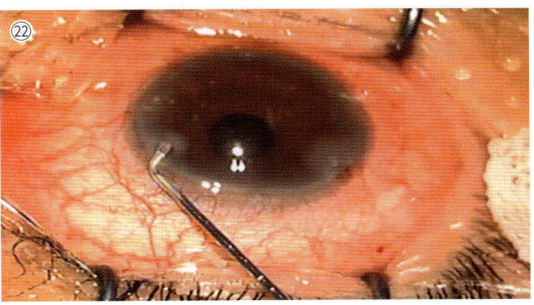

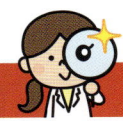

## ❗ 扱うときのポイント・注意点 ❗

　線維柱帯切開の際、術者は切開しやすい位置に移動するのでそれに合わせて顕微鏡の移動やフットスイッチ等の移動をします。

　マイクロフックには右向きと左向きがあるので、術者に渡す際は、間違いのないようにします（真っすぐ［直］なフックもあります）。

　鼻側線維柱帯上方切開後、隅角鏡に水や血液が付き視界が不鮮明になる場合があるため、ガーゼを濡らしておき術者がいつでも拭けるように用意します。

　ビーエスエスプラス™500 眼灌流液 0.0184％（BSS）は眼内に空気が入らないようしっかりとエア抜きする必要があります。

（高橋一真）

# 4 トラベクレクトミー

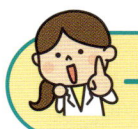
一言で表すと… 眼圧を下げるために結膜の下に新しい房水排出路を作る手術

## 機器・器具と各部位の紹介

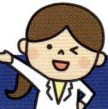

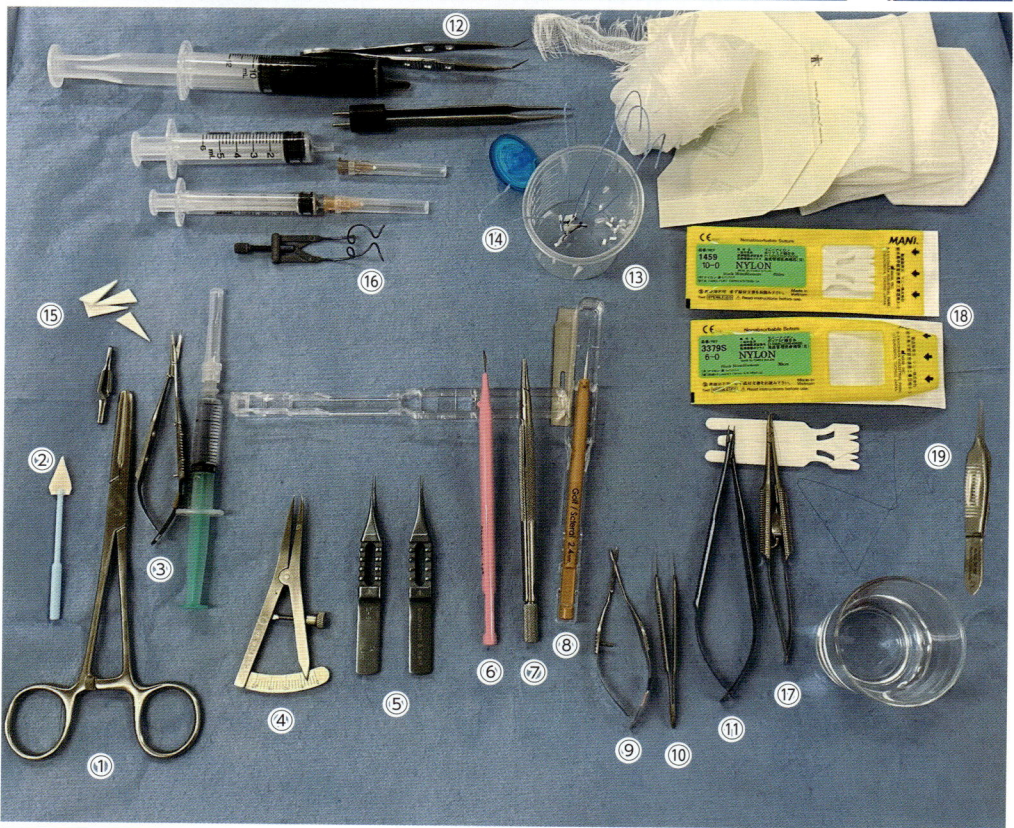

①チューブ鉗子 ②吸水スポンジ M.Q.A.(柄付)③スプリング式剪刀 ④キャリパー ⑤縫合鑷子 ⑥15度メス ⑦フェザーメス ⑧ゴルフ刀 ⑨バナス剪刀 ⑩有鉤鑷子 ⑪持針器 ⑫レンズ鑷子 ⑬マイトマイシンC ⑭バイポーラ ⑮吸水スポンジ M.Q.A ⑯開瞼器 ⑰6-0ナイロンと持針器 ⑱10-0ナイロン（角針と丸針）⑲マイクロ角膜縫合鑷子 M-5R

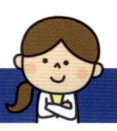

## 使用目的

　緑内障の治療は眼圧を下げることが大切です。線維柱帯切除術（トラベクレクトミー）は目の内側と外側との間にバイパス経路（トンネルのようなもの）を作り、結膜下に濾過胞と呼ばれる房水貯水の袋を作成し眼圧を下げる手術です（**図**）。十分な眼圧下降効果を得ることができますが、術後に生じる角膜乱視によって視力低下や、細菌などが眼内に入ってしまい眼内炎を起こしたりするなど重篤な合併症をひき起こしてしまう場合があります。

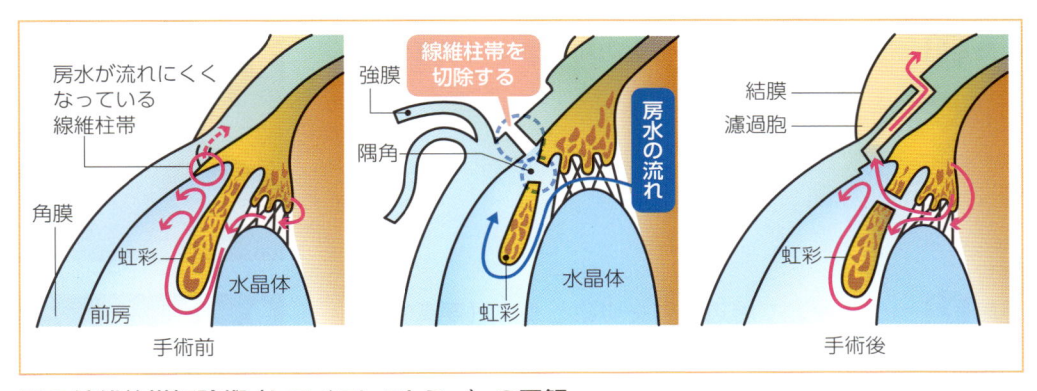

**図 ● 線維柱帯切除術（トラベクレクトミー）の図解**

## 処置・手術の手順

**手順①** 角膜輪部へ 6-0 ナイロンで牽引糸をかけます。チューブ鉗子で牽引糸を固定します。

**手順②** 縫合鑷子で結膜を保持しながら、スプリング剪刀を用い横 6mm × 縦 5mm で結膜切開します（**写真⑨**）。

**手順③** テノン嚢下麻酔をします。

**手順④** バイポーラを用いて露出した強膜からの出血を止血し、後方のテノン嚢をしっかりはがします。

**手順⑤** 3mm にセットしたキャリパーで横 3.0mm × 縦 3.5mm にマーキングします。

**手順⑥** フェザーメスで切れ目を作りゴルフメスで切開し、1枚目の強膜弁を作成します（**写真⑩**）。

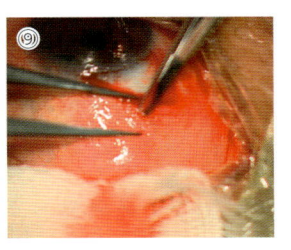

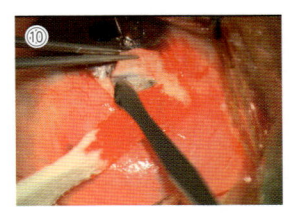

**手順 7** マイトマイシン C を浸したベンシーツと短く切った M.Q.A. をレンズ鑷子を用いて結膜下に 3 分間留置します（**写真⑪**）。

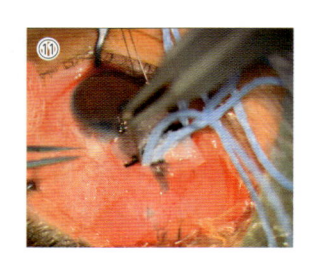

**手順 8** 3 分経過したらマイトマイシン C を取り出し、洗浄する。

**手順 9** フェザーメスとゴルフ等を用いて強膜弁（2 枚目）を作成します。

**手順 10** 15 度メスでサイドポートを作成し 2 枚目の強膜弁の両端を貫通させます。

**手順 11** バナス剪刀で線維柱帯を切除します（**写真⑫**）。

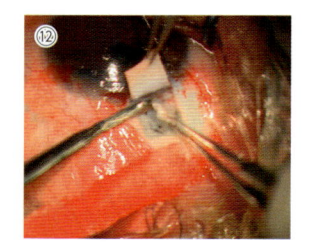

**手順 12** バナス剪刀で周辺虹彩を切除します（**写真⑬**）。

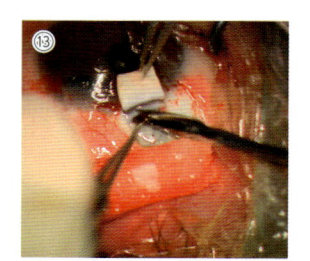

**手順 13** 10-0 ナイロン（角針）で強膜弁を縫合します。予定外の房水が排出しないように注意します（**写真⑭**）。

**手順 14** サイドポートから眼内水を入れて眼圧を保持します。

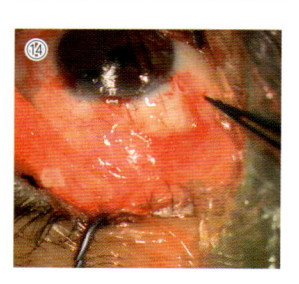

**手順 15** テノン囊および結膜を 10-0 ナイロン（丸針）で縫合します。房水の漏れがないか注意します（**写真⑮**）。

**手順 16** デキサート® 注射液 3.3mg を注射し、終了します。

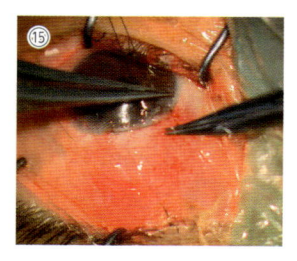

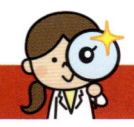

# ⚠ 扱うときのポイント・注意点 ⚠

- トラベクレクトミーによってできるバイパス経路は傷になります。そのため創傷治癒が働きます。創傷治癒によって作成した強膜フラップが癒着してしまうと房水が流れなくなってしまいます。それを防ぐためにマイトマイシン C を使用します。マイトマイシン C は抗がん剤であるため、結膜に残留しないように数をカウントしておいたり、ほかの部位や器具に付着したりしないよう注意が必要です。

- メスは少しでも何かに当たると切れ味が落ちてしまうのでメスの扱いには注意が必要です。

- 強膜、結膜縫合には 10-0 ナイロン糸が使用されます。眼科手術で使用する糸の中でも最も細い部類に入るので持針器に針をつけるときに針先に触らないことや、なくさないように取り扱いには注意します。一般的に角針を強膜弁縫合、丸針を結膜縫合に使うので、間違えないようにします。

- 線維柱帯を切除すると眼球が虚脱しやすくなるので速やかに強膜を縫合する必要があります。器械出し看護師は 10-0 ナイロン糸を持針器にあらかじめつけておく必要があります。

- バイポーラは使用後、濡れたガーゼで内側の汚れをしっかり拭き取ります。

（高橋一真）

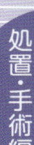

処置・手術編

**6** 章

緑内障手術

# 5 プリザーフロ®マイクロシャント手術

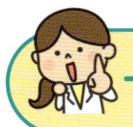

一言で表すと…**小さなチューブを用いて房水を結膜下に流し、眼圧を下げる手術**

## 機器・器具の紹介

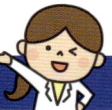

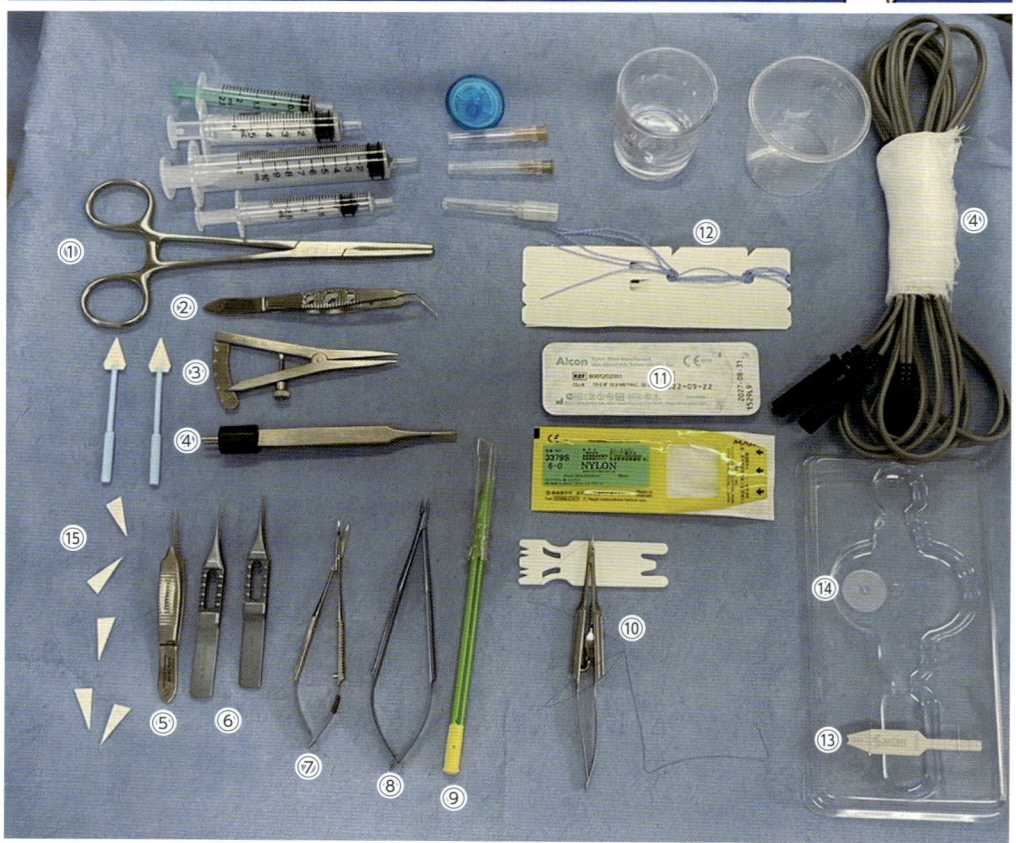

①チューブ鉗子 ②IOL鑷子 ③カリパー ④バイポーラと接続ケーブル ⑤マイクロ角膜縫合鑷子 M-5R ⑥縫合鑷子 ⑦スプリング剪刀 ⑧持針器 ⑨ダブルステップナイフ ⑩6-0ナイロン糸と持針器 ⑪10-0ナイロン糸 ⑫ベンシーツ ⑬マーカー ⑭プリザーフロ® ⑮吸水スポンジ M.Q.A.

## 使用目的

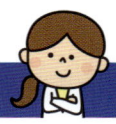

　小さなチューブ（全長8.5mm、**図**）を用いて房水を結膜下に流すことで眼圧を下げ、緑内障が進行しないようにします。線維柱帯切除術に比べて、術中操作が少なく、安定して眼圧を下げることができ、合併症も少ないとされています。線維柱帯切除術に比べると、眼圧下降効果はほぼ同等か、やや劣ります。

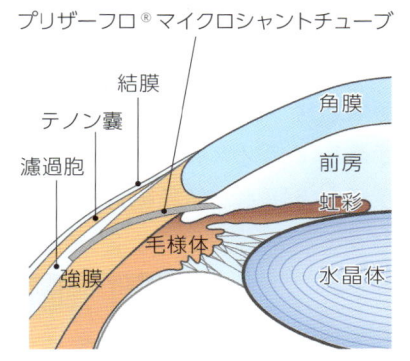

プリザーフロ®マイクロシャントチューブ

結膜　角膜
テノン嚢　前房
濾過胞　虹彩
毛様体
強膜　水晶体

**図** ● **プリザーフロ®マイクロシャント手術のシェーマ**

## 処置・手術の手順

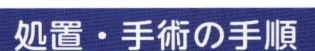

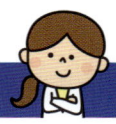

**手順①** 角膜に6-0ナイロン糸で牽引糸をかけます。チューブ鉗子で牽引糸を固定します。

**手順②** スプリング剪刀を用い、結膜を角膜輪部に沿って6mm、縦に5mm切開します（**写真⑯**）。

**手順③** テノン嚢下麻酔をします。

**手順④** バイポーラを用いて強膜からの出血を止血します（**写真⑰**）。

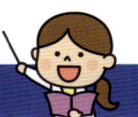

**手順⑤** 後方のテノン嚢を強膜からしっかり剥がします。

**手順⑥** マイトマイシンCを浸したベンシーツと短く切ったM.Q.A.を結膜下に3分間留置します（**写真⑱**）。M.Q.A.はIOL鑷子を使ってできるだけ後方に留置します。

（この症例では間に白内障手術で〔continuous curvilinear capsulorhexis；CCC〕をしています。）

**手順⑦** マイトマイシンCを洗浄します（その後、水晶体乳化吸収術〔phacoemulsification and aspiration；PEA〕+IOLを施行しています）。

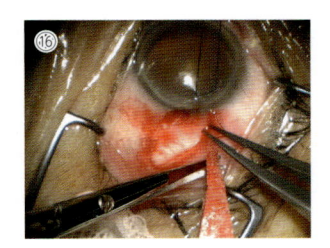

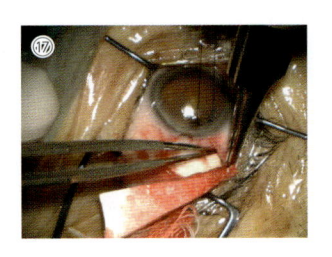

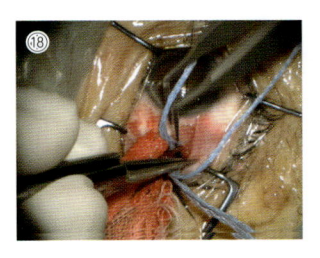

**手順⑧** キットに付属しているマーカーで角膜輪部から 3mm 離れた強膜にマーキングをします（**写真⑲**）。

**手順⑨** 角膜輪部 3mm 後方から、ダブルステップナイフを用いて強膜トンネルをつくり、前房内へ穿破します（**写真⑳**）。

**手順⑩** プリザーフロ®から房水が出ていることを確認します（**写真㉑**）。

**手順⑪** テノン嚢および結膜を 10-0 ナイロン糸で縫合します（**写真㉒**）。

**手順⑫** 房水が結膜縫合部から漏れていないかを確認します。

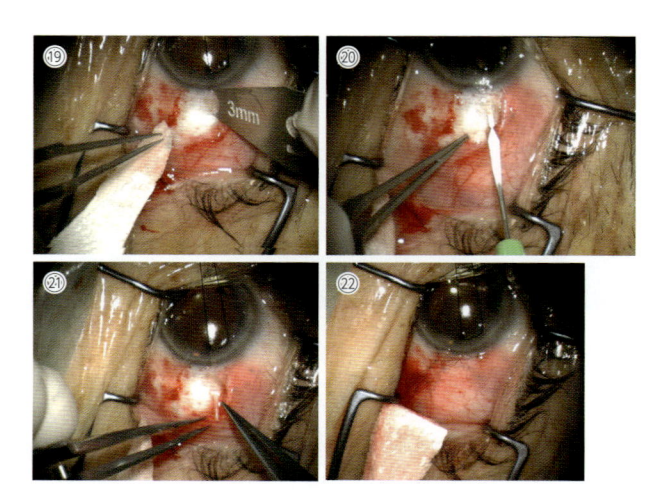

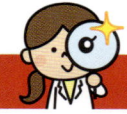

## ❗ 扱うときのポイント・注意点 ❗

　プリザーフロ®キットは清潔者が内袋を取り出しますが、構成品が落ちないように、開封口を水平より上に向ける必要があります。

　ダブルステップナイフは非常に鋭利なため、使う直前に刃先を出します。刃先を出すときには透明のカバーをつまみ、そのまま後方にスライドさせます。少しでも刃先が何かに当たると使えなくなり、別の代替品がないので、もう 1 つプリザーフロ®キットを出さなければならなくなります。刃先は医師に出してもらった方がよいでしょう。

　プリザーフロ®は非常に小さく、透明で見えにくいので、使う直前にキットから出します。顕微鏡下で医師に取り出してもらった方がよいです。

　10-0 針は非常に小さいので、なくさないように注意します。

（金森章泰）

# 6

# 半導体レーザー装置

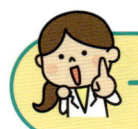

一言で表すと… **毛様体にレーザーを当て、房水産生を抑える装置**

## 機器と各部位の紹介

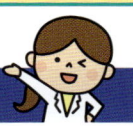

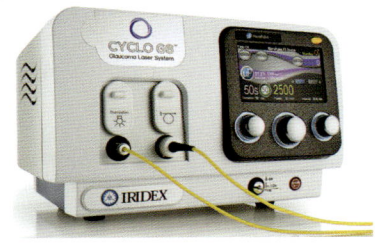

半導体レーザー装置 CYCLO G6（イリデックス コーポレーション）

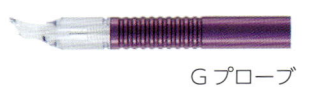

G プローブ

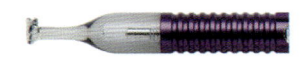

マイクロパルス P3 プローブ V2
レーザープローブ

## 使用目的

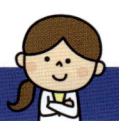

　結膜・強膜を通して眼外から 810nm の赤外光を照射することにより毛様体の房水産生を減らします。毛様体を破壊する連続波と、毛様体を破壊することなく房水産生抑制ができるマイクロパルス波を切り替えることができます。近年ではマイクロパルス波を用いた経強膜毛様体光凝固術が主に行われており、眼球上方・下方にレーザーを当てます**（図）**。

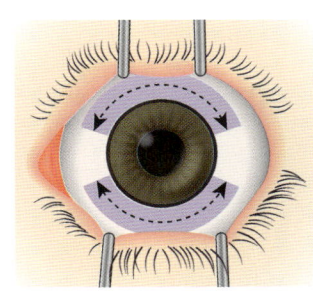

図● レーザーの照射部分

## ⚠ 扱うときのポイント・注意点 ⚠

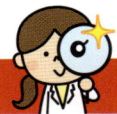

　手術室で顕微鏡を用いて手術を行います。疼痛を抑えるため、テノン嚢下麻酔が必要です。連続波は G プローブを、マイクロパルス波では専用のプローブを用いるため、使用する目的によってレーザープローブが異なります。半導体レーザー装置の設定を間違えないよう、画面の指示に従って手順を進めます。

（金森章泰）

6章 緑内障手術

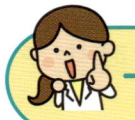

# 7 ロングチューブインプラント手術

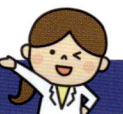

一言で表すと…**インプラントを留置して、眼球後方に房水を流すことで眼圧を下げる手術**

## 機器・器具と各部位の紹介

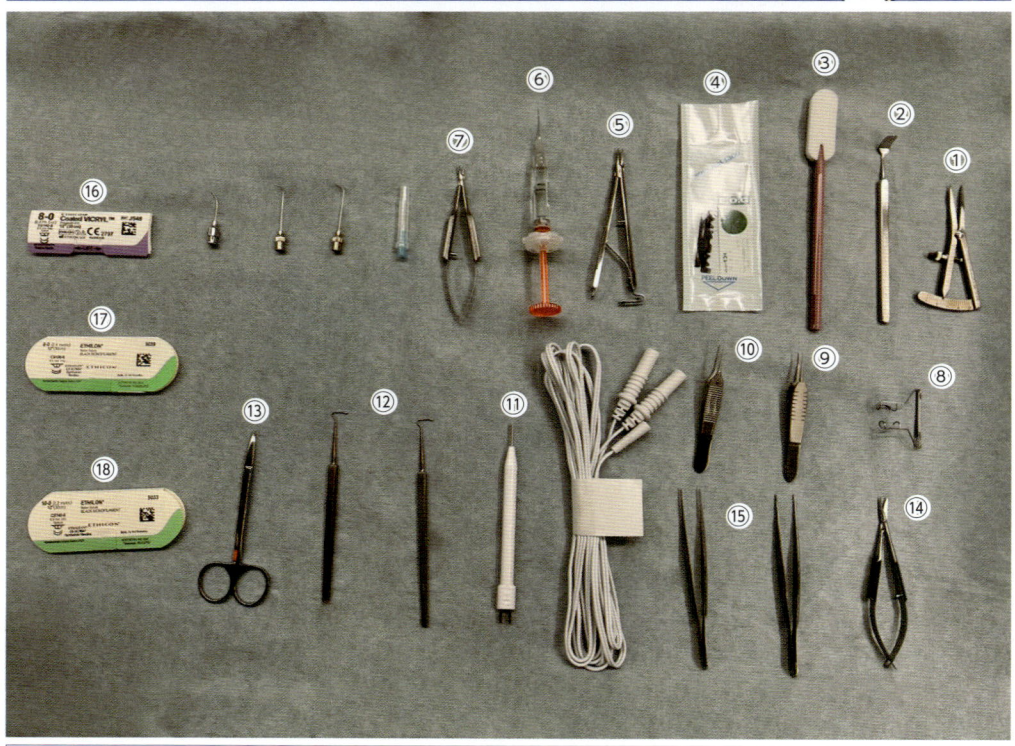

①カリパー ②筋鈎 ③15°メス ④替え刃メス ⑤メスホルダー ⑥粘弾性物質 ⑦持針器 ⑧開瞼器 ⑨縫合鑷子 ⑩ M5R（有鈎鑷子）⑪バイポーラ ⑫斜視鈎 ⑬眼科剪刀 ⑭スプリング剪刀 ⑮眼科鑷子 ⑯ 8-0 バイクリル糸 ⑰ 5-0 ナイロン糸 ⑱ 10-0 ナイロン糸

## 手術目的

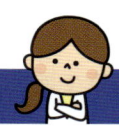

　長いチューブを持つインプラントを結膜下に留置し、チューブを通して房水を眼外に出して眼圧を下げる手術です（**図1**）。トラベクレクトミーに比べて眼圧下降がやや劣りますが、結膜の瘢痕の強い症例や、トラベクレクトミーがあまり奏功し

ないような症例では比較的安全に眼圧を下げることができます。

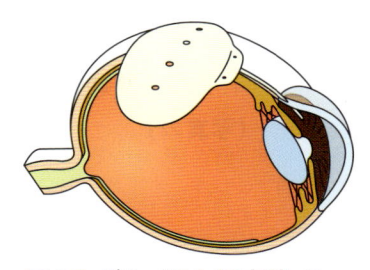

図1● バルベルト緑内障インプラント

## 処置・手術の手順

ロングチューブはチューブとプレートで構成されます。バルベルト緑内障インプラントとアーメド緑内障バルブがあり、手術手順が若干異なります。本稿では、バルベルト緑内障インプラントの大まかな流れを述べます。

**手順①** バルベルトのチューブを 8-0 バイクリル糸で 2 箇所結紮し（**写真⑲**）、チューブに水が流れないことを確認します。

**手順②** 縫合鑷子で結膜を保持しながら、スプリング剪刀を用いて結膜切開し（**写真⑳**）、テノン嚢下麻酔を行います。

**手順③** バイポーラを用いて露出した強膜からの出血を止血します。

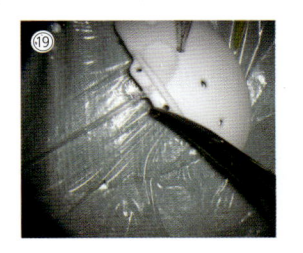

**手順④** 斜視鉤を用いて直筋を同定し（**写真㉑**）、4-0 シルク牽引糸をかけます（本症例は耳下側にインプラントを留置するので、下直筋と外直筋です）。

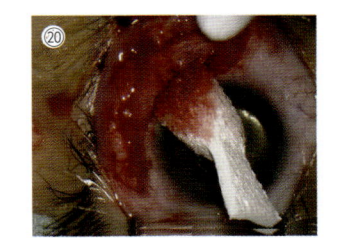

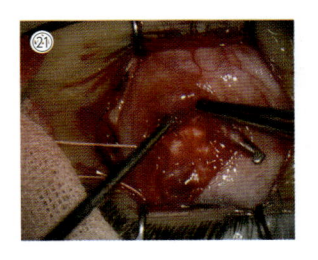

**手順 5** バルベルトを結膜下に挿入し、プレートの両サイドは直筋の下の方に留置するようにします**（写真㉒）**。

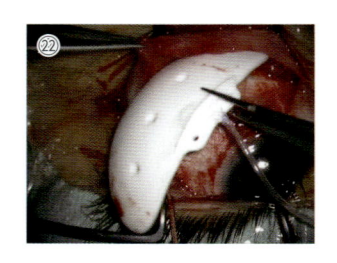

**手順 6** 5-0 ナイロン糸でバルベルトを強膜に 2 箇所固定します**（写真㉓）**。

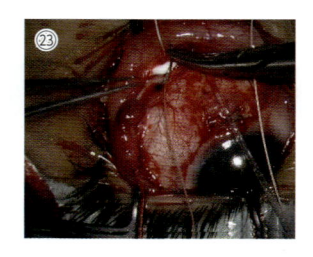

**手順 7** 角膜輪部から 1.5mm の位置から強膜を 26G 針で前房内に向けて穿孔します**（写真㉔）**。チューブの先をどこに留置するかで変わりますが、この症例は前房内に挿入します（挿入する部位はほかに硝子体扁平部や毛様溝があります）。

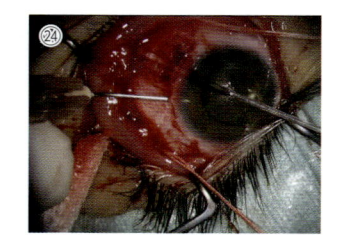

**手順 8** 先ほどの穿孔箇所を 22G 針で拡大し、対側の角膜サイドポートから挿入した硝子体鉗子を 22G 針の内腔に差し込みます**（写真㉕）**。

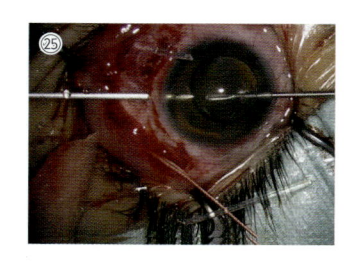

**手順 9** そのまま 22G を引き抜き、一緒に出てきた硝子体鉗子でバルベルトのチューブの先をつかみ**（写真㉖）**、前房内に挿入します。

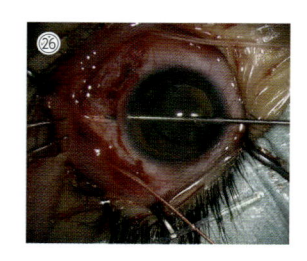

手順 **10** チューブを強膜に 10-0 ナイロン糸で固定します **（写真㉗）**。

手順 **11** チューブに 8-0 バイクリル糸の針先で穴をあけます（シャーウッドスリット）。術後の高眼圧を予防するためです。

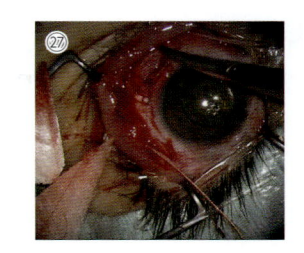

手順 **12** 保存強膜弁でチューブを被覆し、強膜に 8-0 バイクリル糸で固定します（自己強膜半層弁を用いる場合もあります）**（写真㉘）**。

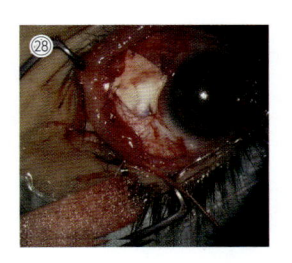

手順 **13** 結膜を 8-0 バイクリル糸で縫合します **（写真㉙）**。

手順 **14** デキサート®眼注射を行い終了します。

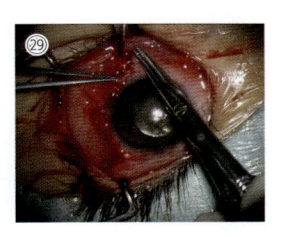

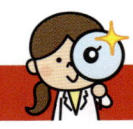

## ❗ 扱うときのポイント・注意点 ❗

　チューブの挿入部位と被覆方法にいろいろな方法がありますので、術者に前もって確認した方が手順がわかりやすくなります。

　バルベルトとアーメドでは手術手順や結膜切開範囲などがかなり異なります。アーメドはバルベルトより小さいので **（図2）**、切開範囲は少なくなりますし、直筋への牽引糸も不要です。バルベルトは最初に 8-0 バイクリル糸でチューブを結紮しますが、術後 2〜3 週間後で自然に溶け、房水がインプラント側に流れるようになります。アーメドはバルブがついており、眼圧がかなり低いと房水が流れないように設計されています。

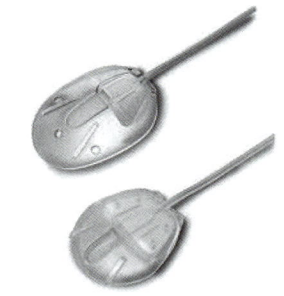

**図2● アーメド緑内障バルブ**

（金森章泰）

# 1 網膜剝離手術（硝子体手術）

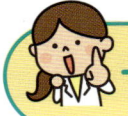

一言で表すと… **硝子体を取り除き、網膜を再接着させるためにガスを注入する手術**

## 機器・器具の紹介

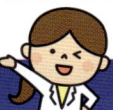

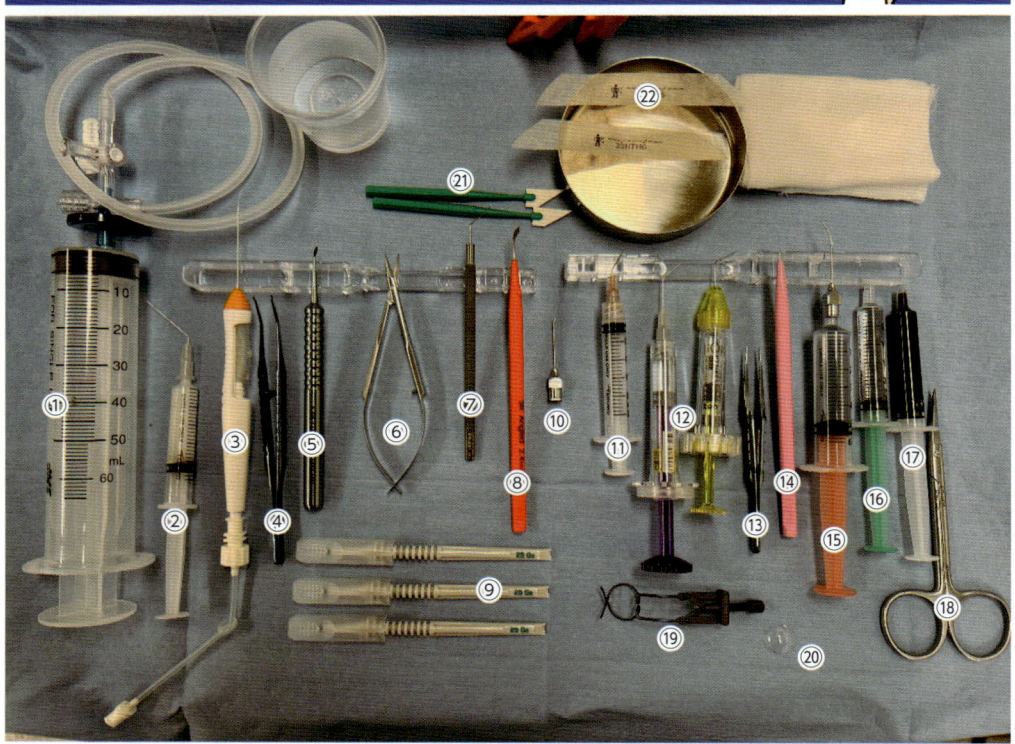

① FG フィルターと三方活栓を接続したガス置換用 50mL シリンジ　②マキュエイド®眼注用（トリアムシノロンアセトニド）　③バックフラッシュニードル　④カニューラプラグ鑷子　⑤強膜圧迫子　⑥スプリングハンドル式剪刀　⑦フェイコチョッパー　⑧スリットナイフ　⑨ 25G トロカールカニューラ（アルコン）　⑩ハイドロダイセクションカニューラ　⑪チストトーム針（26G）付きシリンジ　⑫粘弾性物質　⑬有鈎鑷子　⑭ストレート 15°ナイフ　⑮球後麻酔針付きキシロカイン®注射液 2%入りシリンジ　⑯キシロカイン®液「4%」（リドカイン塩酸塩、点眼麻酔用）　⑰希釈 PA ヨード　⑱眼科剪刀　⑲ねじ式開瞼器　⑳ HHV レンズ typeWd（HOYA）　㉑吸水スポンジ M.Q.A.　㉒清潔テープ

## 使用目的

　裂孔原性網膜剝離の手術には網膜復位術と硝子体手術の 2 種類があります。眼外

からアプローチする網膜復位術（強膜バックリング手術）は、若年者の萎縮円孔やアトピー皮膚炎に伴う鋸状縁断裂を原因とする網膜剝離に対して行います。それ以外のほとんどの網膜剝離に対しては、近年低侵襲化した硝子体手術を第1選択として行っています。本稿では硝子体手術に関して解説します。

## 処置・手術の手順

**手順 ① 白内障手術を行う（写真㉓）**

7mm 径の3ピース IOL

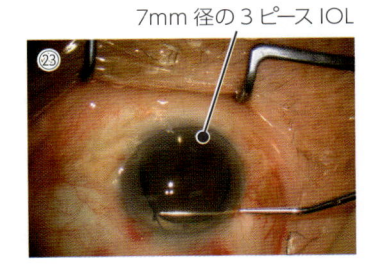

　近年、広角眼底観察システムにより硝子体手術中に広い視野が得られるようになったため、眼内レンズ（IOL）は先入れで白内障手術を完遂した後に、硝子体手術を行う術者が多くなりました。通常の白内障単独手術と違う点は、IOL の種類選択です。

　網膜剝離の手術終盤には空気置換下で網膜下液の吸引やレーザー光凝固を行います。裂孔のある網膜周辺部の視認性を確保するためには光学径 7mm の IOL が有用です。また、IOL 支持部が強い3ピースの IOL を選択します。

**手順 ② 3ポートを作製する（写真㉔）**

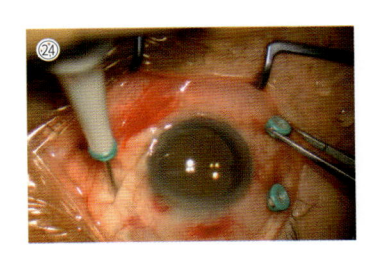

　毛様体扁平部を通過するように角膜輪部から 3.5 ～4mm の位置にトロカールカニューラを斜めに刺入し、3ポートを作製します。1カ所にインフュージョンチューブをつなぎ、残り2カ所からライトガイドや硝子体カッターなどの器具を挿入します（→ p255 図1参照）。

**手順 ③ 硝子体切除を行う（写真㉕㉖）**

　広角眼底観察システム（当院では Resight®［カールツァイスメディテック］）をセッティングした後に、ライトガイドで硝子体腔を照らしながら、硝子体カッターにて硝子体切除・吸引を行います。マキュエイド®眼注用 40mg（トリアムシノロンアセトニド）を注入すると、硝子体に白い粒子が付着し、硝子体を可視化することができます。そうした上で、

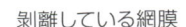
剝離している網膜

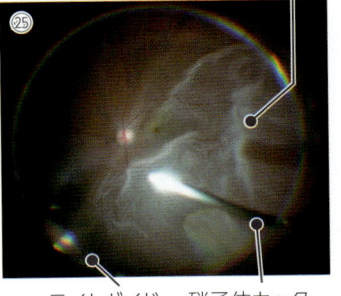

ライトガイド　硝子体カッター

網膜剥離の原因となっている硝子体牽引を外し、残存硝子体までしっかり切除します。

　網膜剥離は、周辺部の硝子体を徹底的に切除する必要があります。

**手順 ④ 液空気置換後に網膜裂孔へレーザー光凝固を行う（写真㉗）**

　網膜剥離は原因裂孔周囲にレーザー光凝固を行う必要があります。剥離した状態では網膜にレーザーは入らないため、液空気置換を行い、バックフラッシュニードルを用いて網膜下液を吸引し、網膜を復位させます。その後、空気下で網膜裂孔にレーザー光凝固を行います。

**手順 ⑤ ガス置換と閉創（写真㉘）**

　眼内長期滞留ガス（通常は六フッ化硫黄：$SF_6$）に置換します。正確に行う場合は、非膨張濃度である20％に希釈してから全置換します。

　最後にカニューラを抜去し、創に灌流液をかけて自己閉鎖を確認してから手術を終了します。

原因裂孔

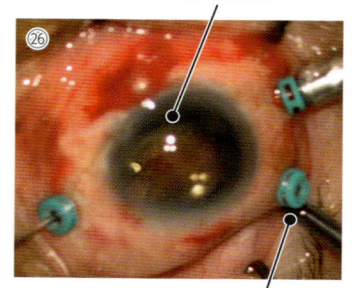

直視下で強膜圧迫しながら硝子体を切除している

空気置換後、原因裂孔周囲にレーザー光凝固をしている。

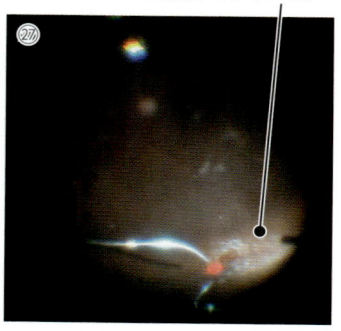

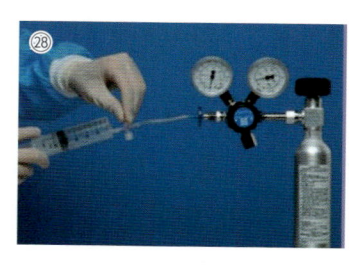

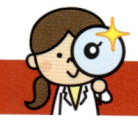

## ❗ 扱うときのポイント・注意点 ❗

　剥離していた網膜はレーザーが入りにくい場合があり、レーザーのパワーや照射時間を調整することが多々あります。バックフラッシュニードルで再度、網膜下液を吸引することもあります。術者の指示にすぐに対応できるよう準備しておきましょう。

　眼内長期滞留ガスは、希釈濃度を間違えると術後眼圧上昇の危険があるため、確認しながら慎重に行いましょう。

（下山 剛）

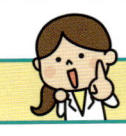

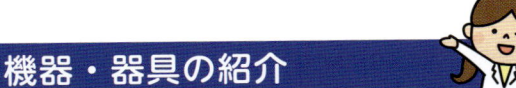

# 2 硝子体手術

一言で表すと…硝子体に対して実施する手術

## 機器・器具の紹介

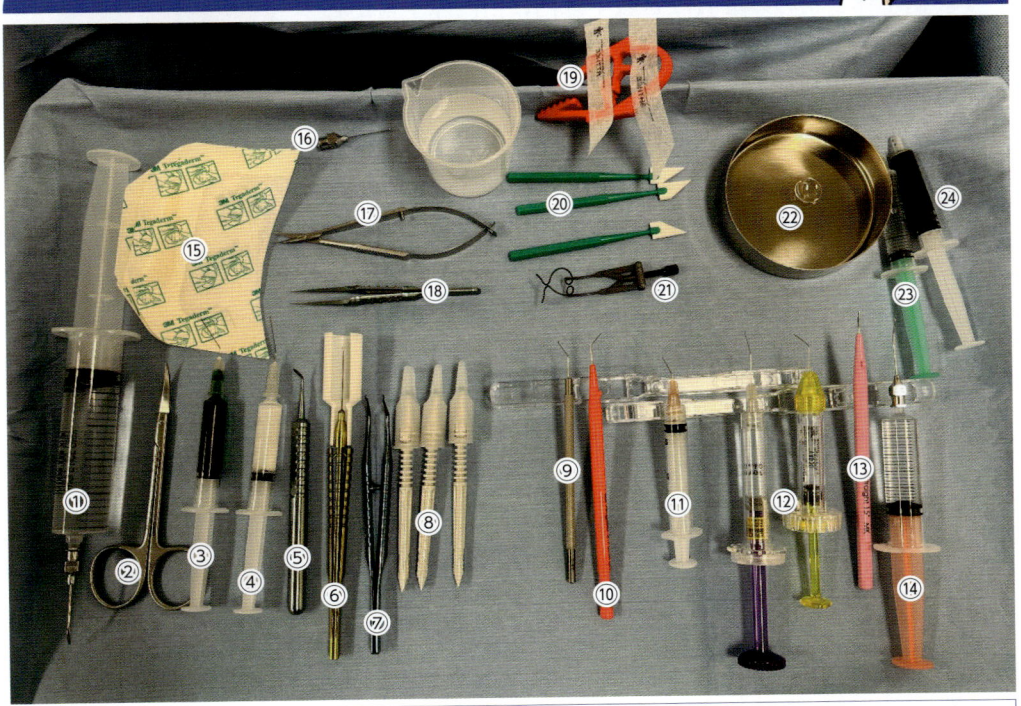

①水かけ用シリンジ（眼灌流液）　②眼科剪刀　③インドシアニングリーン（ICG）　④マキュエイド®眼注用40mg（トリアムシノロンアセトニド）　⑤強膜圧迫子　⑥大澤氏ファイングリップ鉗子25G（ILM鉗子）　⑦カニューラプラグ鑷子　⑧ 25Gトロカール・カニューラ（アルコン）　⑨フェイコチョッパー　⑩スリットナイフ　⑪チストトーム針（26G）付きシリンジ　⑫粘弾性物質　⑬ストレート15°ナイフ　⑭球後麻酔針付きキシロカイン®注射液2%入りシリンジ　⑮ 3M™テガダーム™（スリーエムジャパン）　⑯ハイドロダイセクションカニューラ　⑰スプリングハンドル式剪刀　⑱有鈎鑷子　⑲清潔テープ　⑳吸水スポンジM.Q.A.　㉑ねじ式開瞼器　㉒ HHVレンズtypeWd（HOYA）　㉓キシロカイン®液4%（リドカイン、点眼麻酔用）　㉔希釈PAヨード

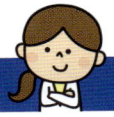

## 使用目的

　硝子体手術は、硝子体出血、糖尿病網膜症、裂孔原性網膜剥離、黄斑円孔、黄斑前膜などさまざまな後眼部疾患に対して行います。本稿では、この中でも最も頻度

が高い黄斑前膜（epiretinal membrane；ERM）に対する硝子体手術について解説していきます。

## 処置・手術の手順

### 手順 ❶ 白内障手術を行う（写真㉕）

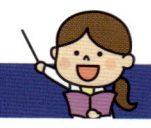

消毒、点眼麻酔をした上で、まず白内障手術を行います。硝子体手術のみを行うと数年以内に白内障手術が必要となる場合が多いため、若年者以外は、白内障手術と硝子体手術を同時に行うことが一般的となっています。手術内容は通常の白内障単独手術と同じです。

### 手順 ❷ 経結膜球後麻酔を行う（写真㉖）

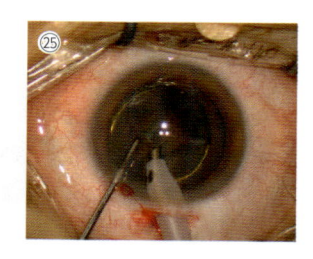

結膜を少し切開し、球後麻酔針を用いて、キシロカイン®注射液（リドカイン塩酸塩）0.2% を約 0.4mL 注入します。経結膜球後麻酔は経結膜で行うため安全で、疼痛抑制だけでなく眼球運動抑制効果も期待できるため、繊細な黄斑操作を行う際に有用です。

### 手順 ❸ 3ポートを作製する（写真㉗）

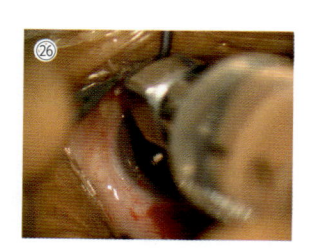

HHV レンズ typeWd

インフュージョンライン

角膜輪部から 3.5〜4mm の位置にトロカールカニューラを斜めに刺入し、3ポートを作製します。

### 手順 ❹ 硝子体切除（写真㉘）

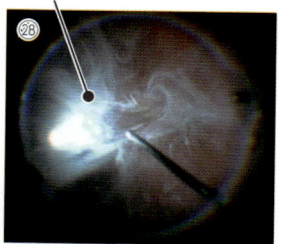

白い懸濁液のマキュエイド®

広角眼底観察システムをセッティングした後に、ライトガイドで硝子体腔を照らしながら、硝子体カッターにて硝子体切除・吸引を行います。途中、マキュエイド®眼注用 40mg（トリアムシノロンアセトニド、以下マキュエイド®）を注入し、硝子体を可視化した上で、後部硝子体膜剝離を確認し、周辺部硝子体まで切除を進めていきます。

### 手順 5 ERMと内境界膜の剥離（写真㉙㉚）

　広角眼底観察システムがResight®の場合は、レンズを後極用（緑色）に変えます。また、HHVレンズtypeWd（HOYA）を角膜面上に乗せることで、より鮮明な像が得られるようになります。

　マキュエイド®が付着したERMを内境界膜（internal limiting membrane；ILM）鉗子で剥離します。その後、ERMの再発予防のためにILM剥離も行います。ILMは薄く透明な組織のため、インドシアニングリーン（indocyanine green；ICG）やブリリアントブルーG（brilliant blue G；BBG）で染色してから剥離します。

### 手順 6 閉創（写真㉛）

　最後にカニューラを抜去し、創部を圧迫し、自己閉鎖を確認してから手術を終了します。

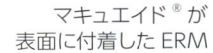
マキュエイド®が表面に付着したERM

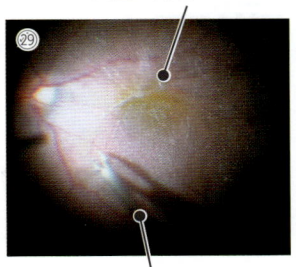
ILM鉗子（25G）

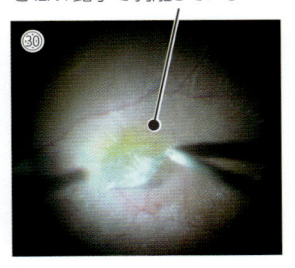
ICGで薄緑色に染色されたILMをILM鉗子で剥離している

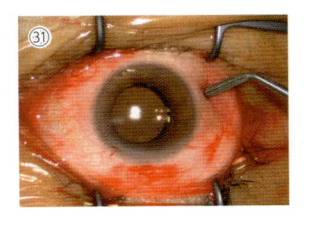

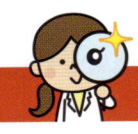

## ⚠ 扱うときのポイント・注意点 ⚠

　ポート作製時はインフュージョンラインの扱いが特に重要です。もし術中に抜けると、低眼圧になり、駆逐性出血などの重篤な合併症の危険があります。カニューラ先端が硝子体腔に出ていること、接続が緩んでいないことを確認した後に、抜けないように清潔テープでしっかりと固定します。

　マキュエイド®は白い粉がシリンジ内に沈殿しやすいため、しっかり振って混ぜてから術者に渡しましょう。また、シリンジ内の空気も手術の妨げになるので抜いておきましょう。

　黄斑部操作に入る前には、一呼吸おいて、患者さんに急に動かないよう再度、声掛けをします。くしゃみや咳をされると非常に危険です。黄斑は、視力に直結する非常に大切で繊細な場所だからです。

（下山 剛）

# 3

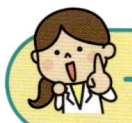

# 硝子体手術装置・器具

一言で表すと… **硝子体手術の安全性を高め、手術成績を向上させる装置・機器**

## 機器の紹介

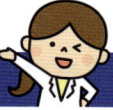

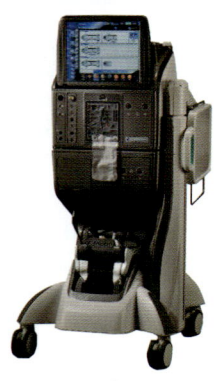

コンステレーション™ビジョンシステム（日本アルコン）

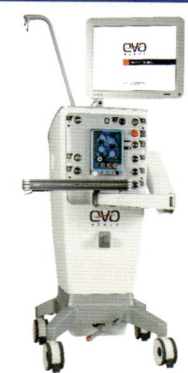

EVA NEXUS®眼科手術システム（ドルク）

## 使用目的

　硝子体手術装置は、黄斑前膜・黄斑円孔などの黄斑疾患、糖尿病網膜症／糖尿病黄斑浮腫・裂孔原性網膜剥離などの網膜疾患、水晶体・IOL脱臼などの水晶体関連疾患の治療目的で使用されます。硝子体手術は白内障手術と併施することが多く、硝子体手術装置内に白内障手術機能が内蔵されているものがほとんどです。また、硝子体手術装置本体の操作はもちろんのこと、硝子体カッターなどの付属物品も多く、これらの扱い方についての知識も重要です。本稿ではコンステレーション™ビジョンシステム（以下、コンステレーション™）につき解説します。

　コンステレーション™を使用する場合は、カセットパックに必要な物品がすべて入っています。カセットパックの側面に白内障・硝子体同時手術用パックなのか硝子体手術単独用パックなのか、25Gなのか27Gなのかが記載されているので、しっかり確認した上で開封するようにしましょう。清潔部分・不潔部分の区別をしっかり意識した上で、硝子体手術装置本体と物品を確実に接続します。**図1**の水

色のドレープで覆われている部分が清潔区域です。硝子体手術本体側の器具接続部は不潔ですから、外回りのスタッフと協力して接続します。また、緩まないようにと接続部を強く締めすぎると逆に破損したり接触不良を起こしたりすることがあるため注意が必要です。**図1**は硝子体手術付属物品を接続した様子です。

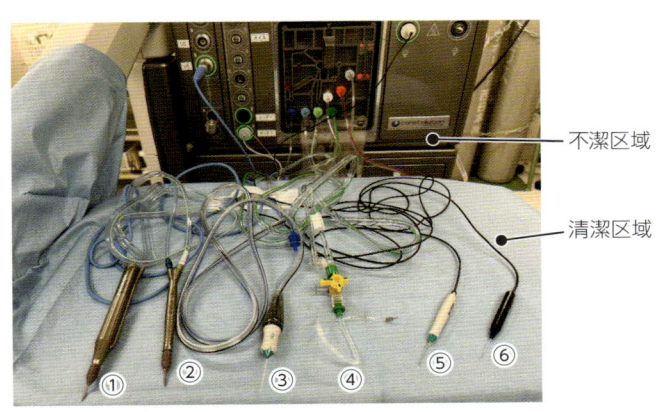

不潔区域

清潔区域

**図1 ● 硝子体手術装置に器具を接続している様子**

USハンドピースは白内障手術で水晶体核を超音波乳化吸引する際に使用します（**図1-①**）。

IAハンドピースは白内障手術で水晶体皮質や粘弾性物質を吸引除去する際に使用します（**図1-②**）。

硝子体カッターは硝子体を切除・吸引します（**図1-③**）。

インフュージョンチューブは眼球内に灌流液を供給するためのチューブです（**図1-④**）。これが硝子体手術における命綱で最も大切なチューブです。抜けたり接続不良で還流量が足らなくなったりすると、眼球が虚脱し、駆逐性出血などの重篤な手術中合併症が生じる危険があります。**図2**のように、抜けないように清潔テープなどでしっかり固定しておきましょう。また、ガス置換の際に三方活栓を使用し、還流の切り替えをします。介助者は三方活栓の扱いにも慣れておくようにしましょう。

ライトガイドは暗い眼球内を照らし、硝子体手術を可能にします（**図1-⑤**）。

レーザープローブは網膜剥離の裂孔周囲の光凝固や糖尿病網膜症の汎網膜光凝固の際に使用します（**図1-⑥**）。

インフュージョンチューブを清潔テープで固定している

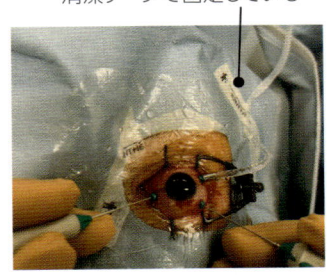

**図2 ● インフュージョンチューブの取り扱い**

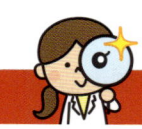

## ❗ 扱うときのポイント・注意点 ❗

　硝子体手術の室内は薄暗く、術者は術野に集中しており、術野以外の異変に気づきにくい状況にあります。安全な手術には介助者による適切な機器操作、状況報告が不可欠ですので、心掛けましょう。

（下山 剛）

# 4 眼内シャンデリア照明

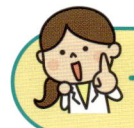

一言で表すと… 眼科手術中、眼内に挿入し、手術部位を可視化するための照明器

## 機器の紹介

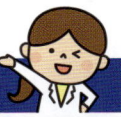

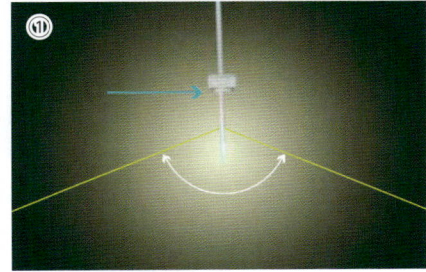

シャンデリア照明（シナジェティクス）

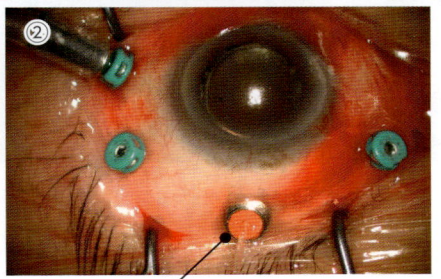

シャンデリア照明

## 使用目的

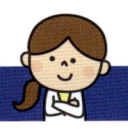

　眼内シャンデリア照明**（写真①）**は硝子体手術中の双手法による眼内操作や広角眼底観察目的で使用されます。通常の硝子体手術では、3ポート（灌流用・照明用・硝子体カッターや鑷子挿入用）を作製し、3つの挿入口から手術を行います。

　4ポート目として眼内シャンデリアを追加挿入することで、従来の照明用ポートが空き、双手法が可能になります**（写真②）**。また、広角眼底観察システムを通して、周辺部強膜を圧迫しながら網膜周辺部の硝子体切除やレーザー光凝固を行うことが可能になり、直視下での強膜圧迫操作に比べ低侵襲で効率的な手術を行うことができます。

　症例としては、増殖糖尿病網膜症や増殖硝子体網膜症の膜処理が必要な症例、徹底した周辺部硝子体切除を要する裂孔原性網膜剥離に使用されることが多いです。また、27Gシステムの場合は、通常の眼内照明のみでは照明範囲・照度が限定的であるため、全例に眼内シャンデリア照明を併用する術者もいます。

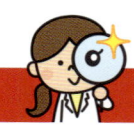

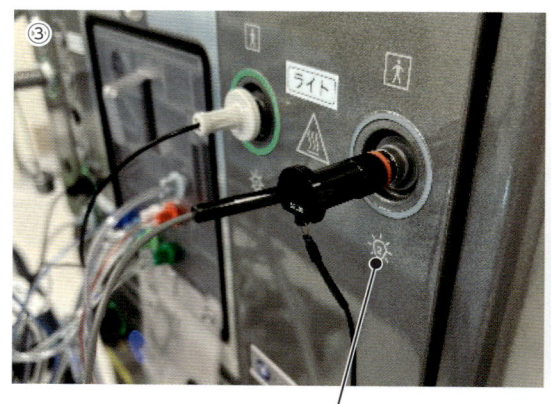

コンステレーション™ビジョン
システムに接続している様子。

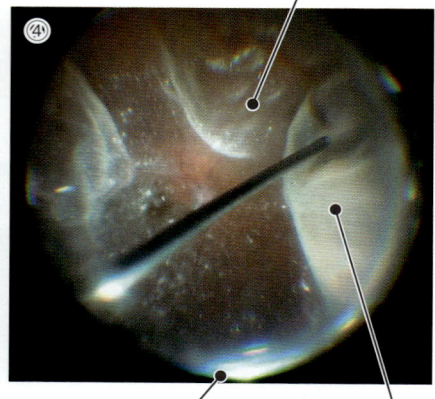

広範囲の網膜
剥離の症例

シャンデリア照明　Resight®下で強膜圧迫
をしながら硝子体切除
をしている。網膜の可
動性が制御でき、安全
である。

　専用アダプターを使用し、各社の光源や手術装置に接続します（**写真③**）。専用アダプターがないと使用できないため、普段使わない場合は管理場所や接続方法を確認しておきましょう。

　シャンデリア照明のファイバーは細く、断線しやすいためていねいに扱いましょう。丸まって収納されているため、跳ねて不潔部分に当たらないよう気をつけてください。

　シャンデリア照明は観察したい場所を明るく広く照らすように、角度を変えたり、眼内に入れる先端の長さを調整したりします（**写真④**）。手術中に何度も調整する場合もあるため、眼外で清潔テープを貼り付けて固定します。テガダーム™に付属している清潔テープを外しておいて、たくさん用意しておくのが有用です。

　多くの施設では、シャンデリア照明は通常の硝子体手術では併用せず、難症例や不測の事態の際に使用することが多いです。いざというときのために、しっかり管理し、使用方法を把握しておきましょう。

（下山 剛）

# 5 眼内レーザー光凝固装置

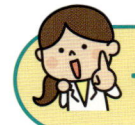

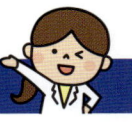

**一言で表すと…** 特定の波長のレーザー光で病変部を凝固させる装置

## 機器の紹介

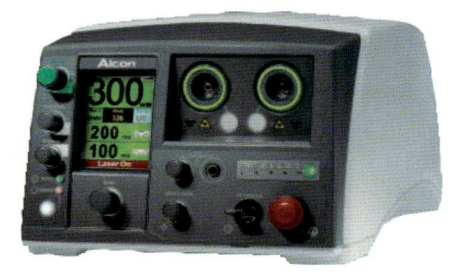
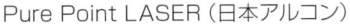

Pure Point LASER（日本アルコン）

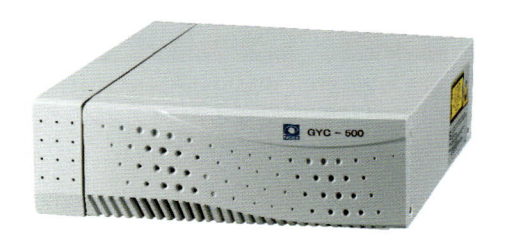

GYC-500（ニデック）

## 使用目的

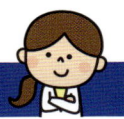

　硝子体手術中に使用する眼内レーザーは、増殖糖尿病網膜症の汎網膜光凝固や裂孔原性網膜剥離の裂孔閉鎖、手術中に偶然見つかった網膜円孔・裂孔の凝固などの目的で使用します。通常、眼内レーザーは硝子体手術装置に内蔵されており、接続は煩雑ではありません。

　レーザーが内蔵されていない硝子体手術装置の場合は、別にレーザー装置単体が必要になります。なお、以下の写真に用いている眼内レーザーはコンステレーション™ ビジョンシステムの硝子体手術装置に内蔵されているものです。

## ❗扱うときのポイント・注意点❗

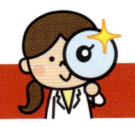

　助手が使用する側視鏡にはレーザーフィルター（**図1**）が装備されていないことがほとんどですので、レーザー施行中は絶対に顕微鏡をのぞき込んではいけません。レーザー光凝固の施行中は、ビデオモニターを見て手術の進行状況を把握するようにしましょう（**図2**）。

　レーザーのパワーや凝固時間を調整することにより適切な光凝固を行うことがで

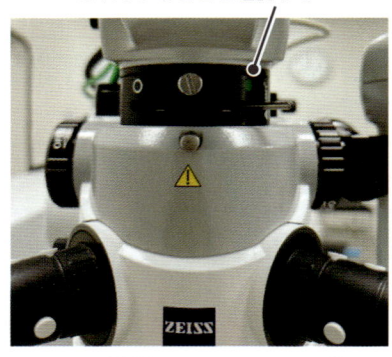

術者側の顕微鏡のレーザーフィルターon の様子
レバーが on の方向（緑）にセットされていることを確認する

図1●顕微鏡 OPMI Lumera®700
（カールツァイスメディテック）

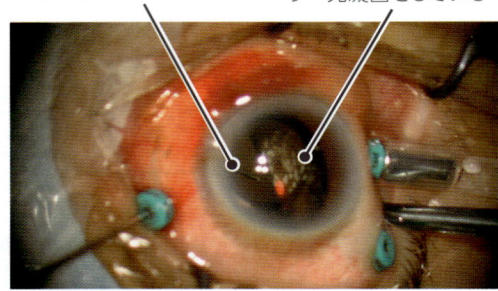

レーザープローブ

手術中に見つかった網膜最周辺部の網膜円孔にレーザー光凝固をしている

図2●網膜円孔への光凝固術

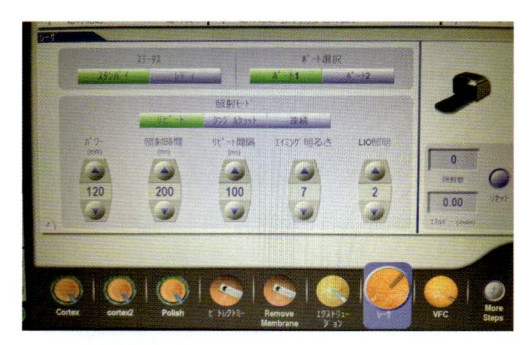

図3●設定画面

きます。凝固斑が真っ白に出るような場合は出力が強すぎます。過剰な光凝固は術後の眼内炎症を惹起し、網膜血管に当たった場合は出血することもあります。汎網膜光凝固のように、数百発以上の大量のレーザーを打つ場合は、リピート間隔を短くして、効率よく光凝固を行います。また、裂孔原性網膜剝離の裂孔閉鎖目的のレーザーの場合は、剝がれている網膜に対して行うため凝固斑が出にくく、レーザーパワーを上げ照射時間を長くすることがあります。

　術者の要望にすぐに対応できるよう、各機能の意味を理解しておく必要があります（**図3**）。

　特に裂孔原性網膜剝離は、仮にレーザーが正常に作動しなければ手術は完遂できず、患者さんの病気を治すことができません。レーザーを使用するのは手術終盤のため、その時に不具合に気付いても後戻りできません。必ず、硝子体手術装置立ち上げの際に、レーザーも電源を入れて作動させ、動作確認をすることが大切です。

（下山 剛）

# 6 光線力学療法

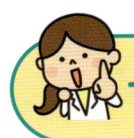 一言で表すと… 加齢黄斑変性に行われるレーザー治療法

## 機器の紹介

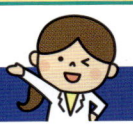

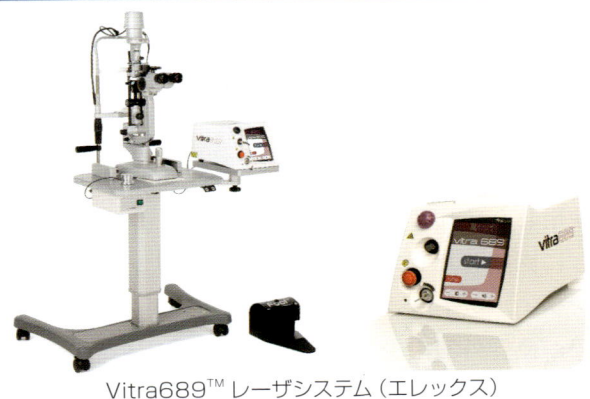

Vitra689™ レーザシステム（エレックス）

## 使用目的

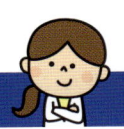

　光線力学療法（photodynamic therapy；PDT）は、主に、滲出型加齢黄斑変性（age-related macular degeneration；AMD）の治療目的で行います。

　PDT は滲出型 AMD に対する最初の治療法でしたが、2008 年に抗血管内皮増殖因子（vascular endothelial growth factor；VEGF）薬が認可されてからは、より安全で手軽に行える抗 VEGF 硝子体内注射薬へ治療の中心が移行していきました。しかし、抗 VEGF 薬に抵抗性・易再発性の AMD が存在し、そのような難渋例・特殊病型に対して、「抗 VEGF 薬併用 PDT」が行われます。

　また、中心性漿液性網脈絡膜症に対しても非常に有効で、薬剤量やレーザー照射時間を半分にして行う reduced PDT がよく行われます。ただし、PDT 装置は使用頻度が少ないわりに非常に高額なため、専門病院や大学病院などの限られた施設にしか設置されていないのが現状です。また、PDT は眼科 PDT 認定医のみが行うことができます。

### 治療原理

　ビスダイン®静注用 15 mg（ベルテポルフィン、以下ビスダイン®）という光感受性物質を腕の静脈から点滴注射した後に、病変部にレーザーを照射する治療法です。弱い出力のレーザーで病変部に集積した薬剤を活性化させ、正常な網膜への障害を抑えつつ病変（新生血管）のみを選択的に退縮させます。

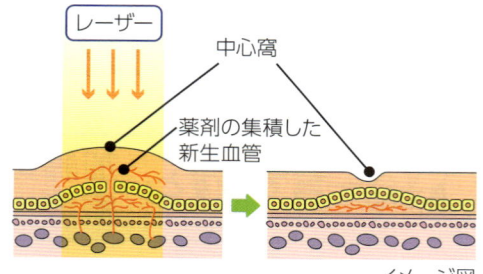

レーザー

中心窩

薬剤の集積した新生血管

イメージ図

## 処置・手術の手順

**手順 ①** 患者さんの身長と体重から体表面積（6mg/m²）を算出し、ビスダイン®の溶液を調製します。調製したビスダイン®溶液は使用するまで遮光し、4 時間以内に使用しなければなりません。

**手順 ②** 総量 30mL に調整したビスダイン®溶液をシリンジポンプとインフュージョン・ラインフィルタを用いて、10 分間（3mL/ 分）かけて静脈内に注入します。この際、血管外漏出を防ぐため前腕部の太い静脈（前肘静脈が理想的）を選択し、薬液注入中も血管外漏出がないか注意深くモニターします。血管外漏出が認められた場合には、投与を中止し、漏出部位を冷湿布で冷やし、ガーゼで覆い光刺激から保護します。

**手順 ③** カウントダウンタイマーを利用し、薬剤投与開始 15 分後に、ブザー音と同時に 83 秒間レーザー照射を行います。介助者は遮光眼鏡を装着の上、患者さんの顔や顎が動かないようサポートします。

## ❗ 扱うときのポイント・注意点 ❗

　患者さんへの治療後の指導が大切です。ビスダイン®投与後 48 時間は薬剤が完全に体外へ排出されておらず光線過敏状態にあります。そのため、投与後 2 日間は直射日光を避け、買い物などの外出は日が落ちてからにしてもらいます。なお、リストバンドを 48 時間着用してもらい、患者さん本人に意識付けをします。また、治療後 3〜5 日後も、直射日光や強い光を避けることが望ましいとされています。

（下山 剛）

# 1 霰粒腫

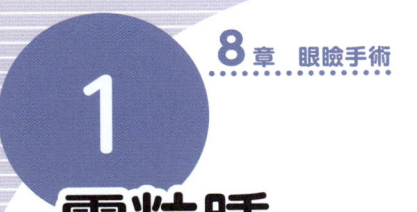

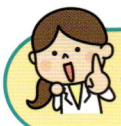 一言で表すと… **瞼板の中にできたマイボーム腺由来の肉芽腫を取り除く手術**

## 器具の紹介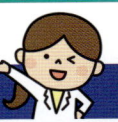

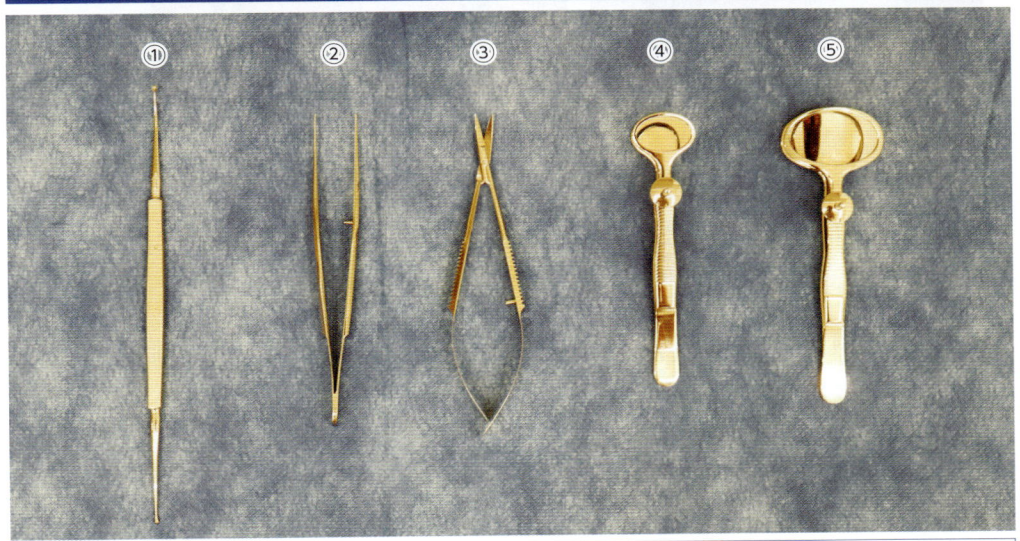

①角膜鋭匙 ②虹彩鑷子 ③スプリングハンドル式剪刀 ④デマル氏挟瞼器（小） ⑤デマル氏挟瞼器（大）

## 使用目的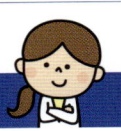

　鋭匙の先端はスプーン状に鋭利に造られており、病巣を掻爬し、除去するために使用されます（**写真①**）。挟瞼器はまぶたを挟んで固定する器具で、これを使用することで出血も抑えられます。サイズは大・中・小とあり、まぶたや病巣の大きさに合わせて使い分けます（**写真④⑤**）。

## 処置・手術の手順

　霰粒腫が瞼板内に限局している場合は経結膜切開法で、皮膚に炎症が及んでいる場合は経皮膚切開法で行います[1]。

### 経結膜切開法

**手順❶** 結膜と瞼板をメスまたはスプリングハンドル式剪刀で垂直に切開すると、すぐに内容物が飛び出してきます。

**手順❷** 鋭匙やガーゼを用いて内容物を掻爬します。挟瞼器を外し、圧迫止血を行います。結膜切開の場合は無縫合で終了とします（**写真⑥⑦**）。

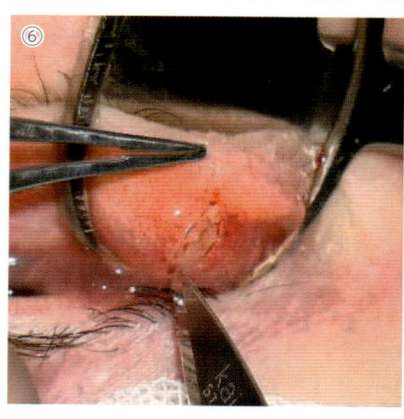
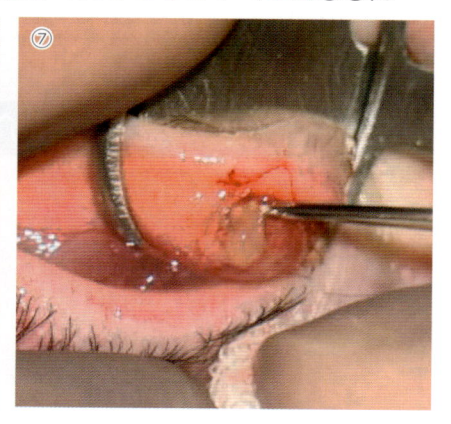

### 経皮膚切開法

**手順❶** 挟瞼器でまぶたを挟みます。スプリングハンドル式剪刀で皮膚眼輪筋と霰粒腫前壁を切開します（**写真⑧**）。

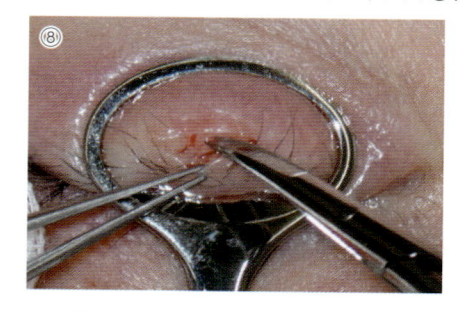

**手順❷** ゲル状の内容物が出てきます。これが肉芽腫です（**写真⑨**）。内容物を鋭匙やガーゼを用いて、取り残しがないよう十分掻爬します。

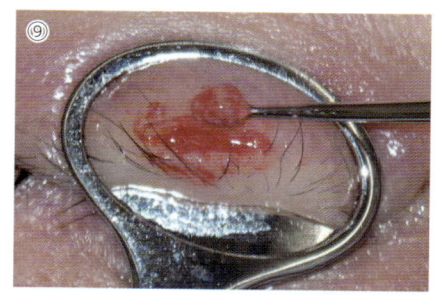

**手順 ③** 掻爬後は霰粒腫の後壁が露出しているのがわかります**（写真⑩）**。挟瞼器を外し、圧迫止血します。この症例は切開創が小さいため無縫合としました。

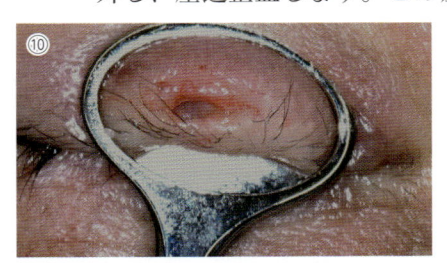

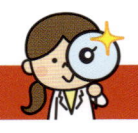

## ⚠ 扱うときのポイント・注意点 ⚠

　霰粒腫の状態と部位により手術方法が変わってきます。皮膚切開法の場合、縫合することがあり、どちらの術式で行うかを事前に術者に確認し、必要器具を揃えておきましょう。

　また基本的には内容物を病理検査に提出するため、病理検体提出用の容器を手術開始前に準備することをお勧めします。

● 引用・参考文献

1) 小幡博人. "霰粒腫・麦粒腫". 外眼部手術と処置. 大鹿哲郎編. 東京, 文光堂, 2008, 30-36（眼科プラクティス19).

（河村真美）

# 2 内反症手術（Hotz 変法）

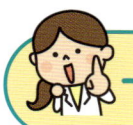 一言で表すと… 睫毛の生え際の皮膚や筋肉を切って、まつげの向きを正す手術

## 器具の紹介

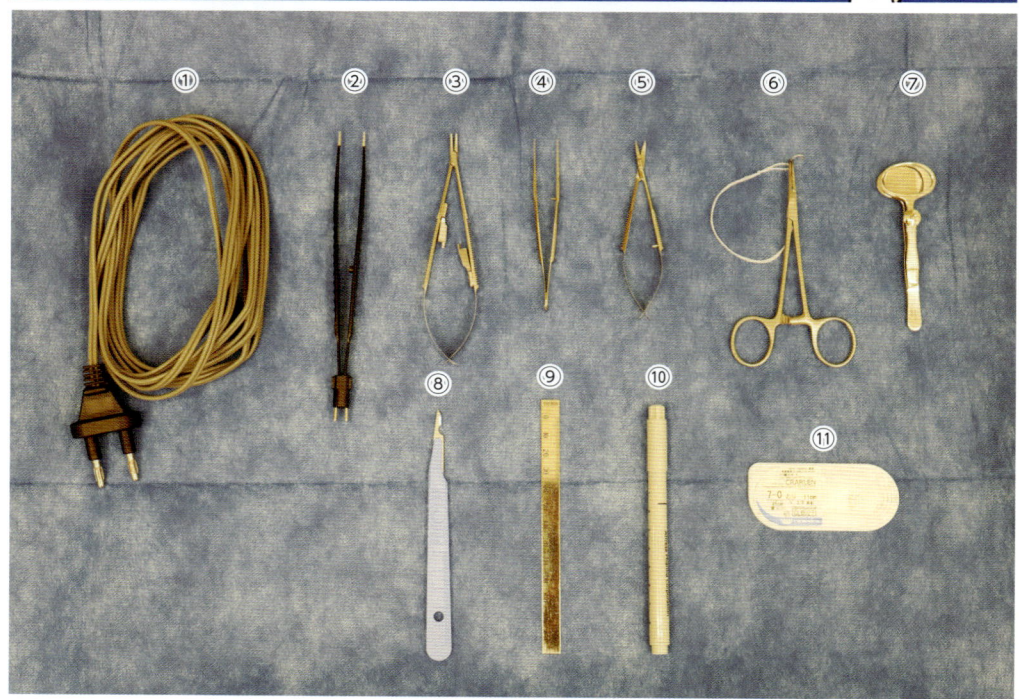

①バイポーラコード　②バイポーラピンセット　③カストロ新型持針器　④虹彩鑷子　⑤スプリングハンドル式剪刀　⑥中村式釣針型開創鉤と止血鉗子　⑦デマル氏挟瞼器（大）　⑧ディスポーザブルメス（No.15c）　⑨定規　⑩皮膚ペン　⑪縫合糸

## 使用目的

　バイポーラピンセットとバイポーラコードを接続して使用します。ピンセットの先端から電流が流れ、組織が焼灼される仕組みになっており、止血に用います（**写真①②**）。カストロ新型持針器の先端に縫合針をつけて使用します。縫合針をしっかりと固定するため、持針器のハンドル部にロックが付いていることが多いです

（**写真③**）。切開創に釣針の形をした鈎を挿入し、止血鉗子で牽引することで術野を広げることができます（**写真⑥**）。まぶたを挟んで固定するデマル氏挟瞼器を使用することで出血を抑えられます。また眼瞼縁を確実に固定できるため、睫毛根付近の切開には必要不可欠です（**写真⑦**）。ディスポーザブルメス（No.15c）は小型でカーブした円刃で、小回りが利き繊細な切開が可能です（**写真⑧**）。定規、皮膚ペンは皮膚デザイン時に使用します。定規のかわりにカリパーを使用する施設もあります（**写真⑨⑩**）。縫合糸は素材（吸収糸か非吸収糸）や形状（モノフィラメントかマルチフィラメント）により多数の種類があります。眼瞼手術では非吸収糸を使用します（**写真⑪**）。

## 処置・手術の手順

**手順❶** 挟瞼器で下眼瞼を挟みます。皮膚ペンでデザインした線に沿ってメスで切開し、睫毛下の皮膚と眼輪筋を切除します（**写真⑫**）。

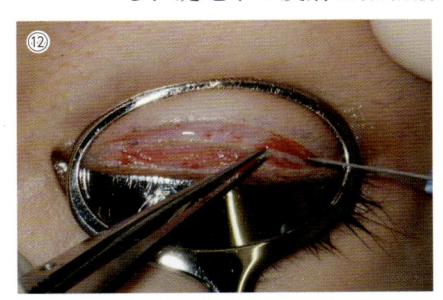

**手順❷** 挟瞼器を外し、切開創に釣針鈎をかけて創を展開します。ガーゼで出血を拭き、出血点を確認したのち、バイポーラで凝固止血します（**写真⑬**）。

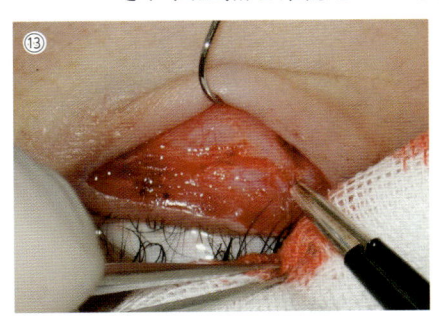

**手順 ③** 縫合針を持針器で把持し、皮膚（**写真⑭**）と瞼板下縁（**写真⑮**）に通糸し、睫毛が下を向いていることを確認し、縫合固定します（**写真⑯**）。この症例は下眼瞼に3カ所縫合固定を行っています。

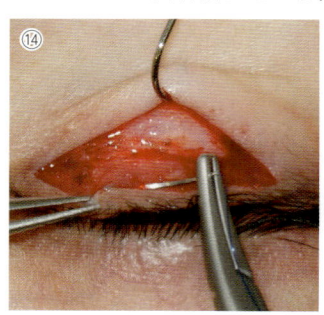 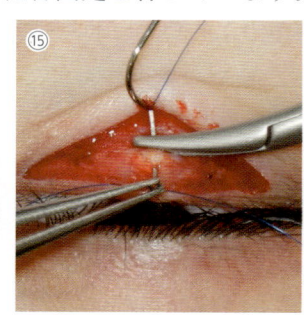 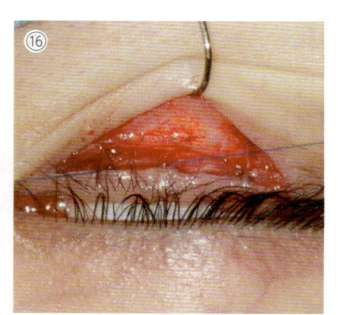

**手順 ④** 皮膚を縫合し、手術終了となります（**写真⑰**）。

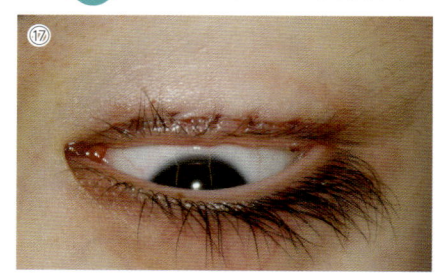

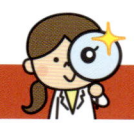

## ⚠ 扱うときのポイント・注意点 ⚠

　眼瞼の手術は出血が多い手術です。頻繁にバイポーラを用いて止血を行いますが、バイポーラの先端に凝固塊が付着すると電流の流れが悪くなり、止血効果が得られにくくなります。そのため、手術中にこまめにバイポーラの先端を濡れたガーゼで拭いて、凝固塊をしっかり取り除いておきましょう。

（河村真美）

# 3 眼瞼下垂手術（挙筋腱膜前転術）

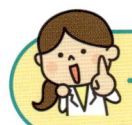

一言で表すと…まぶたを引き挙げる筋肉を縫い縮めて開瞼しやすくする手術

## 器具の紹介

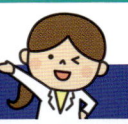

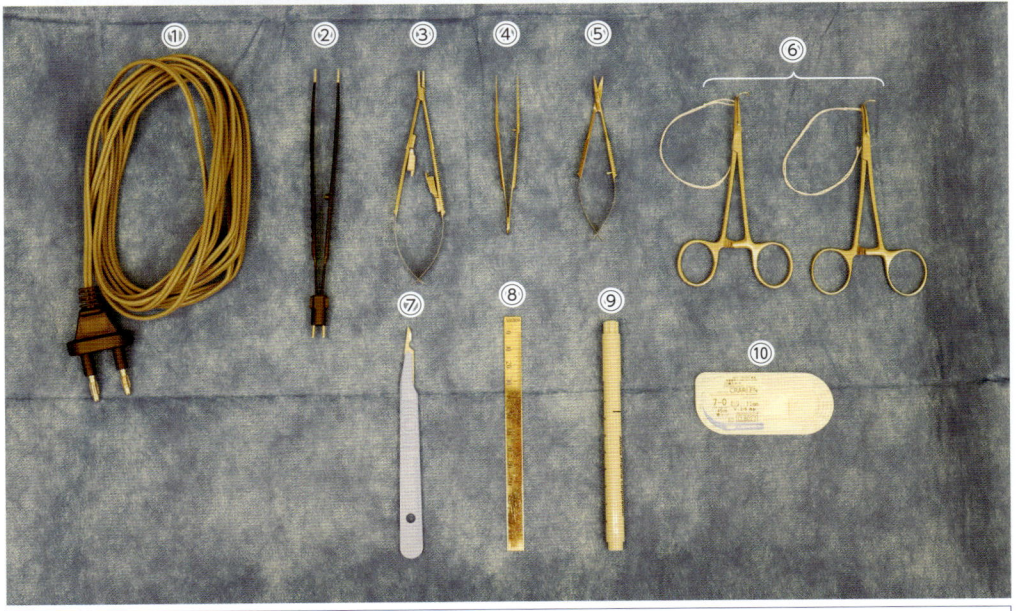

①バイポーラコード　②バイポーラピンセット　③カストロ新型持針器　④虹彩鑷子　⑤スプリングハンドル式剪刀　⑥中村式釣針型開創鉤と止血鉗子　⑦ディスポーザブルメス（No.15c）　⑧定規　⑨皮膚ペン　⑩縫合糸

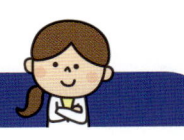

## 使用目的

8章②内反症手術（Hotz変法）の使用目的（→ p266〜267）を参照ください。

## 処置・手術の手順

**手順 ①** 皮膚ペンでデザインした線に沿って、メスで皮膚と眼輪筋を切開します **（写真⑪）**。

**手順 ②** 釣針鉤で牽引して切開創を広げます。皮膚眼輪筋を鑷子で把持し、スプリング式ハンドル剪刀で瞼板前組織を切開、瞼板を露出します **（写真⑫）**。

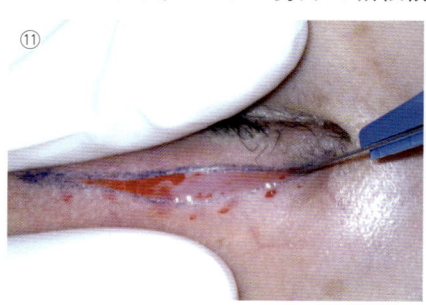
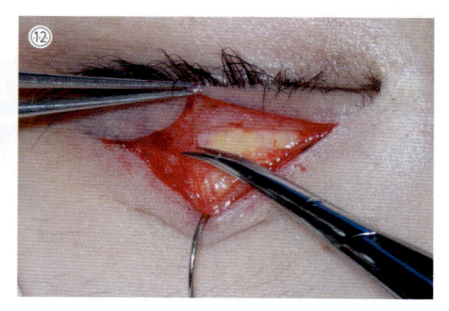

**手順 ③** 挙筋腱膜とミュラー筋の間を white line が見えるまで剝離します **（写真⑬）**。

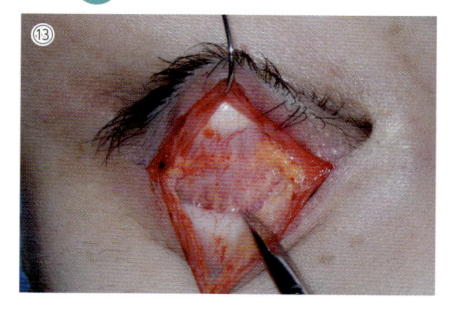

**手順 ④** white line **（写真⑭）** と瞼板 **（写真⑮）** に通糸し、縫合固定します **（写真⑯）**。

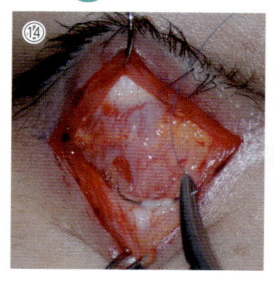
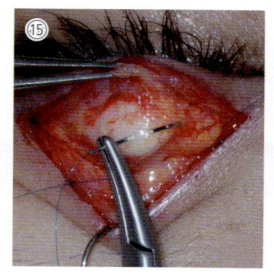
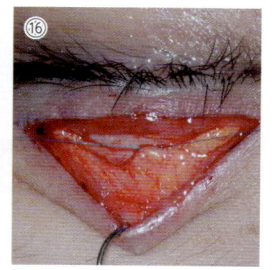

**手順 5** 皮膚を縫合し、手術終了となります（**写真⑰**）。

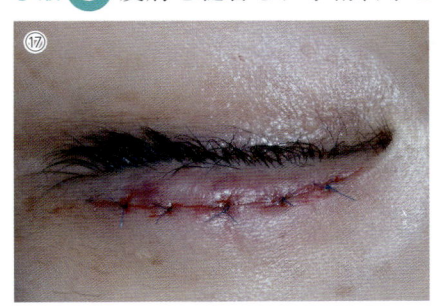

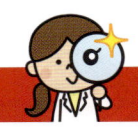

## ⚠ 扱うときのポイント・注意点 ⚠

　術者によって、筋肉の固定法が異なるため、持針器につける縫合針の向き（純針か逆針）が変わってきます。縫合針の付け方もしっかりとマスターしておく必要があります。

　また縫合糸が細く、縫合針も小さいため、器械台上で見失いやすくなります。縫合針カウンターなどを使用し、縫合針の位置を把握しやすくすることも大切です。

（河村真美）

# 1

# 鼻涙管プロービング（ブジー）／涙管チューブ挿入術

一言で表すと…　鼻涙管プロービングは先天鼻涙管閉塞に対する手術
涙管チューブ挿入術は涙道にチューブを留置する手術

## 器具の紹介

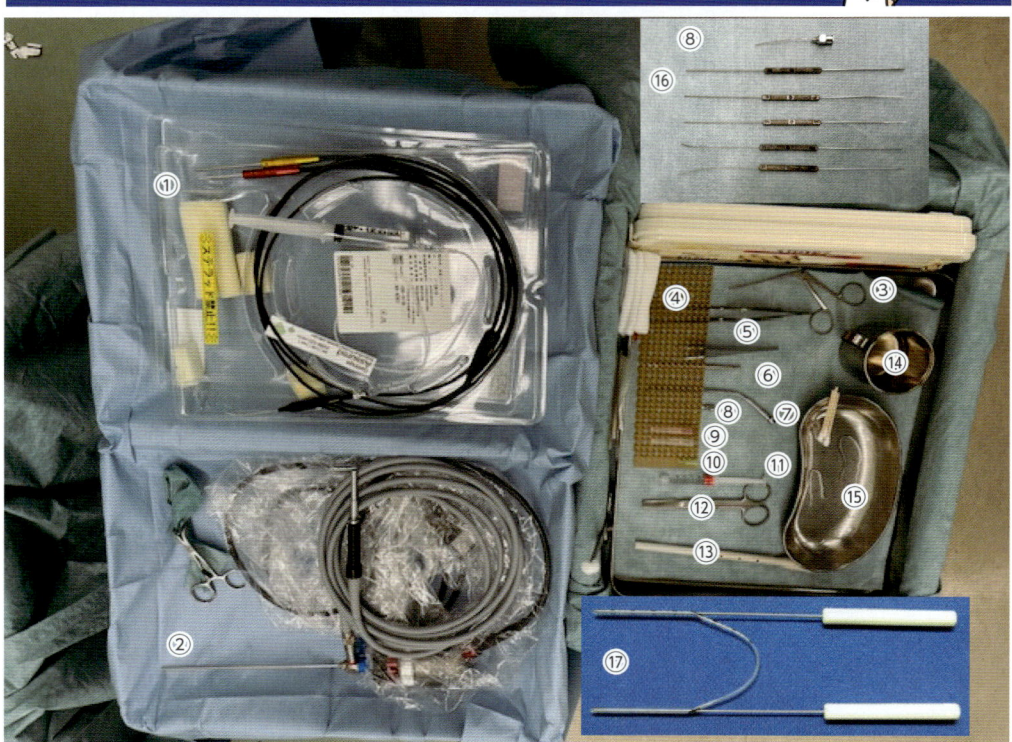

①涙道内視鏡　②鼻内視鏡　③麦粒鉗子　④鼻用鑷子　⑤ソープ鑷子　⑥涙点拡張針　⑦吸引管
⑧涙管カニューラ　⑨27G 鋭針　⑩27G 鈍針　⑪2％キシロカイン　⑫クーパー　⑬鼻内視鏡ケース　⑭蒸留水　⑮綿棒（2％キシロカイン®とボスミン®外用液 0.1％混和液）　⑯ブジー　⑰ステント

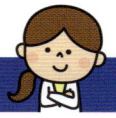

## 使用目的

### 鼻涙管プロービング（ブジー）

　プローブ（ブジー：涙道に挿入するための棒状の器具、涙管カニューラ：涙洗針）は涙点から挿入し、涙道の閉塞部位まで進めることで、閉塞部位を推定することができます。涙道内視鏡の登場で、診断、治療ともに、成人の盲目的なプロービングを施行することは減ってきており、先天鼻涙管閉塞の患者さんに対する治療法としてのみ残っています。しかし、近年わが国において涙道内視鏡が使用されるようになり，良好な治療成績が報告されています。

### 涙管チューブ挿入術

　涙道内視鏡観察下に閉塞部位を開放し、シースガイドにチューブを挿入する手術です。

## 処置・手術の手順

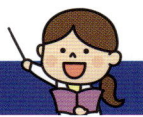

### プロービング

**手順❶** 患児を動かないように固定します。

**手順❷** 点眼麻酔後、プローブを涙点から挿入し、鼻涙管閉塞部位に到達したら、少し力を加えて穿破します（**写真⑱**）。

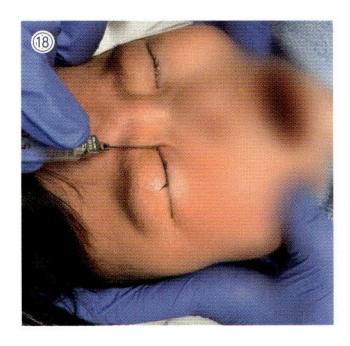

### 涙管チューブ挿入術（**写真⑲**）

**手順❶** 1〜2％キシロカイン®（リドカイン）を内側眼瞼腱の直上から眼窩壁に沿うように刺入し、滑車下神経麻酔を施行します。

**手順❷** キシロカイン®点眼液4％を涙道内に注入し、涙道内麻酔を行います。

**手順❸** 2％キシロカイン®とボスミン®外用液0.1％（アドレナリン）で鼻腔粘膜を収縮無痛化します。

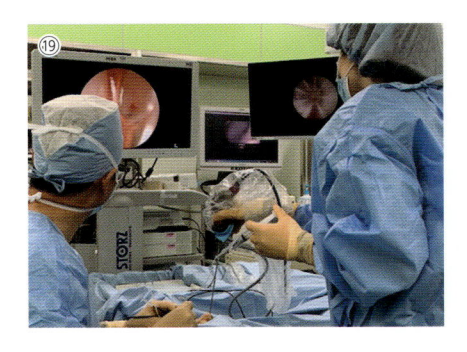

**9**
章

涙道手術

処置・手術編

**手順④** 涙点を拡張し、シースを装着した涙道内視鏡を涙点から挿入し、涙小管、鼻涙管、鼻腔へと進め、閉塞部位を解除します。

**手順⑤** 涙道内視鏡先端が下鼻道まで到達したら、シースを残して内視鏡のみ抜去し、チューブを付け、鼻内視鏡で鼻涙管下部開口部から出ているシースの先端を麦粒鉗子で鼻外に出し、シースとチューブを分離します。

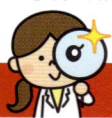

## ❗ 扱うときのポイント・注意点 ❗

　涙道内視鏡の先端は直径 0.9mm と細いため、曲げない、折らないように注意しましょう。

　先天鼻涙管閉塞にプロービングを施行の際、患児の顔面顎のあたりをしっかり持って動かないようにしましょう。

（宮崎千歌）

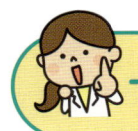

# 2

# 涙囊鼻腔吻合術

一言で表すと…**涙囊と鼻腔の間に涙道のバイパスを作る手術**

## 器具の紹介

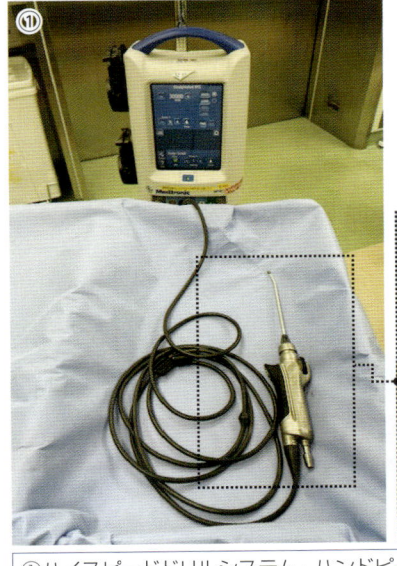

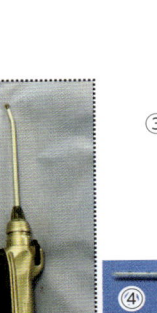

②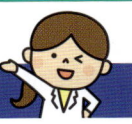

③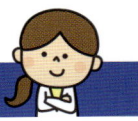

④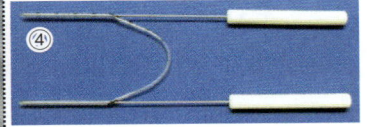

①ハイスピードドリルシステム・ハンドピース（メドトロニック）　②ステント LACRIFAST CL（ロート製薬）
③ステント モノカ®（FCI）　④ステント PF カテーテル（東レ）

## 使用目的

　涙囊鼻腔吻合術は、鼻涙管（涙が目から鼻に抜ける道）が狭窄・閉塞した場合に「通り道」を作る手術です。

　鼻内視鏡で観察しながらドリルで手術をします。

## 処置・手術の手順 （写真⑤）

**手順 ①** 前篩骨神経ブロック麻酔、滑車下神経ブロック麻酔、涙道内麻酔などで必要に応じて鎮静のため静脈麻酔をします。

**手順 ②** 涙点から挿入した透過光を骨窓作製部位の目安とします。

**手順 ③** 鼻内視鏡で鼻腔を観察しながら鼻粘膜をドリルで切除し、上顎骨、涙骨を削開し、骨窓を作製します。

**手順 ④** 露出した涙嚢および鼻涙管を穿刀で切開します。

**手順 ⑤** 涙道の状態に応じて、上下涙点からステントを挿入します。

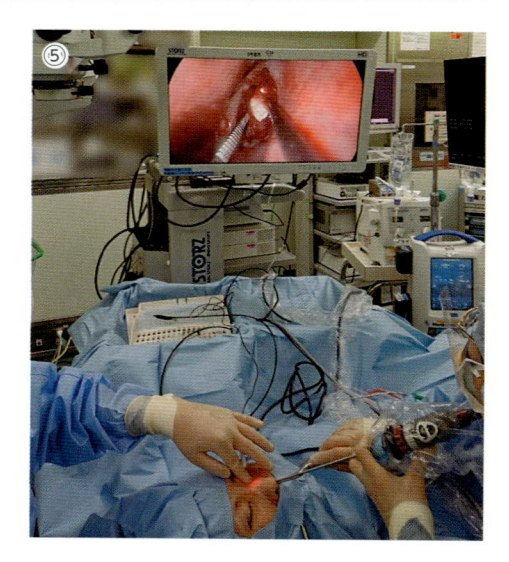

## ❗ 扱うときのポイント・注意点 ❗

鼻内視鏡はガラスでできているため、落とさない、当てないように注意しましょう。

（宮崎千歌）

# 10章 ドライアイ

## 1

# 涙点閉鎖術

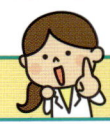 **涙点を閉鎖し涙液減少症の症状を改善**

## 器具の紹介

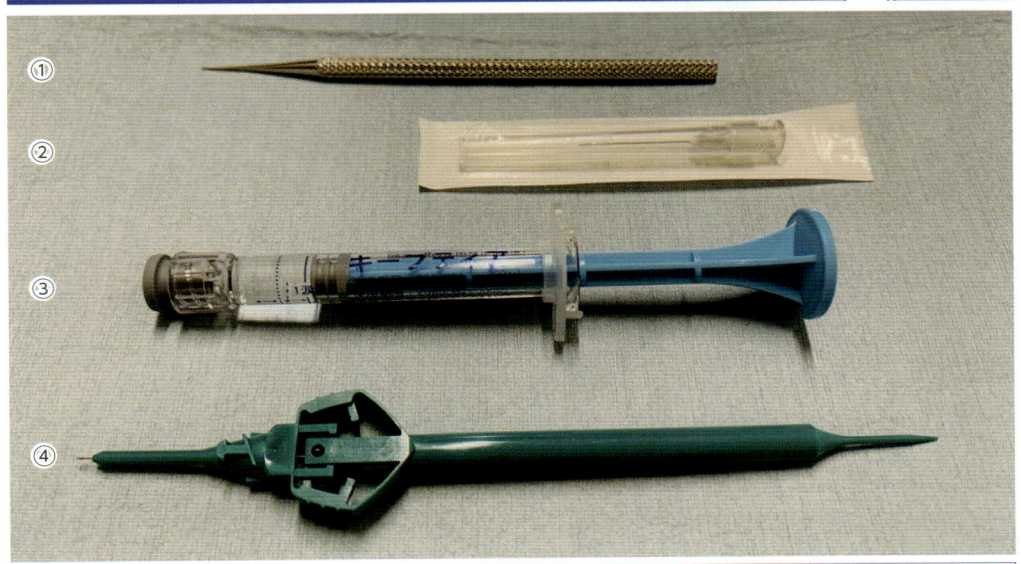

①涙点拡張針　②滅菌済洗浄針（キープティア®付属品）　③コラーゲン製涙点プラグ　キープティア®（高研）④シリコン製涙点プラグ　パンクタルプラグ®（トーメーコーポレーション）

## 使用目的

　涙点を閉鎖し涙液の流出を防ぐことにより、眼表面に涙液を貯留させ、涙液減少症の症状を改善します。

## 処置・手術の手順

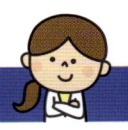

### コラーゲン製涙点プラグ

**手順 ❶** ベノキシール®点眼液 0.4％（オキシブプロカイン塩酸塩）で表面麻酔を行います。

**手順②** 灰色のラバーキャップを引き抜き、接続部からの漏れを防ぐため、滅菌済み洗浄針のプロテクターをつけたままアダプター部

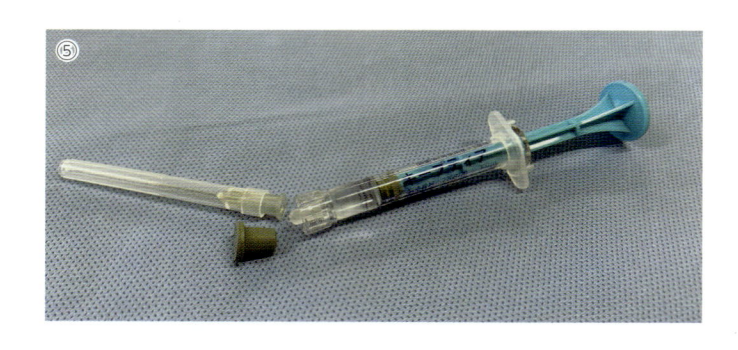

にねじ込みます。確実に固定したあとプロテクターを引き抜きます（ラバーキャップを抜いたところとキープティア®付属品のプロテクターつき洗浄針**[写真⑤]**）。

**手順③** 涙点に洗浄針を挿入し、涙小管に沿って進め、一目盛り1涙点を目安に青いプランジャーロッドをゆっくり押しながらコラーゲンを充填します。

**手順④** 充填後は瞬目によるポンプ作用でコラーゲンが排泄されるのを防ぐため15分閉瞼し、ゲル化を促すためにまぶたを温めることが望ましいです。

涙点が小さいときは、涙点拡張針を使用して涙点を拡張後にコラーゲンを充填します。

## シリコン製涙点プラグ

シリコン製涙点プラグは、パンクタルプラグ®F、パンクタルプラグ®（FCI社製、輸入トーメーコーポレーション）、スーパーフレックスプラグ、スーパーイーグルプラグ、フレックスプラグ、イーグルプラグOne（Katena社製、輸入元ホワイトメディカル）があります。

**手順①** ベノキシール®点眼液0.4％で表面麻酔を行います。

**手順②** シリコンプラグを挿入しやすいように、プラグの反対側先端で涙点拡張を行います。

**手順③** 傾斜しているツバの低い方を眼球側（耳側）に、つばの高い方を眼瞼縁側（鼻側）へ向けた状態で挿入します。

**手順④** クリップを押して静かに抜き取ります。

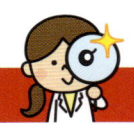

## ❗ 扱うときのポイント・注意点 ❗

### コラーゲン製涙点プラグ

　冷蔵庫（2～10℃）内で、箱の上面・側面の表記がある面を上にして保管します。キープティア®シリンジ内には小さな気泡が存在します。長時間の保管で気泡が移動するのを防ぎ充塡時に空気を含まないよう、箱内部でシリンジの後ろが持ち上がるよう固定されているためです。

　室温（約20℃）に戻すために使用の15分以上前に冷蔵庫から出しておきます。体温付近の温度でゲル化し涙小管に留まります。室温に30分～1時間放置しても問題はありません。

　洗浄針を固定後、プロテクターは回して外さないでください。針の破損や接続部からの漏れを防ぐためです。

### シリコン製涙点プラグ

　クリップを押すとシリコンゴムプラグが抜けます。触らないように注意しましょう。

### 裏技

　コラーゲン製涙点プラグを室温に戻すには、箱のまま室温放置で25分かかりますが、箱からカートリッジを出した場合は15分で20℃を超えます。急ぐときには箱から出しておきましょう。

### レセプトアドバイス

　1涙点当たり涙点プラグ挿入術、涙点閉鎖術の請求ができます。右上、右下、左上、左下とコメントを記載しましょう。

（松本 玲）

# 2 IPL

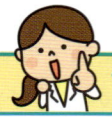

マイボーム腺機能の回復を目的とした光治療

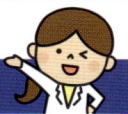

## 機器・器具と各部位の紹介

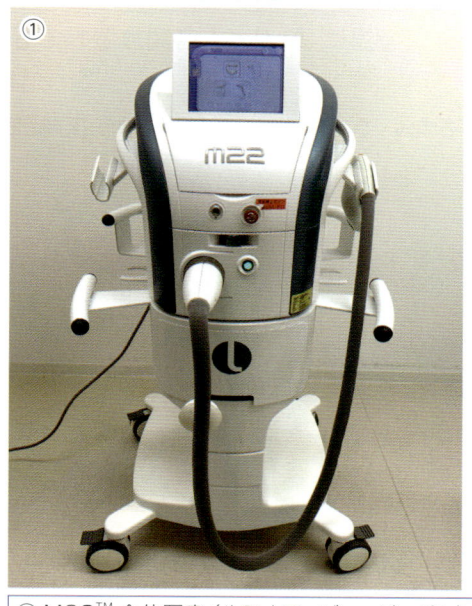

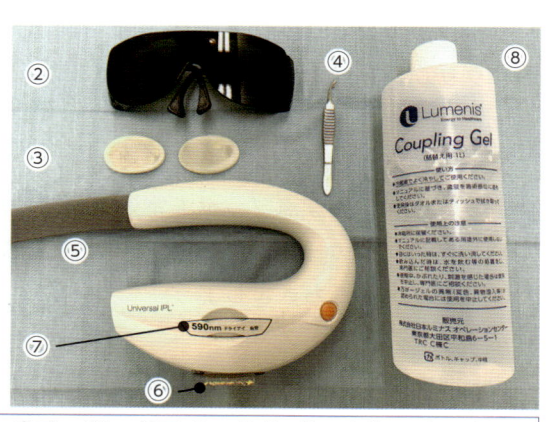

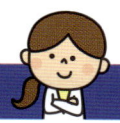

① M22™ 全体写真（ルミナス・ビー・ジャパン）　②ゴーグル　③アイシールド　④マイボーム腺圧迫鑷子
⑤ハンドピース　⑥サファイアクールライトガイド　⑦フィルター　⑧ジェル

## 使用目的

　マイボーム腺の詰まりを改善し、炎症を抑え、デモデックス（まつげダニ）を減少させることで、マイボーム腺機能の回復を目的とする光治療です。

　現在、国内で3機種あります（M22™ IPL モデル、Optilight M22 IPL モデル［ともにルミナス・ビー・ジャパン、MGD 適応承認機器］、アクアセル［Jeisys Medical Japan］）。

## 処置・手術の手順

**手順①** 電源を入れて、590nm のフィルターと照射条件をセッティングします。フィルターに用途を書くことで、セッティングの間違いを防止します（**写真⑨の赤囲み部分**）。

**手順②** ハンドピースにサファイアライトガイドをセットします（**写真⑨の黄色囲み部分**である小さなサファイアライトガイドは霰粒腫、上眼瞼用）。

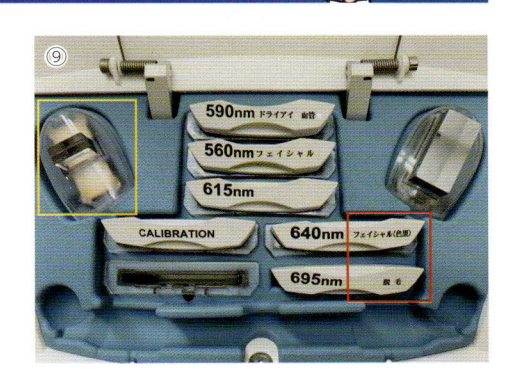

**手順③** 患者さんの眼瞼にアイシールドを乗せて目を保護し、冷えたジェルを塗布します（**写真⑩**）。

**手順④** 施術者はゴーグルを使用し、耳介領域から頬、鼻、対側の耳介領域まで 13 回照射します。これをもう一度繰り返します（**写真⑪**）。

**手順⑤** ジェルを除去します。

**手順⑥** ベノキシール®点眼液 0.4%（オキシブプロカイン塩酸塩）を入れ、診察室内で眼瞼を綿棒やマイボーム腺攝子で圧迫し、マイバムの排出を促します。

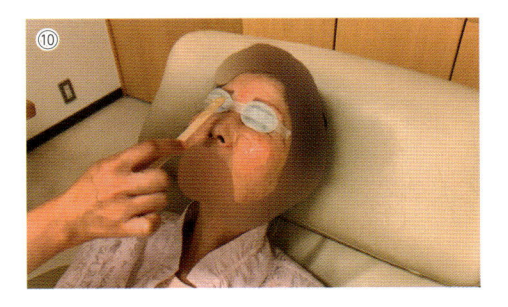

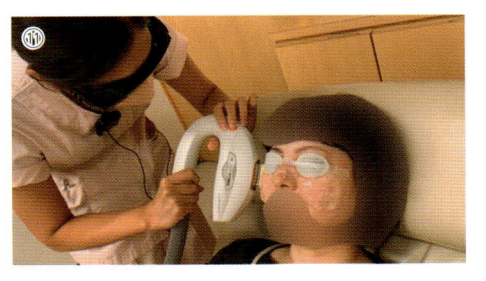

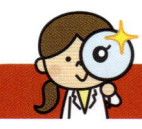

## ❗ 扱うときのポイント・注意点 ❗

　フィルターと皮膚に接触するサファイアガラスを直接触らないようにします。指紋で照射が均一にならず治療効果が落ちるためです。

　治療中、光による網膜障害を避けるため、施術者はゴーグルを使用し、患者さんにはアイシールドをしっかり乗せ閉瞼してもらいます。部屋はプライバシーの配慮に加え、ほかの患者さんや医療従事者がふと現れて強い光を見ることからの網膜光障害を防ぐため、個室もしくは施術中に出入りがない部屋を用意します。

　アイシールドを使用しても、施術中はまぶしく感じます。事前に光がまぶしいことを説明し、1ショット照射をしてまぶしさを体験してもらうとよいでしょう。施術中、患者さんが痛みを訴える場合は、エネルギーを1J（ジュール）下げることがあります。

　M22™ IPL モデルの場合、立ち上げて約30分で画面がスクリーンセーバーになります。

（松本 玲）

# 1 翼状片

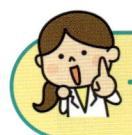

一言で表すと…　**切除するだけではなく再発を防ぐための工夫が必要な手術**

## 器具の紹介

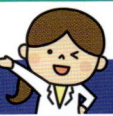

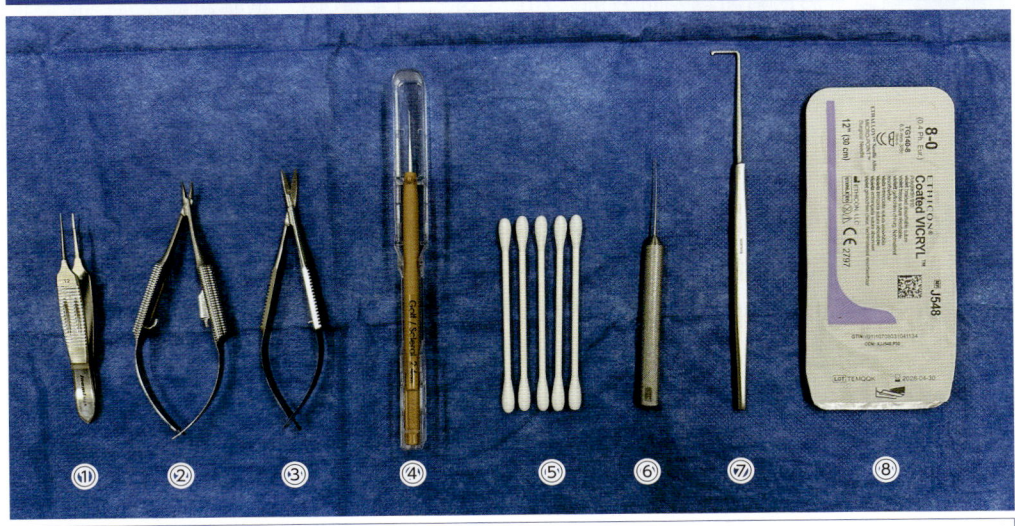

①マイクロ結紮鑷子 ウルトラファイン　M-5R（イナミ）②湖崎氏マイクロサージャリー用持針器ロック付き（イナミ）　③スプリングハンドル剪刀（イナミ）④オフサルミックナイフ（ゴルフ刀、マニー）　⑤綿棒⑥水晶体皮質用軟質スパーテル（イナミ）⑦斜視鈎（はんだや）　⑧8-0バイクリル（エチコン）

## 使用目的と処置・手術の手順

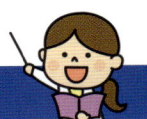

**手順 1** 角膜上に進展した部位を M-5R とスプリング剪刀を用いて切除します。通常はボウマン膜を越えないため、鈍的な剥離が比較的容易ですが、不整な切除面が残った際にはゴルフ刀を用いて表面を滑らかにします。

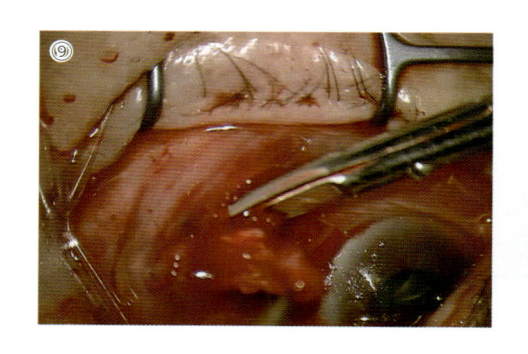
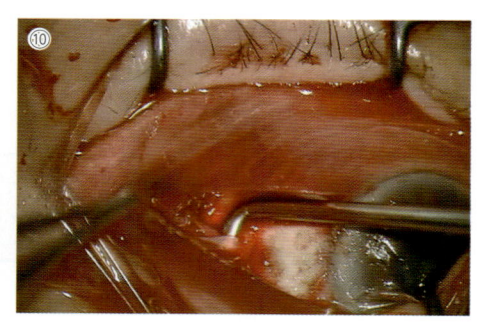

**手順❷** 結膜下の増殖組織を可及的に切除します**（写真⑨）**。増殖組織を M-5R で把持しながら、結膜、強膜を傷つけないように綿棒やスパーテルを使用し、癒着を解除していきます。特に再発翼状片の場合には、内直筋の付着部あたりにおける癒着が強固で、斜視鈎を用いて筋肉を同定することが大切です**（写真⑩）**。

**手順❸** 結膜の縫合には、バイクリルの吸収糸が使用されることが多いですが、炎症が強い際にはナイロン糸を使用する場合もあります。美容的な意味合いと乱視に関わるのが主に角膜上の翼状片、炎症や眼球運動障害などに関わるのが主に結膜下の翼状片になります。

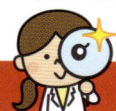

## ❗ 扱うときのポイント・注意点 ❗

　角膜上の処置は一般的には平易です。結膜下の増殖組織の処理をいかに必要最小限でおこなうかがポイントになります。眼科の手術の中では珍しく非常に出血しやすいため、吸水スポンジ M.Q.A. や綿棒、ジアテルミー、場合によってはエピネフリンなどを使用し、術野をなるべく見やすくすることが必要です。また炎症や増殖の程度によって、マイトマイシン C を用いたり、羊膜移植、結膜弁移植を併用したり、手術手技のバリエーションに富むのも特徴的で、臨機応変な対応が必要になります。

（椋野洋和）

# 2

# 角膜移植

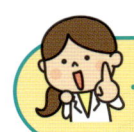 一言で表すと… 眼科手術の中で唯一オープンスカイの時間がある手術

## 器具の紹介

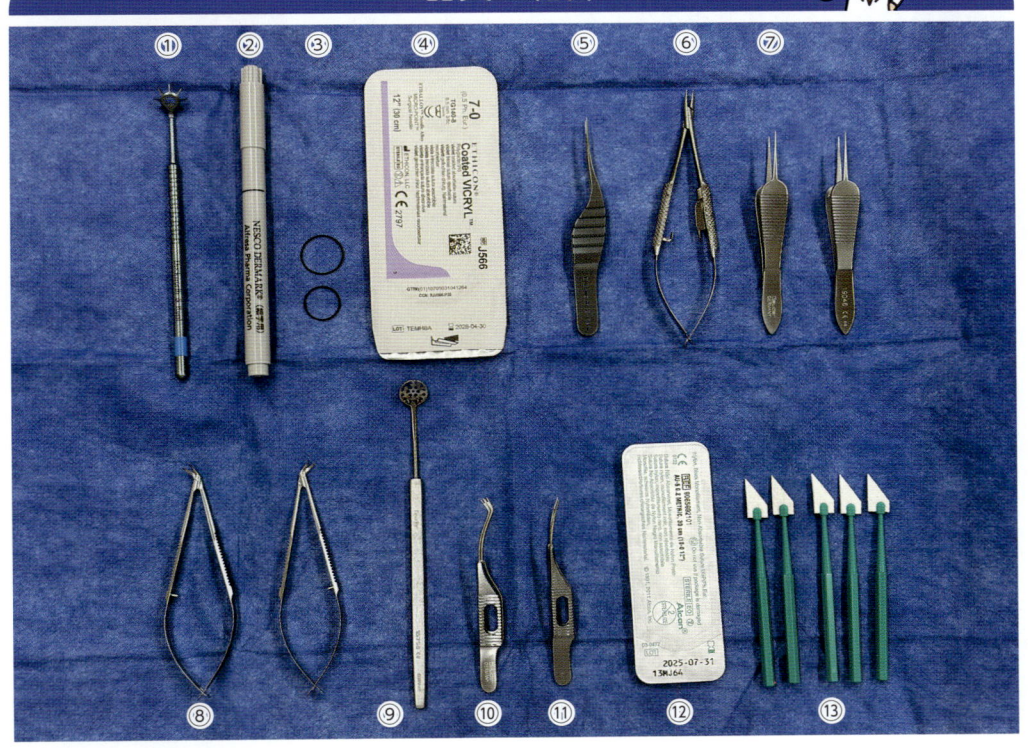

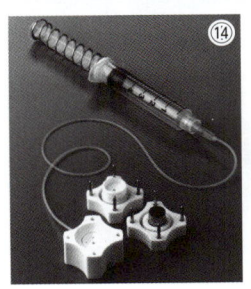⑭

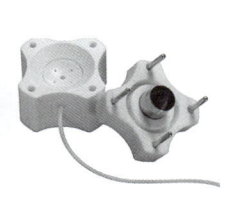

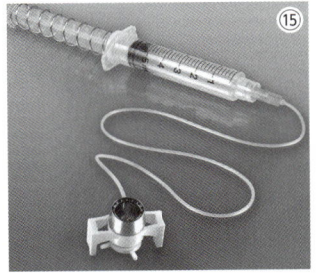⑮

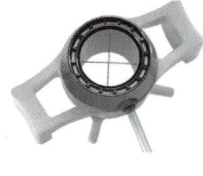

①ソーントン氏 8 面切開用マーカー（D&K）②皮膚ペンネスコデルマーク®（細字）（アルフレッサファーマ）③眼球固定用フリリンガーリング S-180（イナミ）④ 7-0 バイクリル糸（エチコン）⑤角膜・縫合鑷子（D&K）⑥湖崎氏マイクロサージャリー用持針器ロック付き（イナミ）⑦ポーフィック氏縫合鑷子（ゴイダー）⑧カッチン氏角膜移植用剪刀（ゴイダー）⑨角膜移植用スパーテル（ゴイダー）⑩ノイハン氏角膜移植用鑷子（ゴイダー）⑪マイクロコリブリ鑷子（ゴイダー）⑫スーチャーナイロン 10-0（日本アルコン）⑬アイスティック（M.Q.A.）（ハクゾウメディカル）⑭バロン氏真空ドナー角膜パンチ（カティーナ）⑮バロン氏放射状真空トレパン（カティーナ）

## 処置・手術の手順

**手順 1** なるべく惹起乱視を生じないようにするために、縫合の際の目印をつけることが重要です。ソーントン氏 8 面切開式マーカーを用いて、まず角膜中央部にマーキングを行い、次に角膜中央部から放射状にラインをつけておきます（**写真⑯**）。

**手順 2** 7-0 バイクリル糸を用いてフリリンガーリングを輪部の強膜に 4 カ所固定します。オープンスカイによる眼球の虚脱を防ぐためです（**写真⑰**）。

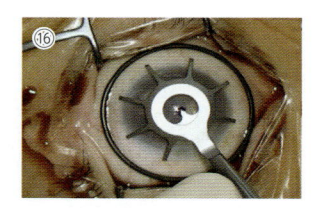

**手順 3** ホスト角膜の切除にはバロン氏放射状真空トレパンを使用します。角膜中央部のマーキングを利用することでセンタリングも良好で、垂直できれいな切開で深さを調節して作製することが可能です（**写真⑱**）。その後、時計回りおよび反時計回りにカッチン氏角膜移植用刀を用いてホスト角膜を完全に切除します（**写真⑲⑳**）。なおドナー角膜の作製にはバロン氏真空ドナー角膜パンチを使用します。

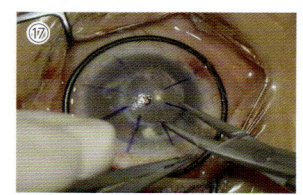

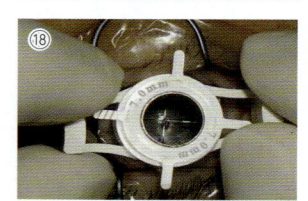

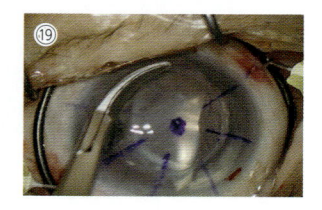

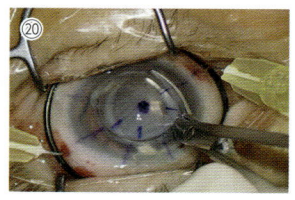

**手順 ④** 角膜移植用スパーテルを用いてドナー角膜を術野に移動させます（**写真㉑**）。最初につけたマーキングに沿って、角膜移植用鑷子を用いて10-0 ナイロン糸による端々縫合を 8 針行います（**写真㉒**）。二股になっていることで鑷子の間に縫合糸を通すことができ便利です。

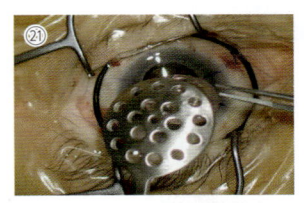

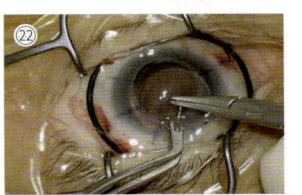

**手順 ⑤** 端々縫合終了時にはある程度、閉鎖空間になっているので、通常のコリブリ鑷子に持ち替えて連続縫合を 16 針行います（**写真㉓**）。最後に術野をドライにさせて吸水スポンジ M.Q.A. を用いて創口からのリークがないことを確認し、手術終了とします（**写真㉔**）。

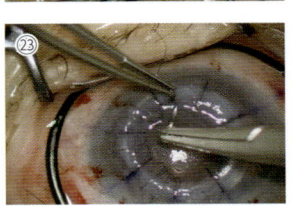

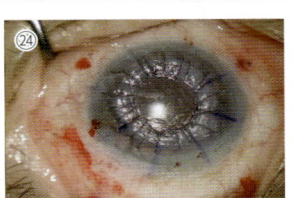

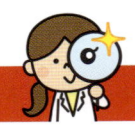

## ⚠ 扱うときのポイント・注意点 ⚠

　角膜移植には、全周を縫合することによる惹起乱視や拒絶反応の管理など、ほかの眼科手術にはない治療上の特徴がありますが、術中に限っていえば、その特徴はオープンスカイであることに尽きると思われます。

　オープンスカイとは角膜に大きな穴が開いた状態となることをいいますが（約11〜12mm の角膜の直径のうち角膜をたとえば 7mm で打ち抜くとすると、開いた穴の面積は角膜全体の約 35〜40% になります）、内圧が上昇すると内容物が眼外に出ることにつながります。これが駆逐性出血という、最も防ぎたい合併症で、そのために全身麻酔で手術をおこなったり、フリリンガーリングを縫着したりということをおこないます。駆逐性出血のリスクが高いのは、角膜をトレパンで打ち抜いてカッチン剪刀で完全に切除し、スパーテルでドナー角膜を術野に持ってきて端々縫合を終了するまでの間であるため、この間の器械出しは特にリズムと正確性が求められることになります。

（椋野洋和）

処置・手術編

**11**章

角結膜手術

# 3

# エキシマレーザー

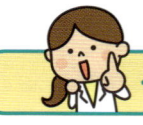

一言で表すと…深紫外線光パルス発振レーザー

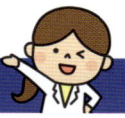

## 機器と各部位の紹介

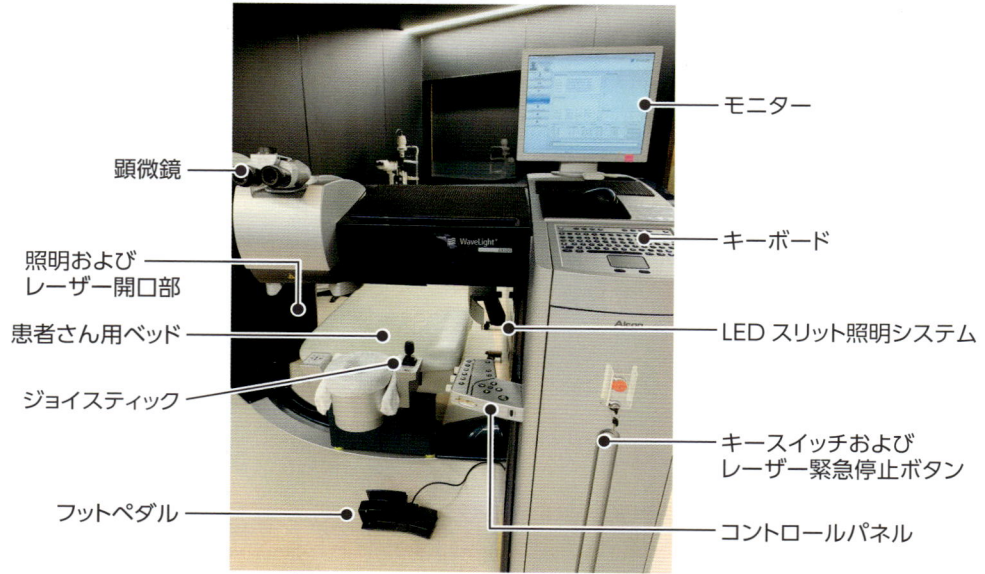

顕微鏡

モニター

キーボード

照明および
レーザー開口部

患者さん用ベッド

LED スリット照明システム

ジョイスティック

フットペダル

キースイッチおよび
レーザー緊急停止ボタン

コントロールパネル

ウェーブライト™ EX500（日本アルコン、WaveLight GmbH）

## 使用目的

　エキシマレーザーは短波長、高出力であり、根本的に熱を持たないため周囲組織への侵襲が軽微で、角膜切除に適しています。$\mu$m 単位で照射条件を設定でき、角膜ジストロフィ、帯状角膜変性の治療には、治療的角膜切除術として保険請求が可能です。角膜の屈折力を変える屈折矯正手術であるレーシックは自費診療となります。

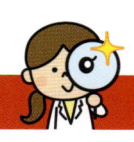

## ⚠ 扱うときのポイント・注意点 ⚠

24時間温湿度の管理と十分な換気が必要です。

手術前に機器調整（キャリブレーション）を行います。

①ガス交換、ガスの残量を確認します。ガス交換後はボトルの閉め忘れがないよう注意しましょう。

②エネルギーチェック、トラッキングチェック、ターゲットテスト照射を行い、照射が安定しているかを確認します。

精密機器のため、水漏れは厳禁です。

メーカーによる定期メンテナンスを半年に1回行います。

ウェーブライト™ EX500以外に国内で承認されている機種は以下の通りです。

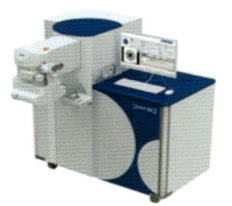

EC-5000CXIII
（画像提供：ニデック、新規販売終了）

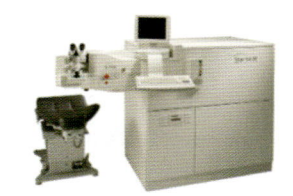

S4IR（画像提供：ジョンソン・エンド・ジョンソン）

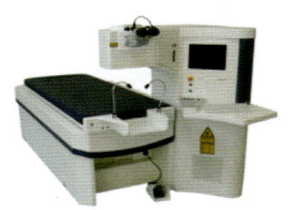

TECHNOLAS®
（画像提供 B&L）

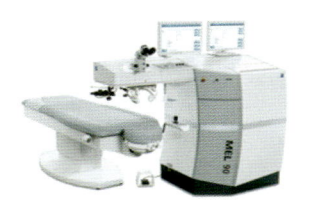

MEL90（画像提供：カールツァイスメディテック）

（松本 玲）

# 1

# 眼窩腫瘍摘出術

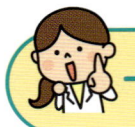 一言で表すと…眼窩（眼球が入っている頭蓋骨のくぼみ）にある腫瘍を取る手術

## 器具の紹介

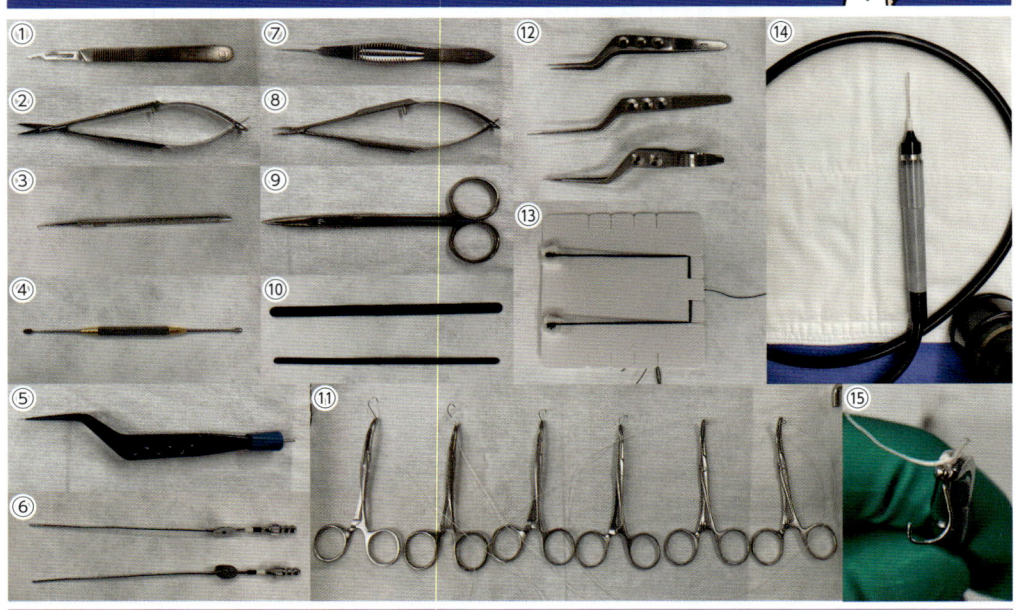

①15c メス（カイ インダストリーズ）②スプリングハンドル剪刀（イナミ）③単鋭鈎（秋山製作所）④テベッツ式骨膜剥離子（スノーデンペンサー）⑤バイポーラ凝固鑷子（エースクラップ）⑥フレイザー吸引管（永島医科器械）⑦カストロビエホ氏角膜／縫合鑷子（エムイーテクニカ）⑧バラッケー氏角膜縫合用持針器（イナミ）⑨シグマ反剪刀（秋山製作所）⑩脳ベラ（瑞穂医科）⑪中村氏釣針鈎と眼科用ペアン（はんだや、瑞穂医科）⑫マイクロ鑷子、剪刀（エースクラップ）⑬糸付き木綿（川本産業）⑭クライオ（キーラー・アンド・ワイナー）⑮釣り針鈎拡大写真

## 使用目的

　眼窩腫瘍はサイズが小さく、良性の可能性が高い場合には経過観察します。しかし、腫瘍が大きくなると眼窩内組織である視神経や外眼筋を圧迫し、視力低下や眼球運動障害を来します。眼球が腫瘍に押され、前方へ偏位して眼球突出を来す場合もあります。そのため腫瘍が大きい場合には視機能を守るため手術を行います。悪性を疑う腫瘍の場合にも手術を行います。

15c メスは皮膚、骨膜の切開に使用します（**写真①**）。スプリングハンドル剪刀は縫合糸の切断に使用します（**写真②**）。単鋭鈎は組織を先端の鈎で垂直に牽引することで、組織の境界がわかりやすくなります（**写真③**）。テベッツ式骨膜剥離子は、骨膜を骨から剥離するときに使用します（**写真④**）。バイポーラ凝固鑷子は、膝状かつ先端が細いものを使用します。組織を凝固して止血したり、組織を剥離したりする際に使用します（**写真⑤**）。フレイザー吸引管は、出血を吸引するだけでなく、吸引管の中腹を組織に押し当てて、術野の確保にも使用します（**写真⑥**）。カストロビエホ氏角膜／縫合鑷子は、組織の把持に使用します（**写真⑦**）。バラッケー氏角膜縫合用持針器は、縫合糸の把持に使用します（**写真⑧**）。シグマ反剪刀は、組織を切断したり、鈍的に分けたりするときに使用します（**写真⑨**）。脳ベラは、眼窩内の組織をよけるための器具です。眼窩内の腫瘍は脂肪の中に埋もれているので、脳ベラで脂肪をよけて視野を確保します（**写真⑩**）。中村氏釣針鈎と眼科用ペアンは、創を釣針鈎で牽引し、釣針鈎に結んである絹糸を覆布に眼科用ペアンで留めることで創部が展開されます（**写真⑪**）。マイクロ鑷子、剪刀は、眼窩は奥に行くほど狭くなるため、狭いスペースで組織を把持したり、切断したりするために細長い鑷子や剪刀が必要です（**写真⑫**）。糸付き木綿は、生理食塩液で濡らした状態で使用します。眼窩内の組織に木綿を押し当て、吸引管で水分を吸引すると木綿が乾き、組織と密着して眼窩内操作がやりやすくなります。出血点がわかりにくい場合、木綿を組織の上に置き吸引することで出血点がわかりやすくなります（**写真⑬**）。クライオは、先端で組織を冷凍凝固することができます。腫瘍を冷凍凝固した状態で牽引すると、周囲の組織からの剥離がしやすくなります（**写真⑭**）。

## 処置・手術の手順

　眼窩腫瘍的手術は、眼窩のどこに腫瘍があるかによって皮膚切開の場所が異なります。本稿では右眼窩の下方に位置する腫瘍の摘出術の手順を紹介します。

**手順 1** ピオクタニン（メチルロザニリン塩化物）で皮膚切開のデザインを行います（**写真⑯**）。

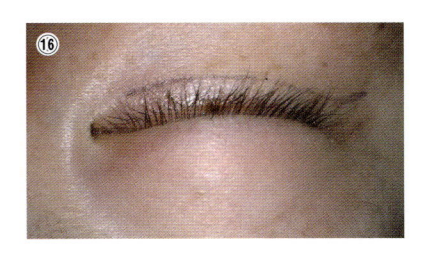

⑯

**手順 ②** 局所麻酔後、15c メスを用いて皮膚切開を行います（**写真⑰**）。

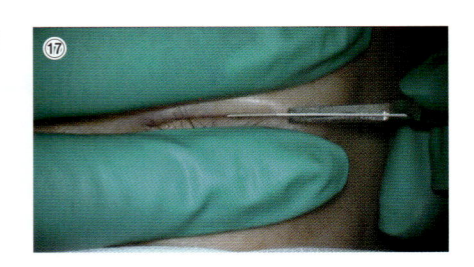

**手順 ③** 眼輪筋まで切開し、眼窩隔膜まで到達したらバイポーラ凝固鑷子で出血部位を凝固します（**写真⑱**）。

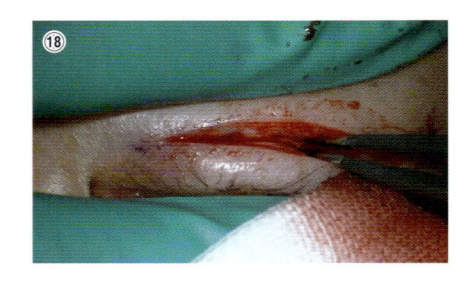

**手順 ④** 単鋭鉤で組織を牽引し、シグマ反剪刀で組織を分けて眼窩縁まで到達します（**写真⑲**）。

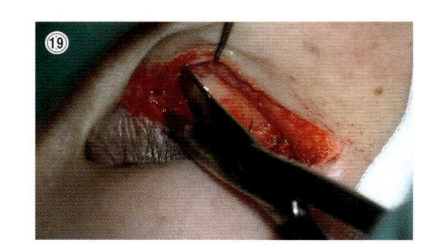

**手順 ⑤** 釣針鉤で創を展開して術野を確保します（**写真⑳**）。

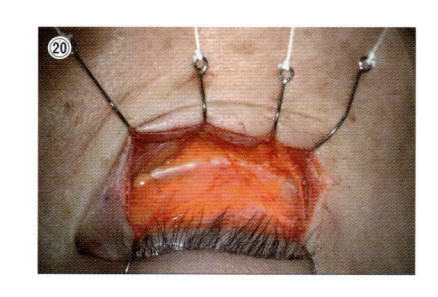

**手順 ⑥** テベッツ式骨膜剥離子で骨膜を骨から剥離します（**写真㉑**）。

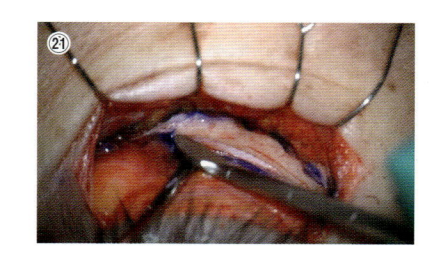

手順 **7** 出血したら木綿と吸引管で適宜吸引し、バイポーラ凝固鑷子で止血します（**写真㉒**）。

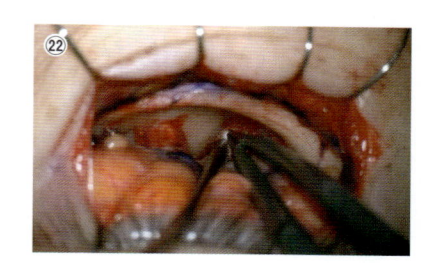

手順 **8** 眼窩脂肪を脳ベラで分けて腫瘍まで到達します（**写真㉓**）。

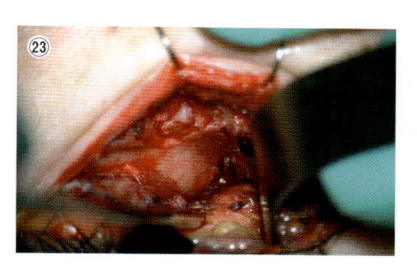

手順 **9** 腫瘍をクライオで冷凍凝固して牽引しながら、バイポーラ凝固鑷子を用いて周囲の組織から剝離していきます（**写真㉔**）。

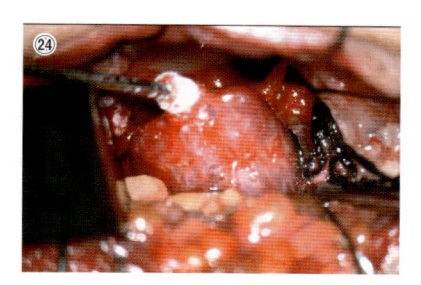

手順 **10** 腫瘍が摘出できたら止血を確認し、骨膜を縫合します（**写真㉕**）。

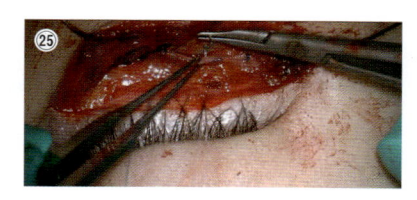

手順 **11** 表皮縫合を行い、手術終了です（**写真㉖**）。

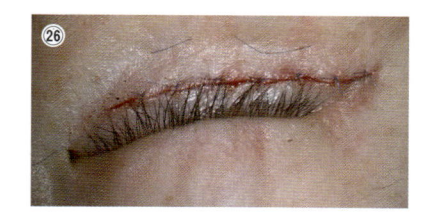

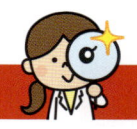 ❗ **扱うときのポイント・注意点** ❗

　術者は顕微鏡から目線を離すことなく手術をします。そのため器具を術者に渡す際には、術者の手の中にいつも持っている形になるようにしてください。

（清水英幸）

**12**章

眼窩手術

処置・手術編

# 2 眼窩吹き抜け骨折の手術

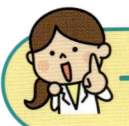

一言で表すと… **眼窩の折れた骨と脱出した組織を元に戻す手術**

## 器具の紹介

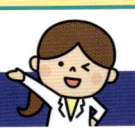

　処置・手術編 **12 章①眼窩腫瘍摘出術**で用いた器具（→ p290 参照）を使用します。ただしクライオは使用しません。

## 使用目的

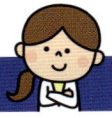

　眼窩吹き抜け骨折は眼窩内容組織である外眼筋、筋間膜、神経、眼窩脂肪などが眼窩外へ脱出しているものです。そのまま放置すると、眼球運動障害や眼球陥凹などの障害を来します。手術の目的は、骨壁を再建するのはもちろんですが、正常な眼窩内組織の構造に整復し、眼球運動を正常化することです。

## 処置・手術の手順

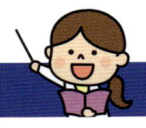

　眼窩吹き抜け骨折は眼窩の下側の骨が折れた場合、鼻側の骨が折れた場合でアプローチの方法が異なります。本稿では右眼窩下壁骨折の手術手順を紹介します。手順❶〜❼までは **12 章①眼窩腫瘍摘出術**の手順（→ p291〜293 参照）と変わりません。

**手順 ❽** 骨折部位から下へ落ちている眼窩組織をバイポーラ凝固鑷子やマイクロ鑷子を用いて引き上げます（**写真①**）。

**手順 ❾** 骨折部位に人工骨を敷いて、眼窩組織が落ちないようにします（**写真②**）。

**手順 ❿** 骨膜、表皮縫合を行い手術終了です。

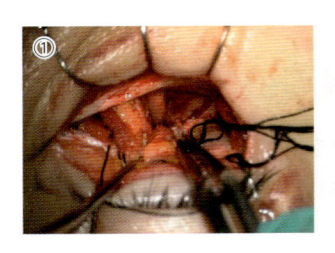

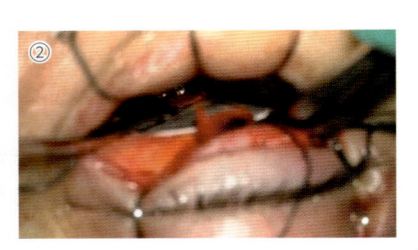

（清水英幸）

●読者の皆様へ●

　このたびは本増刊をご購読いただき、誠にありがとうございました。編集部では、今後も皆様のお役に立てる増刊の刊行をめざしてまいります。本書に関するご意見、ご感想など、編集部までお寄せください。

眼科ケア編集室
TEL　06-6398-5048　FAX　06-6398-5068/5071
E-mail　ganka@medica.co.jp
URL　https://www.medica.co.jp

GANKA CARE
The Japanese Journal of Ophthalmic Caring

眼科ケア 2024 年秋季増刊（通巻 342 号）
# 眼科の検査機器・手術器具パーフェクトブック
### 小さな器具から大きな機器まで「最新」がまるわかり！

2024 年 10 月 20 日発行　第 1 版第 1 刷

| | |
|---|---|
| 編　集 | 君島真純／松原 令 |
| 発行人 | 長谷川 翔 |
| 編集担当 | 飯田ちひろ　山崎由華　岡 哲也 |
| 編集協力 | 加藤明子　オフィス・ワニ |
| 発行所 | 株式会社メディカ出版 |

〒 532-8588　大阪市淀川区宮原 3-4-30
ニッセイ新大阪ビル 16F
電話　06-6398-5048（編集）
03-5776-1853（広告窓口／総広告代理店 ㈱メディカ・アド）
0120-276-115（お客様センター）

定価（本体 4,000 円＋税）
ISBN978-4-8404-8361-2
●無断転載を禁ず。
●乱丁・落丁がありましたら、お取り替えいたします。

| | |
|---|---|
| 組　版 | 株式会社明昌堂 |
| 印刷製本 | 株式会社シナノ パブリッシング プレス |

Printed and bound in Japan